Mental Health
정신건강론

머리말

Preface

현대사회에서 빠른 속도로 발전해가는 문명과 기술의 혜택으로 우리는 일상생활의 풍요를 누리고 있다. 특히, 우리나라는 짧은 시간에 이루어 낸 경제 발전과 함께 정보화 기술 발달에서 선도적 역할을 담당하면서 살기에 편리한 환경을 갖추게 되었다. 하지만 물질적 풍요와 편리성에도 불구하고 각 개인이 느끼는 정신적 만족감은 오히려 더 낮아지고 있다. 특히, 아동과 청소년의 행복감에 대한 연구보고서를 보면 OECD 국가 중 하위권에 머물러 있는 실정이다. 이런 점에서 정신건강에 대한 관심은 상대적으로 더 커지고 있으며, 특히 미래세대의 주역이 될 아동 및 청소년의 정신건강에 대해 더 많은 관심이 필요하다.

정신건강을 다룬 대학교재들이 많이 있지만, 아동과 청소년의 정신건강에 초점을 맞춘 교재를 찾기가 쉽지 않은 까닭에 이 책을 준비하게 되었다. 아동과 청소년의 정신건강에 대해 다룰 때는 무엇보다 발달적 관점에서 접근하는 것이 중요하다. 따라서 이 책에서는 발달적 맥락에서 아동 및 청소년의 정신건강을 보고자 하였으며, 발달적 특성과 함께 이 시기에 많이 나타나는 정신건강의 문제 및 발달이상에 대해 알아보고, 또 이에 대처하는 치료기법 및 정신건강 증진을 위한 서비스 모델에 대해 알아보고자 하였다.

책은 크게 4부, 11장으로 구성하였고, 제1부는 정신건강에 대한 전반적 이해와 기본적 개념을 다루고 발달과정의 변화에 대한 이해를 다루는데, 제1장 정신건강의 기초(김상희 교수)와 제2장 발달적 접근으로 본 정신건강(김지신 교수)으로 이루어졌다. 제2부는 어린 아동부터 청소년에 이르기까지의 발달단계별 특성에 대해 소개하고 있으며, 제3장 영유아기의 발달특성(이주연 교수)과 제4장 아동 · 청소년기의 발달특성(이주연 교수)이 이에 속한다. 제3부는 아동 및 청소년기에 많이 나타나는 문제와 발달이상을 다루고 있는데, 제5장 신경발달장애(김지신 교수), 제6장 우울 및 불안장애(백종화 교수), 제7장 파괴적, 충동조절 및 품행장애(박민선 교수), 제8장 외상 및 스트레스 관련 장애(박응임 교수), 제9장

인터넷 중독(박민선 교수)에 대해서 자세하게 알려준다. 마지막으로 제4부에서는 앞에서 다룬 문제나 발달이상을 중재하고 치료하는 다양한 치료기법과 지원방안에 대해서 소개한다. 제10장에서는 치료기법(박응임 교수), 제11장에서는 통합적 서비스 모델(김상희 교수)에 대해 소개해 정신건강을 도와주는 다양한 방법들에 대해 알아본다.

처음의 생각과 달리 집필에 더 많은 노력을 기울이지 못해 여러모로 부족한 점이 많지만, 이런 부분은 추후 보완할 기회를 가질 수 있기를 기대해본다. 그럼에도 불구하고 이 책은 발달적 접근에서 아동 및 청소년기의 정신건강에 대해 비교적 깊이 있게 다루고 있어, 이 분야의 현장에 종사하는 전문가들과 전문가가 되기 위해 준비하는 학생들이 체계적 지식을 습득하고 현장에 적용하는 지침을 얻는 데 도움이 될 것이라 생각한다.

끝으로 이 책이 출간되기까지 좋은 책을 만들기 위해 전반적인 과정에서 많은 노력을 아끼지 않으시고 인내심으로 기다려주신 유제구 사장님과 김재원 전무님을 포함한 파워북의 모든 식구들에게 감사의 말씀을 드리고 싶다. 그리고 각자의 바쁜 일정 속에서 집필을 위한 시간을 할애하도록 배려하고 지지해준 공동저자들의 가족들에게도 깊은 감사의 마음을 전한다.

2017년 2월

저자 일동

차례

Contents

PART 2 발달단계별 특성

Chapter 08 외상 및 스트레스 관련 장애 211

PART 1

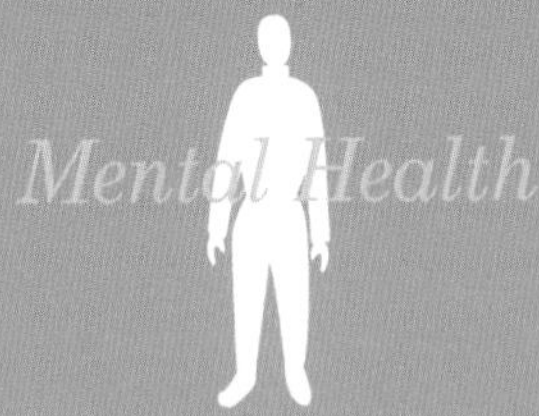

정신건강의 이해

Mental Health

정신건강의 기초

Chapter

1

1

본 장에서는 정신건강의 기초적인 내용들을 살펴본다. 먼저 현대사회가 정신건강에 어떠한 영향을 미치는지 알아보고자 한다. 또한 정신건강의 개념을 이해하고, 학자들이 제시한 정신건강의 조건과 특징들을 살펴봄으로써 정신적으로 건강한 삶을 유지하기 위해 어떠한 노력이 필요한지 알아보고자 한다.

1. 현대사회와 정신건강

우리는 지금 정보기술의 발전에 힘입어 급속도로 진화해 가는 초정보화시대에 살고 있다. 정보기술은 산업현장에서의 반도체 기술과 컴퓨터를 바탕으로 하는 정보처리기술, 광통신과 위성통신으로 대표되는 통신기술 등을 말하며, 이러한 정보기술의 급속한 발전은 인류생활을 획기적으로 바꾸었다. 인공지능의 발전으로 컴퓨터의 능력이 빠르게 업데이트되면서 빅데이터 능력을 가지고 대용량의 정보를 처리할 수 있게 되었다. 또한 컴퓨터와 통신기술의 결합으로 인터넷 같은 가상공간을 출현시키면서 실제적이고 물리적인 시공간의 제약 속에서 살아온 인간의 삶은 사이버라는 가상현실에서 상상이 현실이 되는 시대에 살게 되었다(정선철, 2002).

과학의 급속한 발달을 기반으로 고도의 산업화와 초정보화시대로 변해가는 현대사회는 전통사회에서 존재하였던 대가족 중심의 농촌가족구조가 붕괴되고 핵가족 중심의 도시가족구조가 주류를 이루면서 맞벌이 부부가 증가하였다. 가족의 구조 및 유형의 변화와 함께 가족관계가 약화되고 가족기능이 축소되었으며, 저출산과 초고령화 사회가 되면서 다양한 가족문제가 나타나고 있다.

이러한 다양한 문제들 안에서 인간이 느끼는 스트레스의 원인으로 극단적인 개인주의, 피상적 인간관계, 소외와 실존적 공허감, 가치관의 혼돈, 이혼과 가정 상실, 미래에 대한 불확실성 등을 꼽을 수 있다. 특히, 정치 · 경제 · 사회의 관료화와 무한경쟁, 자본주의의 전 지구적 확산에 따른 물질적 가치관의 팽배, 전자통신기술의 발달에 따른 시간과 공간의 축소, 사이버공간에서의 새로운 인간관계와 공동체 형성문제 등도 점점 더 심각해지고 있다(전석균, 2013).

이처럼 현대인은 올바른 삶의 가치관 정립에 어려움을 겪게 되고, 끊임없이 변화하는 사회에서 다양한 역할을 요구받게 되면서 긴장과 스트레스가 가중되고 있다. 그러나 가정의 보호기능과 정서기능이 약화되면서 이를 적절하게 풀 수 없는 안타까운 상황에 직면해 있다.

현대인에게 나타날 수 있는 다양한 문제의 결과로, 특히 우리나라에서 심각하게 드러나고 있는 것이 높은 자살 사망률인데, 놀랍게도 OECD 국가 중 우리나라

인구의 자살 사망률이 세계 1위를 기록하고 있다. OECD 자문관인 수잔 오코너는 "대다수 OECD 국가들이 1995년 이후 자살률이 감소 추세를 보이는 데 비해 한국은 오히려 증가했다"고 밝히고 있다(의협신문, 2013 ; 김은희 · 김진형 · 임희 · 박정숙 · 김수현 · 윤신정, 2013에서 재인용).

우리나라의 높은 자살률은 국민의 행복지수에도 그 영향이 반영되어 나타나는데, 유엔UN의 '2016 행복보고서'의 자료에 따르면 우리나라의 행복지수는 세계 58위로 2015년보다 무려 11단계나 하락하였다.

이처럼 우리나라의 자살률이 높고, 행복지수가 낮아지는 이유가 무엇인지를 세대별로 알아보도록 한다.

1) 영유아기의 정신건강

영아기는 발달단계의 전 과정에서 가장 빠른 신체운동발달이 이루어지는 시기이며, 양육자와의 애착관계는 정서 및 사회성발달에 커다란 영향을 미치게 된다. 이러한 발달의 기초과정을 거쳐 유아기는 인지언어발달과 자아개념 및 정서조절능력의 발달로 사회관계가 확장되는 시기이다. 성인과 달리 신체, 인지, 사회정서 영역에서 급격한 발달과 변화를 보이는 영유아기 시기의 정신건강에 대해서는 다양한 발달영역에서의 문제를 종합적으로 판단할 필요가 있다.

2) 아동 · 청소년기의 정신건강

아동 · 청소년들을 살펴보면 이들은 다양한 사회적 문제에 무방비로 노출되어 있기 때문이다. 특히, 맞벌이 부부의 증가, 이혼의 증가, 빈곤 등으로 아동 · 청소년들은 마음의 상처를 쉽게 받고 일탈의 문제를 일으키려는 유혹에 빠지기가 쉽다. 일탈의 문제는 학대나 성폭력 등의 경험에 기인하며 그 결과 흡연이나 약물남용의 시도, 인터넷 · 스마트폰의 지나친 몰입 성향 등을 보이게 되고 그 결과로 공격성, 폭력성, 불안, 우울 등의 증상을 초래하게 된다(최은진 · 김미숙 · 전진아, 2013). 한편, 청소년13~18세은 우울감을 경험하게 되면 자살까지 생각하는 것으로 조사 결과 나타났는데, 이러한 결과는 성인과 비교하면 매우 높은 수치로, 10대의 사망 원인 1순위가 자살로 나타나고 있는 것과도 깊은 연관이 있다. 청소년기의 우울증은 성인에 비해 감정의 기복이 크고 충동적인 행동으로 이어지기 쉽기 때문에 자살의 가능성이 높다(최은진 외, 2013). 특히, 청소년기는 발달특성상 급격한 신체발달과 사회적 과업이 주는 불안정성, 그리고 부모와의 애착 분리에 따른 스트레스와 내적 갈등이 많은 시기로 정신건강에 영향을 받게 된다. 이러한 아동 · 청소년기의 정신건강의 문제는 성인기까지 계속되는 경우가 많으며, 이에 따른 품행장애는 성인이 되어서도 사회생활에 영향을 미치게 되므로 아동 · 청소년기의 정신건강은 전 생애에 걸쳐 삶의 질에 직접적인 영향을 미치게 된다.

품행장애
아동 · 청소년기에 시작되는 행동 및 정서문제이다. 다른 사람들의 권리를 침해하고 연령군에 속해 있는 사회에서 자신의 행동의 결과를 고려하지 않으며 충동적으로 행동한다. 이러한 증상은 장기적이고 지속적인 행동패턴을 나타낸다.

3) 청년 · 중년기의 정신건강

청년 · 중년기의 정신건강을 살펴보면 대학교육과 병역의 의무, 사랑과 결혼, 취업과 직장생활의 적응, 가정경제의 기반 조성, 자녀 양육 및 노년기 준비 등으로 정신건강에 문제가 나타나고 있다.

청년 실업이 늘어나면서 청년 신용불량자가 증가하고 이는 연애, 결혼, 출산의 꿈을 포기하는 청년 비율을 점차 증가시키고 있다. 중년기에 들어서면서부터는 직업상의 스트레스가 심신에 영향을 주어 성인병으로 대표되는 신체적 · 정신적 질병을 앓는 경우가 점점 늘어나고 있다. 이 같은 현상은 단순히 한 개인의 문제가 아니라 사회 전체의 문제로 심각하게 부각되고 있다. 이러한 사회적 분위기가 가중되면서 우울증 · 불안장애 등의 증상을 가진 청년 및 중년들이 늘어가고 있으며 이들이 느끼는 분노가 표출되면서 다양한 사회문제가 발생할 위험도 증가하게 된다(김길원, 2013).

4) 노년기의 정신건강

과학의 발달로 의료기술이 발달하여 수명이 연장되면서 노인인구가 급속하게 증가하고 있다. 노인이 되면 생애주기에서 나타나는 은퇴, 배우자 사망, 사회관계

단절 및 신체적 능력 감소 등에 의한 통제력 상실로 인해 무기력감과 과도한 스트레스를 경험하게 되므로 노인도 정신건강의 취약계층으로 분류되고 있다. 노인들 중 33%가 우울 증상을 토로하고, 7%가 우울증 및 치매를 진단받는 것으로 나타나 다른 연령집단보다도 정신건강의 취약도가 높게 나타나고 있다(정순돌 · 이미우 · 박채리 · 임정숙, 2016).

이상에서 살펴본 것처럼 최근 우리나라는 사회 · 경제적 불황이나 복잡한 인간관계의 어려움 등으로 우울이나 불안이 늘면서 자살이 증가하고 있다. 이는 연령이나 직업 등에 상관없이 나타나고 있는데, 특히 평소 공식적인 활동을 하는 정치가나 연예인 등의 자살이 증가하고 있다. 그 결과 그들보다 자신의 삶이 더 무가치하다고 느끼는 사람들이 자살을 따라하는 현상이 나타나면서 국민의 정신건강에 큰 위협이 되고 있다(심영미 · 박미혜, 2010). 이처럼 정신건강은 사회적인 문제와 밀접하게 연관되어 있기 때문에 예방적인 차원의 접근이 이루어져야 하며 개인, 가족, 학교, 직장, 지역사회 등의 다양한 공간에서 정신건강의 위협요인을 줄이기 위한 적극적인 개입과 대책의 강화가 필요하다.

2. 정신건강의 의미

급변하는 사회에서 건강하게 산다는 것은 무엇을 의미하며 이때 건강이란 무엇을 의미하는가? 우리의 삶이 더욱 복잡해지고 다양해지면서 건강을 잘 지키기 위해서 어떻게 노력해야 하는지를 알아볼 필요가 있다.

1) 건강의 구성요소

건강운동의 초기에는 주로 마음, 몸, 정신의 조화를 건강철학의 중심 원리로 설명하였다. 그러나 포괄적인 건강은 신체적 차원, 지적 차원, 정서적 차원, 정신적 차원, 직업적 차원, 사회적 차원, 환경적 차원 그리고 영적 차원을 모두 포함하여야 한다. 인간은 육체적 존재이지만 동시에 심리적 · 사회적 · 영적 존재이기 때문이다. 그래서 신체적 건강과 더불어 심리적 · 정신적 건강문제와 사회적 건강문제, 영적 건강문제가 삶의 질을 결정하는 중요한 요인이 된다. 신체적 건강문제는 주로 의학영역에서, 영적인 문제는 주로 종교영역에서 다루게 되며, 사회복지 영역에서는 주로 심리적 · 사회적 영역에서의 건강을 다룬다. 정신건강mental health을 말할 때, 우리는 보통 심리사회적 영역에서의 안녕 상태라는 의미로 이해할 수 있다(장선철, 2002).

대부분의 학자들은 건강에 대해, 특히 다섯 가지 차원－신체적 · 정신적 · 정서적 · 사회적 · 영적 건강－을 강조하면서 이 다섯 가지 차원은 인간의 전체적인 안녕을 위해 중요한 역할을 한다고 보았다(Eburne, N., Smith, M., & Graff－Haight, D 1993).

(1) 신체적 건강

신체적 건강은 매우 복잡하고 다면적이다. 이는 감염이나 전염성이 있는 만성 질병으로부터의 해방뿐 아니라 영양, 휴식, 운동, 성장과 발달, 노화의 수준에 관심을 두고 있다. 신체적 건강은 모든 신체체계－신경계, 골격계, 근육계, 피부계, 호르몬계, 순환계－를 포함하고 있으며, 개인의 행동, 환경, 유전적 성질 모두가 신체적 건강상태에 영향을 미친다. 신체적 건강은 정신건강과 양방향의 상호작용을 한다. 즉, 정신건강은 그 사람의 신체적 건강과 밀접한 관계가 있으며, 그 사람의 생산적이고 효과적인 신체기능 정도는 다양한 정신건강수준에 영향을 미친다. 특히, 자존감긍정적 자존감 또는 부정적 자존감과 관련된 문제들이 신체건강을 좌우한다. 스트레스를 관리하여 정서적 반응으로 대처하고, 정신적 기능에서 활용된 화학물질을 만드는 능력은 신체적 건강에 포함된다. 신체건강상태에 따라 정신건강이 긍정적이거나 부정적일 수 있으며, 이러한 정신건강은 다시 그 사람의 신체적 안녕에 영향을 미치게 된다.

자존감
자신을 존중하는 마음을 말한다. 자신을 존중한다는 것은 자신의 외모, 성격, 학벌 등에 대해서 스스로 비판하는 것이 아니라 있는 그대로 존중하고 아껴주는 심리상태를 말한다.

(2) 정신적 건강

정신적 건강은 심리적 차원, 이성적 차원 또는 지적 차원으로 말할 수 있다. 정신적으로 건강한 사람은 상황을 정확하게 평가하며, 유용한 선택과 자원을 활용하여 자신의 관심사를 위해 적절한 결정을 한다. 자신이 처한 삶의 상황을 현실적으로 수용하고, 유용한 선택과 대안을 잘 활용하는 것이 긍정적인 정신건강의 특징이다. 그렇다면 '어떤 사람이 평균 이하의 지적 능력이 있거나 교육을 받지 못했더라도 정신적으로 건강할 수 있는가?' 정기적으로 특수교육에 참여하여 적극적으로 노력하는 경우나 정식교육의 기회를 갖지 못한 사람이 이후에 생산적이고 숙련된 기능을 하는 경우라면 '그렇다'고 말할 수 있다.

(3) 정서적 건강

모든 사람들은 정서를 가지고 있고 그것에 익숙하기 때문에 정서를 이해하는 것이 쉬울 것 같지만 사실은 그렇지 않다. 인간이 경험하는 정서는 두려움, 슬픔, 즐거움, 분노 이외에도 수치심, 불안, 경악, 만족감, 격노, 분개, 죄책감, 미움, 초조함, 안도감, 환희, 놀라움, 다정함 등 다양하기 때문이다. 중요한 것은 사람들이 정서적 반응에 영향을 받고 있으며, 그것이 부정적일 수도 있고 긍정적일 수도 있다는 것을 아는 것이 중요하다. 정서적 반응을 인식하게 되면 자신의 삶에 영향을 미치는 자신의 힘과 능력을 검토할 수 있기 때문이다. 정서적으로 건강한 사람은 다른 사람뿐 아니라 자신의 감정 반응을 인식할 수 있고, 그것이 생산적인 반응인지 비생산적인 반응인지를 파악할 수 있다. 또한 이러한 정서적 반응을 완화시키기 위해서 사고, 판단, 이성 등을 활용할 수도 있다.

(4) 사회적 건강

인간은 누군가를 만나서 함께 즐기며 그들과의 교제를 잘 이어가기를 원하는 사회적 존재이다. 대부분의 사람들은 서로를 지지하고 사랑하며 사회적 상황을 받아들이면서 자라지만 어떤 이들은 상호작용을 잘 못하여 심각한 불행을 경험하기도 한다. 사회적으로 건강한 사람은 사람들과의 관계에서 조화를 이루고 협력하는 태도를 보이며 부조화를 해결하고 갈등을 관리하는 기술을 가지고 있다. 또한 모든 일의 결과를 기꺼이 이해하고자 하는 의지를 가지고 있어서 사람들과의 상호작용에서 발생하는 문제를 잘 해결한다. 더욱이 부하직원과 동료뿐 아니라 윗사람과의 관계에서도 협력적이고 효과적으로 일할 수 있다. 따라서 가까운 친구관계를 유지하면서 그들과 즐겁게 일하고 상호작용을 잘 하기 위해서는 사회적 건강기술이 필요하며, 서로에 대한 존중은 사회적 건강을 형성하는 데 중요한 기초가 된다.

(5) 영적 건강

역사적으로 대부분의 사회는 인간 경험을 초월하는 힘, 세력, 목표에 대한 나름대로의 신념체계를 가지고 있다. 이런 생각은 명확한 형태의 신념과 행동으로 조직되고 구조화되지만 어떤 것은 그렇지 않은 경우도 있다. 즉, 인간 내면이나 외부로부터 영향을 미치는 그 무엇이 사람들로 하여금 '선한' 일을 하도록 한다는 것을 인정하게 되면서 인간의 포괄적인 건강을 설명하기 위해서 영적 차원의 문제를 포함시키게 되었다. 영적으로 건강한 사람은 확고한 신념체계를 가지고 있으며, 자신을 초월한 신념에 대한 믿음을 통하여 힘을 얻으면서도 다른 사람의 영적인 측면을 축소하거나 과소평가하지 않는다. 영적 건강은 긍정적인 정신건강을 위한 기초를 제공해 주며, 사람들이 자신에 대한 이해와 의미를 찾을 수 있도록 해준다.

표 1-1은 포괄적인 건강의 개념을 범주화한 것이다. 건강은 크게 신체건강과 정신건강으로 구분할 수 있고, 정신건강에는 정신적 건강, 정서적 건강, 사회적 건강, 영적 건강이 포함된다.

표 1-1 : 건강의 구분

구분			요소
건강	신체건강	신체적 건강	생리적 · 신체적 요소
	정신건강	정신적 건강	합리성, 의사결정
		정서적 건강	감정, 정서적 반응
		사회적 건강	상호작용, 인간관계
		영적 건강	신념, 희망, 삶의 목표

출처 : 전석균(2013).

2) 정신건강의 개념

정신건강을 이해하기 위해서는 전인적인 인간 존재의 행동, 사고, 감정을 고려해야 한다. 정신精神이란 낱말을 사전적으로 보면, 첫째, 육체나 물질에 대립되는 영혼이나 마음, 둘째, 사물을 느끼고 생각하며 판단하는 능력, 셋째, 마음의 자세나 태도, 넷째, 사물의 근본적인 의의나 목적 또는 이념이나 사상, 다섯째, 철학적인 의미로 우주의 근원을 이루는 비물질적 실재라고 정의하고 있다(국립국어연구원, 1999). 이것은 '사고나 감정의 상태를 다스리는 인간의 마음'을 의미한다. 즉, 정신은 인간의 내면적인 것으로 사고하는 정서적 작용뿐만 아니라 겉으로 드러나는 대인관계의 모든 자질을 통틀어 말한다(이영실 · 이윤로, 2008).

세계보건기구WHO에서는 정신건강이 사회경제적 요소와 환경적 요소에 의해 결정되고 정신질환이 없는 상태 이상의 것이라고 하면서 정신건강을 더 적극적으로 정의하였다. 즉, "개인이 자신의 능력을 깨닫고, 삶에서 발생하는 정상적 범위의 스트레스에 대처할 수 있으며, 생산적으로 일을 하여 결실을 맺을 수 있고, 개인이 속한 사회에 기여할 수 있는 안녕의 상태"를 말한다.

미국 정신위생위원회National Committee for Mental Hygiene의 보고서에서는 '정신건강이란 단지 정신적 질병에 걸려 있지 않은 상태만이 아니고, 만족스러운 인간관계와 그것을 유지해 나갈 수 있는 능력을 말한다. 이것은 모든 종류의 개인적 · 사회적 적응을 포함하며 어떠한 환경에도 대처해 나갈 수 있는 건전하고, 균형 있고, 통일된 성격의 발달을 의미한다'라고 하였다(김이영 · 이우언 · 배기효 · 김병찬 · 정선화 · 정왕용, 2013에서 재인용).

이러한 정의들을 요약하면, 정신건강은 '일상적으로 단지 질병이 없고 신체에 이상이 없는 것'이라는 협의적 개념부터, '신체적 · 정신적 · 정서적 · 사회적 측면뿐만 아니라 가치적 · 윤리적 측면까지도 포함하여 개인의 전인적 능력을 주위 환경에 잘 적응시키면서 최대로 발휘할 수 있는 상태'라는 광의적 개념까지 포함한다고 할 수 있다(이순민, 2014).

3) 정신병, 정신질환, 정신장애의 개념

정신건강의 개념을 이해하기 위해서는 정신건강의 상대적 용어에 해당하는 정신병, 정신질환, 정신장애의 개념에 대한 이해가 필요하다. 정신건강은 긍정적인 심리적 기능을 제시하지만 정신병이나 정신질환, 정신장애는 정신건강의 반대상태인 정신건강의 부재상태를 말하기도 하고, 혹은 정신 활동의 역기능을 의미하기도 한다(설진화, 2010 ; 이준우 · 최희철, 2011).

(1) 정신병

정신병psychosis은 정신적으로 이상이 있다고 생각되는 모든 것들을 지칭하는 포괄적인 의미로 비현실적이고 엉뚱한 이야기나 이상한 행동들과 같은 특수한 증상을 가리키는 것이다.

① 기질적 정신병

기질적organic 정신병은 유전적 요인이나 태어날 때부터 가지고 있는 자신의 특정한 그 어떤 것으로 인하여 정신적인 문제가 발생하는 것을 말한다. 뇌 손상으로 인하여 뇌가 제대로 기능하지 않아 사고, 행동, 감정에 이상을 나타낸다.

정신분열증 환자의 사례

BOX 1-1

정신분열증 환자는 성별에 관계없이 전 세계 인구의 약 1%에 달하며, 12세 이하 아동에게 발병하는 경우는 드물고 대학 시절이나 성인 초기에 흔히 발병한다. 정신분열증은 치료를 받으면 통제될 수 있지만 완전 치유되기는 힘든, 일생 동안 지속되는 만성질병이다. 여러 해 동안 약물치료와 가족의 간호가 필요하다. 항정신병 약물은 흥분을 줄이고 논리적인 방식으로 사고하는 능력을 향상시키며 환각을 줄이기 위해 처방되는데, 최근에 나온 약물은 부작용이 적다. 항정신병 약물이 급성정신분열증을 조정하고 감소시키기는 하지만 심리적인 위축상태까지 없애도록 도와주지는 못한다. 이것이 약물과 함께 심리치료와 가족상담이 필수적인 이유다.

출처 : http://news.donga.com, 2007년 3월 13일.

② 기능적 정신병

기능적functiona 정신병은 사회적 역할이나 대인관계를 잘 못할 정도로 기능 수행이 안 된다. 정신분열증조현병, schizophrenia, 기분장애mood disorder, 편집장애편집증, paranoid personality disorder 등과 같이 기능의 손상은 있으나 아직까지 기질적인 원인이 밝혀지지 않은 경우를 말한다.

편집장애
타인의 행동을 의심하고, 의도를 불신하는 것이다. 적대적이고 친밀감을 느끼기를 회피한다. 경직되고 비타협적인 특성을 보인다. 유전적인 경향성이 있으며, 초기 아동기의 학대나 결핍 경험으로 나타나기도 한다. 인구의 0.5~2.5%의 발병률을 보이고, 남성에게 더욱 빈도가 높다.

(2) 정신질환

정신질환mental illness은 질병의 개념을 강화시킨 용어로서 정신병적인 것과 신경증neurotic적인 것을 포함하는 의미이다. 정신증과 신경증을 구분하는 가장 중요한

BOX 1–2

정신질환에 영향을 미치는 대기오염

낮은 수준의 오염이라고 하더라도 대기오염은 아동의 정신질환 증가와 밀접한 연관이 있다. "아이들이 어른들보다 더 활동적이어서 대기오염에 노출되는 경우가 많고, 신체적으로 성숙되지 않아 오염물질에 더 취약할 수 있으므로 아이들은 나쁜 공기에 민감하게 반응한다"고 밝혔다.
연구에 따르면 주로 자동차 배기가스에서 배출되는 이산화질소가 m^3당 10마이크로그램 증가하면 아동들의 정신질환이 9% 증가하는 것으로 나타났다. 또 초미세먼지(PM2.5)와 미세먼지(PM10)가 같은 양으로 증가하면 아동들의 정신질환은 4% 증가한다.

출처 : http://www.monews.co.kr, 2014년 5월 16일.

소아의 분리불안장애

소아가 애착대상(부모, 조부모) 혹은 익숙한 환경으로부터 분리되는 것에 대해 불안을 느끼는 것은 지극히 자연스러운 현상이다. 하지만 6~7세 이후에도 이러한 불안이 계속되어 일상적인 활동에 장애를 준다면 분리불안장애(SAD)를 의심해 봐야 한다. SAD는 학령기 소아들 중에서 3~4%의 유병률을 보이는데, 초등학생은 5%, 중학생은 2% 정도인 것으로 추정된다. SAD는 양육태도나 집안환경과도 밀접한 관계가 있어 부모나 가족의 변화가 없이는 치료의 효과를 기대하기가 어려워 부모의 상담과 교육이 함께 이루어진다. 하지만 만약 소아가 지속적으로 등교를 거부할 경우에는 SSRI(Selective Serotonin Reuptake Inhibitors)와 벤조디아제핀 등을 이용한 약물치료를 병행한다.

출처 : http://www.monews.co.kr, 2014년 5월 16일.

SSRI
SSR는 우울증, 불안장애 및 몇 가지 인격장애를 치료하는 데 쓰이는 항우울제의 일종이다. 일반적으로 조루문제를 치료하는 데 효과적으로 사용된다.

벤조디아제핀
불안 증세의 완화, 불면증의 치료, 흥분, 발작 경련, 알코올 중독에 처방되는 약물이다. 의학적 혹은 치과 치료에서 마취의 목적으로 사용되기도 한다.

기준으로 현실검증능력의 유무를 들고 있다. 정신병이란 용어는 사회적 기능과 자아기능의 심한 손상이란 의미로 사용된다.

DSM-5에서는 신경증을 불안장애anxiety disorder, 신체형장애somatoform disorder, 인위성장애factitious disorder, 해리장애dissociative disorder, 감정부전장애dysthymic disorder, 성기능 및 성 주체성 장애sexual and gender identity disorder, 섭식장애eating disorder, 수면장애sleep disorder 등으로 분류하였다.

(3) 정신장애

정신장애mental disorder는 정신병과 정신질환의 개념을 포괄하는 가장 넓은 의미의 광의적인 개념으로 사고, 감정 및 행동이 병리학적으로 특징지어지는 장애를 말하며, 질병 자체의 활발한 진행 외에도 질병으로 인한 사회적 기능개인적 · 사회적 · 직업적 기능 등의 붕괴까지를 포함한다. 즉, 질병의 증상이 없어진 후에도 그 후유증으로 인하여 질병 이전의 상태로 복귀하지 못하는 비가역적인 경우가 해당되는데, 만성정신장애chronic mental disorder가 여기에 속한다.

정신장애는 현대에 와서 생긴 병이 아니다. 인간이 존재하고 있었던 시대부터 있었던 질병이며, 신체적인 것과 심리적인 여러 요인의 복합적인 요인에 의해 발생하는 것으로 받아들여지고 있다.

(4) 정신장애에 대한 편견

우리는 정신장애를 가진 사람들에 대해 여러 가지 편견들을 가지고 있다. 정신장애인에 대한 10가지 편견을 살펴보면 다음과 같다(김이영 외, 2013).

① 위험한 사고를 일으킨다

사람들은 정신장애를 겪고 있는 사람에 대하여 실제 그들에게 직접적인 피해를 입은 경험이 없음에도 불구하고 '무섭다', '겁난다', '위험하다'라고 많이 느낀다. 그러나 대부분의 정신장애로 치료받고 있는 사람들은 위험하지 않다. 정말 위험한 것은 그들에 대한 우리의 편견이다. 그들이 우리에게 입히는 피해보다, 우리의 편견이 그들에게 주는 마음의 상처가 더 심각하다.

② 격리 수용해야 한다

'정신장애'하면 정신병원, 요양원 그리고 철문과 쇠창살을 떠올린다. 그리고 그런 곳에 격리 수용하는 것을 치료방법으로 생각하지만 이러한 것들은 과거의 방법으로 잘못된 것이다. 정신장애인의 치료를 위하여 전국 각 지역별로 인근의 병원, 정신보건센터, 정신장애인 사회복귀시설 등을 이용할 수 있다. 정신장애를 치료하려면 격리 수용이 아닌 그들을 우리의 이웃으로 받아들이고, 그들이 사회생활을 잘 할 수 있도록 도와주어야 할 것이다.

③ 낫지 않는 병이다

과거에는 정신장애가 발병하면 잘 낫지 않는 불치병으로 여기고, 환자가 집안에 생기면 가족 모두가 희생자로 전락하게 된다는 생각을 하였다. 그러나 최근에는 부작용이 적으면서도 약효가 뛰어난 치료약물이 개발되고 있어서 치료하기가 한결 수월해졌다. 단지 아직까지 약물을 비교적 장기간 복용해야 할 만성화되기 쉬운 병이므로 회복에는 상당한 기간이 필요하며 안정과 악화가 반복되면서 서서히 좋아지게 된다. 따라서 환자 본인이 정신장애는 반드시 낫는다는 사실을 믿고 꾸준히 노력하는 것이 중요하며, 주변에서는 환자의 노력에 격려를 보내주어야 한다.

④ 유전된다

최근에 와서는 정신장애의 경우 결혼율이나 출산율이 떨어졌으나 유병률은 비슷하게 유지되고 있는 것으로 보아 약간의 유전적 경향성이 있지만 자손 대대로 전해지는 병은 아니다. 가족이나 자손들에게 그 병이 나타날 유전경향성은 당뇨병, 고혈압, 심장질환, 혹은 암을 일으킬 수 있는 가능성과 같은 것이다.

⑤ 특정한 사람이 걸리는 병이다

흔히 정신장애는 자신과 아무런 관련이 없다고 느낀다. 그러나 통계적으로 열 명 중 두세 명은 일생 중 한 번쯤 정신장애를 겪게 되고, 이삼십 명에 한 명은 현재 만성적 정신장애를 겪고 있다. 정신장애는 당뇨병이나 고혈압, 위장병처럼 비교적 흔한 병이다. 누구나 정신장애에 걸릴 가능성이 있으며, 정신장애를 겪고 있는 사람은 나와는 질적으로 다른 사람처럼 생각하고 대하는 것은 편견이다. 그들은 단지 정신장애를 겪고 있다는 점 이외에는 차이점이 없다.

⑥ 이상한 행동만 한다

우리는 정신장애를 겪는 사람이 부적절한 행동을 하는 것을 보는 경우가 있다. 그러나 모든 정신장애인이 다 부적절한 행동을 보이는 것은 아니며, 부적절한 행동을 보이는 환자라도 언제나 그런 것은 아니다. 일반인들도 당황하게 되면 부적절한 행동을 보이고 실수를 하는 경우가 흔하다. 환자의 모든 행동을 증상으로 보지 말고, 환자의 실수를 비웃지 않는 태도를 가져야 한다.

⑦ 대인관계가 어렵다

정신장애를 겪는 사람은 조용하고, 내성적이며, 소극적인 성격을 지닌 사람이 많다. 그러나 이러한 성격 때문에 정신장애에 걸리는 것은 아니며, 활발하고 쾌활한 성격을 지닌 사람도 정신장애에 걸린다. 환자들이 혼자 지내기를 좋아하는 것처럼 보이는 것은 병으로 인한 열등감, 불안감 때문이다.

정신장애가 있는 사람은 자기만의 세계 속에서 살고 있기 때문에 다른 사람과 어울려 지내기가 어렵고 혼자 지낼 수밖에 없다고 여긴다. 때론 증상이 심할 때는 자기 속으로 들어가지만, 오히려 그러한 상태에서 빠져나오기 위해서는 마음을 주고받을 수 있는 사람이 필요하며 남과의 대화가 세상을 접하며 회복해 가는 중요한 방법이다.

⑧ 직장생활을 못한다

정신장애를 앓았다고 해서 이미 가지고 있던 기능이 상실되지는 않는다. 자동차 정비기술이 있었던 사람도 기술은 그대로이며, 당구나 바둑급수가 정신장애 때문에 떨어지지는 않는다. 급성상태가 진행 중일 때는 기능 자체는 그대로이나 주의집중력 저하와 의욕 저하 등으로 기능이 잘 발휘되지 않는 경우가 있다. 또한 기능을 습득하기 전에 발병하기 쉽기 때문에 청년기에 정신장애가 발병한 경우 직장생활을 위한 준비가 되지 않는 경우가 생길 수 있다. 이러한 경우에는 직장생활을 위한 기술을 습득할 수 있는 기회를 주어 원만한 사회복귀에 도움을 주어야 한다.

⑨ 운전·운동을 하지 못한다

많은 사람들이 정신장애의 병력이 있는 사람이 운전을 하게 되면 갑자기 무슨 사고를 저지를지 모른다는 생각을 한다. 그러나 운전이나 운동기능은 정신장애와 직접적인 상관은 없다. 정신장애가 있다고 해서 운전을 제한하는 것은 직장생활에서 스트레스에 시달리는 사람이나 우울증에 걸린 사람에게 운전을 제한해야 하는 것과 마찬가지이며, 기본적인 인권을 침해하는 문제로 나타날 수 있다. 그러므로 운전의 제한은 급성 발병기나 상태가 악화된 경우 등 특수한 상황에서의 제한으로 국한되어야 할 것이다.

⑩ 나보다 열등한 사람이다

정신장애에 걸리면 일시적으로 어린아이처럼 퇴행된 행동을 보일 수 있다. 이러한 행동을 보고 많은 사람들이 환자를 낮추어 보는 경향이 있다. '게으르다', '지능이 부족하다', '매사에 남의 도움을 받아야 한다', '성격이 나약하다', '의지가 약하다' 등의 말들은 환자를 낮추어 보기 때문에 하는 말들이다. 그들은 정신질환의 고통을 겪으며 오히려 보통 사람들이 갖지 못한 생의 의미와 넓은 세계를 발견할 기회가 더 많다. 따라서 환자를 함부로 대하거나, 어린애 다루듯이 하거나, 지나치게 불쌍하게 생각하여 동정하는 행동을 보이지 않도록 해야 한다.

3. 정신건강에 대한 다양한 학자들의 견해

정신적으로 건강한 사람이 어떤 특징과 조건을 가지고 있는지에 대해서는 학자들에 따라 다양하게 제시되고 있다. 학자들의 견해를 간략하게 설명하면 다음과 같다(류종훈, 2004 ; 설진화, 2010 ; 이영실·이윤로, 2008 ; 이준우·최희철, 2011 ; 최덕경·박연옥·박주현·전영록·안우상·박서춘·장갑수, 2014).

1) 프로이트의 견해

정신분석학의 창시자인 프로이트S. Freud, 1856~1939는 "정신적으로 건강한 사람은 사랑할 수 있고, 생산적인 일을 할 수 있는 능력을 가지고 있다"고 보았다.

건강한 성격이란 원초아id, 자아ego, 초자아super ego가 잘 통합되어 있어 어느 한쪽에 치우치지 않으며, 본능과 현실을 교섭하고 조화와 적응을 이룰 수 있을 만큼 강해져서 욕구 간의 갈등을 적절히 해결할 수 있는 사람의 특징이라고 보았다. 즉, 정신건강의 특징으로는 '적절한 수준의 독립', '자기의존self-reliance', '자기지향self-direction', '책임을 가지고 노력할 수 있는 능력', '협동', '여러 가지 어려움이 있는 가운데에서도 일할 수 있는 능력', '친근감과 사랑을 표현할 수 있는 능력', '의사소통을 잘 할 수 있는 능력', '다른 사람과 자신의 불만을 관용할 수 있는 능력', '유머감각', '자신의 이기심을 넘어서는 헌신', '취미나 휴식을 찾을 수 있는 능력' 등이며 이것이 충족되었을 때 정신적으로 건강한 사람이 된다고 보았다. 특히, 영유아기와 아동기 초기를 정신건강의 중요한 시기로 강조하였다.

2) 에릭슨의 견해

에릭슨E. Erikson, 1902~1994은 정신건강의 척도를 각 발달단계에서 습득되는 주요 발달과업의 성취 정도로 보았다. 유아기의 욕구와 사회적 태도가 표현되는 양식을 근거로 극단적 병적 상태와 건강상태를 구분하였으며, 정신건강의 조건으로 신뢰감, 자율성, 진취성, 근면성, 자아의 주체성, 친교親交능력, 생산능력 등을 들었다.

3) 설리반의 견해

설리반H. S. Sullivan, 1892~1949은 성격을 "인간생활을 특징짓는 주기적인 인간관계의 비교적 지속적인 유형"이라고 정의하고 인간 성격의 지배적인 주체를 인간관계로 보았다. 한 개인이 타인들과의 관계에서 지속적인 만족과 안정을 이룰 수 있는 것은 그가 타인과 자기, 그리고 그들 사이에 이루어지는 모든 관계에 대해 명백한 이해와 사고를 가지고 있을 때 가능하다고 하였다.

따라서 정신적으로 건강한 사람은 타인의 말을 경청하며 통합적인 사고체계를 통하여 관계를 유지하고 병리적 사고와 과거의 관계에 집착하지 않으며 좋은 관계를 형성, 유지하기 위해 노력한다고 보았다.

4) 매슬로와 로저스의 견해

매슬로A. H. Maslow, 1908~1970와 로저스C. R. Rogers, 1902~1987 등의 현상학적 이론가들은 건강한 성격을 심리적으로 건강한 개인의 기능에 두고 있다. 지금-여기 here-and-now를 경험한 건강한 성격을 가진 사람은 과거나 미래의 행동에 지나치게 얽매이지 않으며, 새로운 경험에 개방적이고, 자신의 직관을 신뢰한다. 자아실현이 가능한 사람들의 성격을 정신적으로 건강한 것으로 보고 그들의 공통적 특징을 다음과 같이 제시하고 있다.

- 적절한 현실적인 지각을 가지고 현실과 관계를 갖는다.
- 자기 자신과 타인, 그리고 현실을 수용한다.
- 사고나 정서, 행동에 있어서 보다 자발적이다.
- 문제 중심적이고 고도의 자율성을 보인다.
- 개인적이고 사적인 생활에 충실하며, 사회적 공감성을 갖는다.
- 인간에 대한 존경심이 있고 적개심이 없으며 유대감이 있다.
- 사물에 대한 인식과 이해가 새롭다.
- 도덕적이고 윤리적이며 조직적이다.
- 친구나 사랑하는 사람들과 밀접한 관계를 갖는다.
- 자연과 인생의 본질에 신비적인 경험을 갖는다.

5) 융의 견해

융C. G. Jung, 1875~1961은 성격 전체를 정신이라고 보고, 정신이 개인을 규명하며, 소속되어 있는 사회적 · 물리적 환경에 적응시키는 지침의 구실을 한다고 보았다.

정신은 서로 관련되어 있는 수많은 체계와 수준으로 이루어져 있는데, 이를 의식, 개인무의식, 집단무의식으로 구별하였다. 프로이트가 무의식을 인정하고 무의식에 의해 성격이 지배되며 통제된다고 본 것과 대비하여 융은 무의식에 바탕을 둔 목적성과 창조성을 강조하였다. 즉, 건전한 성격이란 무의식의 세력에 대한 의식의 감독과 지시를 통해 이루어지므로 의식의 세계와 무의식의 세계가 통합되고 양쪽이 모두 자유롭게 발달되도록 허용되어야만 한다. 따라서 성격은 과거의 무의식적 경험에 의해 결정될 뿐만 아니라 미래에 대한 목적의식에 의해서도 결정된다.

6) 올포트의 견해

올포트G. W. Allport, 1897~1967는 정신적으로 건강한 사람은 무의식의 힘에 의한 통제나 지배를 받지 않으며 무의식적 갈등에 의해 조정되지 않는다고 하였다. 정신적으로 건강한 사람은 지각과 인식이 효율적이고 정확한 것이 특징이며, 과거에 구속받지 않고 현재와 미래를 계획하며 추구한다고 보았다. 그는 정신건강의 조건을 여섯 가지로 제시하였다.

- 자아확장 : 자신의 신체나 물질적인 소유물을 넘어선 폭넓은 관심
- 자기객관화 : 자신을 알고 이해하며, 현재의 행동과 반응이 과거의 유사한 경험에 의해서 어떤 영향을 받는지와 그들 간의 관련성 깨닫기
- 통일되고 정리된 생활철학 : 종교적이든 아니든 중요한 활동에 맞는 의미와 책임을 부여
- 따뜻하고 깊게 자기를 타인과 관계지을 수 있는 능력과 사회적 책임감
- 인생의 실제적 문제들에 대처할 수 있는 현실적인 기술
- 인간에 대한 존경심과 자신을 위해 여러 가지 활동에 적극적으로 참여

7) 자호다의 견해

자호다M. Jahoda는 정신건강의 조건으로 자신에 대한 긍정적인 태도와 성장, 성장 · 발달 그리고 자기실현, 통합력, 자율성, 현실지각능력, 주변 환경의 지배라는

여섯 가지 평가조건을 제시하였으며 구체적인 내용은 다음과 같다.

- 자신에 대한 긍정적인 태도와 성장 : 나이가 들면서 현실적 수준에 맞는 포부를 가져야 하며 주체성, 전체성, 소속감, 안정감과 인생의 의의를 느낄 수 있어야 한다.
- 성장 · 발달 그리고 자기실현 : 인간은 적절하고 자유롭게 자신의 자아와 접촉하고 그의 느낌, 감정을 살펴서 지적 · 인지적 기능과 통합한다. 인간은 자아를 인정할 뿐만 아니라 성장과 발달을 하려는 욕구를 가지고 있으며, 궁극적으로 자아실현의 동기를 가지고 있다.
- 통합력 : 개인의 내적 · 외적 갈등과 기분과 정서의 조절 간에 균형 및 겉으로 표현되는 것과 내적으로 억압되는 것의 균형을 말한다. 그것은 정신적으로 균형 잡혀 있고, 삶에 대한 통합적인 노력을 하며, 스트레스 상황에서도 항상 안정된 행동을 하는 것을 의미한다.
- 자율성 : 자기결정, 의존과 독립의 조화, 자기행동 결과의 수용 등을 포함한다. 타율을 배척하면서 행동의 결정과정에서 자율적으로 행동하고, 독립적인 행동에 대해 스스로 통제하는 자율성을 보인다.
- 현실지각능력 : 현실지각능력이 정확하여 사물을 왜곡하지 않을 뿐만 아니라 현실에 대한 민감성도 갖추고 있어서 다른 사람에게 적절히 대응할 수 있으며, 자신의 감정을 주고받을 수 있다.
- 주변 환경의 지배 : 주변 환경을 지배하려는 것이 아니라 환경의 지배를 받아 대인관계가 적절하고, 환경의 적응능력 및 조정능력과 사랑할 수 있는 능력을 가지고 있어서 문제해결에서도 효율성을 보인다.

8) 사티어의 견해

사티어V. Satir는 사람들이 자신의 내면에 숨어 있는 자원을 찾기 위해서는 자기가치, 희망, 자기 수용, 능력 부여, 선택할 수 있는 능력 등을 가지고 스스로 노력해야 한다고 하였다. 그들의 자원과 높은 자존감에 근거하여 좀 더 올바른 선택을 할 수 있도록 하고 자신의 내면을 인정하며, 그것을 성장하도록 하는 데 사용하여 자기 자신에게 충만한 사람이 정신적으로 건강한 사람이라고 보았다. 사티어가 말한 정신건강의 조건은 다음과 같다.

- 자신의 잘못된 행동을 깨닫고 이를 사과한다.
- 비판하고 평가를 해야 할 상황이 오면 공평하고 솔직하게 한다.
- 사람의 행동을 평가할 때 비난보다는 새로운 방향 제시도 함께 제공한다.
- 강의나 설명, 방향 제시 등과 같이 지적인 대화를 할 때에는, 상대방에게 정확한 단어로 말의 의미나 뜻을 전하며 동시에 현실을 수용하는 능력이 있다.
- 타인을 사랑하는 능력과 모든 사람들과 함께 할 수 있는 능력이 있다.
- 타인과 대화할 때는 정확하게 설명하고 자연스러운 몸짓으로 자신의 감정을 잘 표현한다.
- 원만함, 충만함, 개방성 그리고 생동감이 있고, 활기가 넘치며, 상대방을 신뢰하고 그로 인해 즐겁고 살아 있는 느낌을 준다.
- 일상생활에 지쳤을 때, 해소할 수 있는 삶의 지혜를 가지고 있고, 가족과의 융화와 분화를 적절히 잘 활용하여 원만한 인간관계를 유지하며, 책임을 맡고 자율적인 행동을 한다.

이상에서 언급된 많은 학자들이 강조한 다양한 조건들을 종합해 보면 정신건강은 자신의 감정이나 정서를 잘 조절하면서 긍정적으로 표출하고 바람직한 처리능력을 갖추고 있으면서, 자신과 타인 그리고 사회환경에 대한 바른 이해와 수용을 바탕으로 사회적 기능 또는 역할의 성공적인 수행 여부에 달려 있음을 알 수 있다.

한편, 복건복지부와 대한신경정신의학회에서는 정신건강을 지키기 위한 조건으로 다음과 같이 10가지 수칙을 소개하고 있다.

정신건강을 위한 10가지 수칙

1. 긍정적으로 세상을 본다 : 동전에 양면이 있다는 사실을 믿게 된다.
2. 감사하는 마음으로 산다 : 생활에 활력이 된다.

3. 반가운 마음이 담긴 인사를 한다 : 내 마음이 따뜻해지고 성공의 바탕이 된다.
4. 하루 세 끼를 맛있게 천천히 먹는다 : 건강의 기본이자, 즐거움의 샘이다.
5. 상대의 입장에서 생각한다 : 다툴 일이 없어진다.
6. 누구라도 칭찬한다 : 칭찬하는 만큼 내게 자신이 생기고 결국 그 칭찬은 내게 돌아온다.
7. 약속시간에 여유 있게 가서 기다린다 : 초조해지지 않아 좋고 신용이 쌓인다.8. 일부러라도 웃는 표정을 짓는다 : 웃는 표정만으로도 기분이 밝아진다.
9. 원칙대로 정직하게 산다 : 거짓말을 하면 죄책감 때문에 불안해지기 쉽다.
10. 때로는 손해 볼 줄도 알아야 한다 : 내 마음이 편하면 언젠가는 큰 것으로 돌아온다.

출처 : 보건복지부(2000).

4. 정신건강의 기준

정신적으로 건강하다는 것과 건강하지 않다는 것을 명확한 한계를 설정하여 구분 짓는 것은 어려운 일이다. 일반적으로 정신건강은 정신질환mental illness의 반대개념으로 이해하고 있는데, 이는 전반적인 정신병리가 없다면 정상행동과 동일할 것이라는 가정을 가지고 있기 때문이다. 이처럼 정상normal이라는 말은 건강하지 않은 상태, 즉 이상abnormal과 반대되는 개념으로 사용되는 말이지만 그 경계는 명확하지 않기 때문에 다양한 관점에서 본질적이고 가치적이면서 기능적인 수준이 동시에 고려되어야 한다(설진화, 2010 ; 이순민, 2014 ; 이준우 · 최희철, 2011).

1) 정상

정신의학에서는 정상을 크게 4가지 관점에서 바라본 오퍼와 삽신(Offer & Sabshin, 1984)의 개념을 상호보완적으로 통합하여 제시하였다.

(1) 건강으로서의 정상

이 개념은 건강과 정상을 동일하게 바라보는 전통적인 의학적 접근법에서 나온 것이다. 이는 명백한 정신병리psychopathology가 나타나지 않는 행동은 정상 범주 내에 있다고 보는 것이다. 정상의 이러한 정의는 특별히 관찰되는 증상이나 징후가 없으면 건강하다고 보는 관점이다. 이런 맥락에서 보면 건강이란 기능적으로 최적의 적절한 상태라기보다는 합리적인 기능상태를 의미한다. 그러나 반사회적 인격장애antisocial personality disorder의 경우에는 본인이 죄책감을 느끼지 않고 불편해 하지도 않기 때문에 이런 사람을 정상으로 봐야 하는가 하는 문제점이 있을 수 있다.

(2) 이상향으로서의 정상

이 개념은 다양한 정신기제요소가 최적의 조화를 이루어 최적의 기능을 발휘하는 상태를 정상으로 정의한다. 정상이란 원초아id, 자아ego, 초자아super ego 등 우리의 성격구조들이 조화를 이루어 적절한 기능을 하는 데 있어 그 기능이 최고조에 도달한 것을 의미한다. 이는 정신과 의사나 정신분석가가 이상적인 인간에 대해 논하거나 성공적 치료의 기준을 논할 때 사용하는 정신분석학적 관점이다. 그러나 프로이트가 완벽한 정상은 존재하지 않으며 이상적인 허구에 불과하다고 이야기한 것을 보면 실제로 완벽한 사람이란 존재하지 않으므로 이 개념은 이론적인 개념에 불과한 것이다.

(3) 평균으로서의 정상

이 개념은 주로 심리학과 생물학 분야에서 사용하고 있는데, 표준화된 심리검사와 같이 구체적인 행동이나 특정한 사안에 대해서 전체 점수를 구한 후 수학적인 정규분포곡선을 이용하여 해당되는 사람이 어느 위치에 있는지를 보는 통계학적인 원칙을 적용하는 개념이다. 사회적으로 특별나지 않고 보통 사람들의 범주에 들어가는 경우를 정상으로 본다.

(4) 과정으로서의 정상

이 개념은 주로 사회과학에서 견지하고 있는데, 정상을 일정한 시점에서 단면적으로 보기보다는 변화나 과정으로 바라보는 관점이다. 즉, 인간의 발달단계이론에서 보는 것으로, 각각의 발달단계에서 해결해야 할 발달과업을 성공적으로 수행함으로써 그 다음 단계로 발전해 나갈 수 있고 이러한 과정이 정상적인 성숙을 가져오게 된다는 것이다.

2) 이상

특정한 하나의 증상을 보인다고 해서 이상이라고 말할 수는 없다. 실제로는 그 증상의 정도와 지속기간 등과 같이 증상의 차이에 따라 정상과 이상을 구분해야 할 것이다. 정상의 반대 개념인 이상은 다음과 같은 기준들을 고려할 수 있다.

- 현실감이 없다.
- 변화에 잘 적응하지 못한다.
- 자율성이 거의 없다.
- 스트레스를 잘 견디어내지 못한다.
- 다른 사람에 대한 배려가 거의 없다.
- 다른 사람과의 관계에서 만족을 잘하지 못한다.
- 다른 사람을 사랑할 줄 모른다.
- 생산적인 일을 거의 하지 않는다.

3) 정상과 이상의 구분 기준

정상과 이상은 선을 긋듯이 명확하게 구분할 수는 없다. 정상과 이상은 상대적 개념이며, 특히 변화무쌍한 정신건강의 상태에서 정상행동과 이상행동은 절대적이지 않으므로 어떤 관점에서는 정상적인 행동이 다른 관점에서는 이상한 행동으로 간주되기도 한다. 또한 시대와 문화에 따라서도 이상행동이 정상행동으로 받아들여지기도 한다. 정상과 이상을 구분하는 기준으로는 임상적 관점, 통계적 관점, 사회문화적 관점이 있다(나동석 · 서혜석 · 이대식 · 곽의향 · 김미혜, 2010 ; 설진화, 2008 ; 임혁 · 채인숙, 2014).

(1) 임상적 관점

건강에 이상이 느껴지면서 혈압이 오르고 맥박이 빨라지며 고열이 나는 등 평균적인 건강상태에서 벗어나는 것을 우리는 정상이 아니라고 말한다. 이처럼 평상시의 정신상태와 다른 점을 임상적 측면에서 발견하려는 관점이다. 인간의 정신적 이상에는 불안, 환각, 망상 혹은 반사회적 행동과 같이 증상이 뚜렷한 경우도 있지만, 병리학적으로는 이상이 없는데도 기능적으로 어떤 증상이 나타나는 경우도 있다. 또한 시간의 흐름에 따라 그 증상에 대한 판단 기준이 달라지기도 한다.

(2) 통계적 관점

통계적 관점은 인구학적 통계 기준이나 평균치를 기준으로 한 사람의 행동이 다른 많은 사람들의 평균행동과 비교하여 매우 일탈되어 있을 때 이상행동이라고 규정한다. 즉, 좌우대칭형의 분포 형태를 보이는 정상분포곡선에서 분포의 중앙인 평균으로부터 얼마나 이탈했는지의 정도를 정상과 이상을 구분하는 기준으로 본다. 가장 많은 사람들이 밀집되어 있는 보편적인 정신생활과 행동을 보이면 정상으로 간주하고, 평균에서 양방향으로 멀어지는 예외적 · 왜곡적 정신생활과 행동을 보이면 이상행동으로 간주한다. 하지만 감정이나 의지, 성격처럼 수량화하기

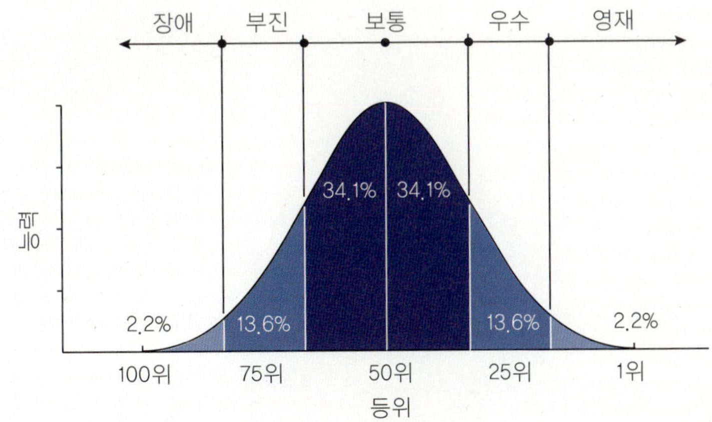

그림 1-1 : 정상분포곡선

출처 : http://www.ko.wikipedia,org, 정규분포곡선 이미지자료(2016).

어려운 개념에 대한 통계적 평균을 정하는 것은 매우 어렵다. 또한 평균을 정하는 가치판단의 기준은 개인의 사회적 · 문화적 환경의 영향을 받게 된다는 한계점이 있다.

(3) 사회문화적 관점

사회문화적 관점은 어떤 사회 · 문화권에 속해 있느냐에 따라 가치나 문화적 관점이 달라지며 이에 따라 정상행동과 이상행동을 구분하는 기준도 달라질 수 있다고 보는 것이다. 즉, 개인이 자신이 속한 사회의 규범을 어기고 일탈된 행동을 하는 경우를 이상행동이라고 규정한다. 그렇기 때문에 사회와 문화에 따라 정상과 이상으로 받아들여지는 기준이 다를 수 있다. 어떤 사회문화권에서는 지극히 정상적인 것들이 다른 문화권에서는 이상한 것으로 받아들여지는 경우가 그러하다. 그러므로 정상과 이상의 구분은 문화적 관점을 고려하지 않고 일률적으로 적용하기에는 한계가 있다.

Discussion **Points**

1 유엔(UN)의 '2016년 행복보고서'에 따르면 우리나라의 행복지수는 2015년보다 11단계 하락하였다. 사회적으로 행복지수가 낮아진 세대별 이유는 무엇인지, 이를 높이기 위한 방안은 무엇인지 논의해 보자.

2 포괄적 개념 안에서 건강의 구성요소를 살펴보고, 이를 위해 우리가 실생활에서 실천할 수 있는 방안을 논의해 보자.

3 정신건강에서 사용하는 정상과 이상은 무엇이며, 이것이 문화에 따라 어떻게 수용되고 구분되는지 구체적 사례를 가지고 논의해 보자.

Mental Health

발달적 접근으로 본 정신건강

Chapter 2

2

아동이 정신적인 건강을 유지하고 증진시키기 위해서는 발달과정에 대한 기초적인 이해가 필요하다. 아동이 성장하고 발달해가는 과정에서 수반되는 다양한 변화에 대하여 적응이 어렵거나 실패할 경우 정신건강에 해로운 결과를 초래한다. 본 장에서는 발달정신병리학적 모델을 통하여 정신적인 건강에 대한 이해를 높이고자 한다.

발달정신병리학 관점developmental psychopathology perspective은 아동과 청소년의 정신장애 연구에서 중요한 영향력을 미치고 있다. 이 관점은 아동과 청소년의 정상발달과정에 대한 연구들과 정신병리에 관한 연구들을 통합한다. 따라서 발달정신병리학에서는 장애행동을 정상적 발달과정으로부터의 일탈이나 왜곡으로 정의하고 정상발달과의 비교를 통하여 장애행동을 설명하고자 한다(장휘숙, 2005 ; Wicks-Nelson & Israel, 2015).

1. 발달의 개념

발달development이란 아동이 생존에 필요한 기능을 습득하고 처해 있는 환경에 맞추어 나가는 적응adaptation의 연속이라 할 수 있다(홍강의, 2014).

정신병리를 포괄적으로 다루기 위해서는 먼저 발달의 개념에 대하여 이해할 필

발달정신병리학적 관점에서 발달의 개념

BOX 2-1

- 발달이란 평생에 걸쳐 일어나는 변화를 의미하며, 이 변화는 그 자체로 끊임없이 변화하고 있는 생물학적 · 심리학적 · 사회문화적 변인들과 개인이 상호작용함으로써 일어난다.
- 발달에서는 아동의 사회적 상호작용 횟수의 증가와 같이 양적 변화도 중요하지만 사회적 상호작용의 특징이나 질의 변화와 같은 질적 변화 또한 중요하다.
- 생후 초기에 일어나는 생물, 운동, 신체, 인지, 정서 및 사회체계의 발달은 보편적인 경로를 거친다. 각 체계 내에서 초기의 전반적 구조와 기능은 점차 세밀하게 분화되고 또 통합된다. 통합은 체계들 간에도 일어나는데, 발달이 진행됨에 따라 체계들이 더 조직화되고 복잡해진다.
- 발달은 일관성 있는 패턴을 따라 진행되므로 각 개인이 보이는 현재의 기능은 미래의 기능뿐 아니라 과거의 기능과도 연결되어 있다. 아동기와 청소년기의 발달경로는 비교적 개방적이고 유연하지만, 시간이 지나면서 가능성이 점차 줄어들게 된다.
- 발달에 따른 변화는 평생에 걸쳐 더 높은 차원의 기능과 목표를 달성하게 해주지만, 변화가 반드시 긍정적인 것은 아니다. 성인기의 신체노화는 기능감퇴를 가져오며, 살아가는 과정에서 언제라도 부적응행동이 일어날 수 있다.

출처 : Wicks-Nelson & Israel(2015).

요가 있다. 아동 청소년 정신병리를 이해하는 과정에서 정상행동과 이상행동을 구분하는 일은 복잡하다(Wilmshurst, 2015). 예를 들어, 아이가 미운 두 살일 때는 고집부리고 거부적이며 떼쓰는 폭군이 되는 것이 이상한 일이 아니다. 하지만 이 아이가 10살이라면 동생을 때리거나 공격하는 행동이 자기통제의 심각한 지체를 보여 주는 것일 수 있다. 따라서 현재의 행동이 나이에 적합한 것인지, 또는 의심되는 행동이 영아에서 성인으로 발달하는 과정에서 없어질 것인지를 판단하기 전에 정상발달에 대한 상당한 지식을 알고 있어야 한다(Wenar & Kerig, 2011).

2. 발달에 영향을 미치는 맥락들

발달에 영향을 미치는 요인들에 대하여 다음과 같은 맥락들로 설명될 수 있다(장휘숙, 2005 ; Wenar & Kerig, 2004, 2011).

1) 개인 내 맥락

개인 내 맥락intrapersonal context은 성격특성, 인지, 정서 등 개인이 가지고 있는 변인을 의미한다. 이와 관련하여 전통적인 행동주의자들은 표현된 행동에 초점을 두는 반면, 정신적이거나 추론적인 개념은 피한다. 이에 비하여 프로이트Freud 학파들은 아동의 자아강도를 검증하고 이드와 초아자 간의 갈등을 추적하고자 한다. 한편, 피아제Piaget는 자기중심성과 동화와 조절 간의 균형 잡힌 행동을 무시하지 않도록 상기시키며 에릭슨Erikson은 자아정체감의 중요성을 지적한다. 각각의 이론은 개인적 맥락을 이해하기 위해서 적용되는데, 다양한 개별 이론들은 서로 상충되기도 하지만, 특정 장애를 설명하는 데 유용할 수 있다.

2) 개인 간 맥락

개인 간 맥락interpersonal context은 개인들 간의 상호작용에 관심을 두며, 중요한 개인 간 맥락에는 가족 및 또래집단이 포함된다. 가족 영향 중에서 부모-자녀관계는 일반적으로 정상과 일탈을 결정하는 데 중요하다. 이와 더불어 신체 및 정서학대와 방임과 같은 극단적인 병리적 특성을 고려해야 하며, 가족 전체의 질적인 특성에 관심을 두는 가족체계적 관점도 중요하다.

또한 또래관계는 정상발달과 발달에서 일탈된 경로에 의미 있는 역할을 한다. 예를 들어, 인기와 우정과 같은 긍정적인 또래관계 및 거부와 반사회적 행동의 조장과 같은 부정적인 측면도 탐색해야 한다. 가족 외의 성인인 교사와 코치의 역할도 중요하다.

3) 상위 맥락

상위 맥락superordonate context은 집단, 사회계층, 문화와 같은 하나의 단위로 된 개인들의 집합을 다룬다. 상위 맥락 내에서 정신병리의 위험을 증가시키거나 또는 정신병리에 대한 보호가 될 수 있는 더 큰 사회적 · 문화적 요인들의 역할이 논의될 수 있다. 또한 사회계층, 인종과 민족에 관련된 영향이 있을 수 있다. 문화적 배경은 모든 맥락들에 의미 있는 영향을 주는 상위 맥락이다. 어떤 문화에서는 복종과 동조에 가치를 두며 또 다른 어떤 문화에서는 자기주장과 독립에 가치를 둔다. 문화에 따라 정상발달에서 벗어난 심각한 정신장애의 신호를 다르게 판단할 수 있다.

4) 기질적 맥락

기질적 맥락organic context이란 발달이상과 관련되는 다양한 신체적 특징을 의미하며 유전, 뇌구조, 신경학적 기능 및 기질 등 선천적인 특성이 포함된다. 최근 아동기 장애에 대한 신경심리학적 연구가 급속하게 발전하고 있다. 심리적 장애가 생물학에 미치는 영향은 섭식장애인 신경성 폭식증과 신경성 식욕부진증을 설명하는 데 중심이 되며, 역방향으로 신체 질병과 뇌 손상이 심리에 미치는 영향도 고려될 수 있다.

5) 시간

몇몇 대표적 심리학자들은 변화를 연대기적 시간time으로 설명하고자 한다. 예를 들어, 게젤Gesell과 그의 동료들은 행동의 변화를 연령 기준과 연결시켜 설명하였다. 또한 변화를 개념화하려는 다른 방식은 발달단계에 의한 것이다. 피아제Piaget의 인지발달이론과 프로이트Freud의 심리성적 발달이론은 연령보다는 변화 자체에 관심을 둔다.

발달에 대한 초기 관점들은 결정적 시기의 부정적 영향은 일반적이고 회복될 수 없다고 가정했지만 현재의 견해는 결정론적이기보다는 특정 발달주제가 표면화되는 민감기가 있다고 본다. 이 시기는 장애가 되거나 또는 장애에서 벗어나기에 중요한 시기로 간주된다.

그림 2-1은 각각의 맥락으로 설명되는 발달의 기본 틀을 제시하고 있다.

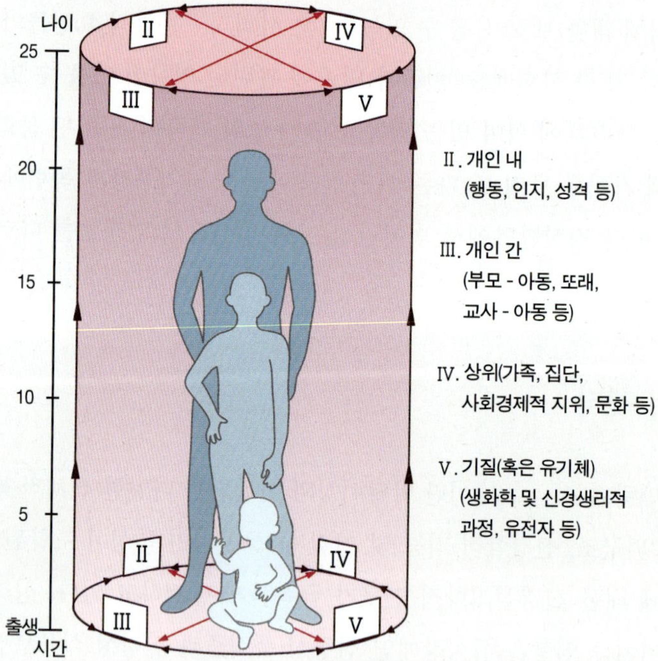

그림 2-1 : 발달의 기본 틀

출처 : Wenar & Kerig(2000).

6) 상호작용

앞에서 언급된 발달의 맥락들은 상호작용한다. 예를 들어, 시간 맥락은 모든 다른 맥락들과 상호작용하고 그 맥락들은 다시 서로 상호작용한다.

3. 정신병리를 이해하기 위한 모델

아동기 정신병리의 원인을 설명하는 다양한 모델들이 있다. 각각의 특징은 다르지만 반드시 공존할 수 없는 것은 아니며, 공통적인 특징과 더불어 서로 보완적인 것들이 있다. 대표적인 모델은 다음과 같다(장휘숙, 2005 ; Wenar & Kerig, 2000, 2006).

1) 의학적 모델

전통적인 의학적 모델에는 두 가지 본질적인 요소가 있다. 첫 번째는 정신병리가 기질적 역기능에서 초래된다는 일반가설이다. 또한 두 번째 특징은 신체질환과 마찬가지로 진단에 의해 정신병리적 행동을 분류하려는 경향이다.

1833년 성인 정신병리에 이정표가 될 분류체계를 출판한 크레펠린Kraepelin은 정신병리의 각 분류체계를 기질적 병인으로 가정함으로써 과잉일반화되는 논란이 되기도 하였다. 현대적 관점에서는 신체와 정신이 한 체계의 부분이므로 서로 영향을 준다는 입장이다. 따라서 정신병리가 유기체의 장애로 나타날 수 있지만 정서, 스트레스, 트라우마와 같은 심리과정이 영향을 줄 수 있다고 보는 입장이다.

2) 행동주의 모델

행동주의 모델은 학습 원리를 적용하여 병리적 행동을 설명하고자 하며, 정상적인 행동을 학습하는 것과 마찬가지로 병리적 행동도 일반적인 학습 원리에 따라 조건 형성된 결과로 이해된다. 이 모델에서는 다음의 세 가지 원리를 강조한다. 첫째, 관찰 가능한 행동만을 근거로 해야 한다. 둘째, 고도로 통제화된 조건하에서 수행된 경험적 연구에서 나온 증거를 근거로 한다. 셋째, 인간과 동물의 행동습득, 유지, 변화나 제거는 학습 원리로 적절하고 간결하게 설명될 수 있다고 본다.

또한 행동주의에 바탕이 되는 학습 원리에는 고전적 조건형성classical conditioning 또는 반응적 조건형성(respondent conditioning), 조작적 조건형성operant conditioning 및 모방imitation, modeling을 예로 들 수 있으며, 모든 행동이 이러한 기본 학습 원리를 따른다고 강조한다.

이와 더불어 반두라Bandura와 같은 사회학습이론가는 행동주의이론을 확장하여 개인을 단순히 환경에서 일어나는 사건의 수용자로 본다는 비난에 대항하여 상호결정과정을 제안하고, 환경에 대한 반응을 결정할 때 개인이 적극적인 역할을 하는 것으로 보았다.

3) 인지적 모델

인지적 모델은 정상적 행동에서처럼 병리적 행동을 이해하기 위해 인지과정을 연구해야 한다고 강조한다. 즉, 잘못된 적응행동은 개인의 정보처리과정이나 문제해결기술에 결함이 있는 행동으로 이해된다. 인간의 심리내적 과정에 관심을 갖는 인지 모델은 개인의 삶의 문제를 해결하기 위해서 어떻게 정보를 획득하고 획득한 정보를 어떻게 해석하는지를 중요시한다.

정신병리에 대한 인지적 접근에 의하면 다음의 세 가지 명제를 제시한다. 첫째, 개인의 인지 활동은 그의 행동에 영향을 미친다. 둘째, 개인의 인지 활동은 변화될 수 있다. 셋째, 개인의 행동이나 정서는 인지를 변화시킴으로써 바람직한 방향으로 변화할 수 있다. 하지만 상황이나 정보를 해석하는 방식은 개인에 따라 차이가 있으며, 개인에 따라 생활 적응에 차이가 있을 수 있다고 본다. 인지적 접근이 특정 정신병리의 치료 – 예를 들어, 우울증에 대한 벡Beck의 인지치료 – 에 효과적이라고 해서 모든 행동이 인지치료에 의해 교정될 수 있는 것은 아니라고 본다. 인간의 행동은 습관이나 개인적 동기 혹은 개인적 선택의 영향을 받을 뿐 아니라 현재의 개인적 특성과 상황의 상호작용 결과인 동시에 과거의 발달적 소산이므로 개인의 인지에 의해 드러나는 것보다 훨씬 복잡하다.

4) 정신분석적 모델

프로이트Freud로부터 시작된 정신분석학은 정상행동과 이상행동을 이해하기 위해서는 인간의 무의식unconsciousness 과정을 연구해야 한다고 강조한다. 동시에 모든 행동은 정상적이든 병리적 행동이든 반드시 원인이 있다는 결정론적 입장을 취한다.

정신분석적 모델은 정신병리를 두 가지 관점에서 설명하고자 한다. 하나는 성격의 구조적 측면에서 원초아id, 자아ego, 초자아superego 사이에 불균형이 초래될 때 정신병리가 초래된다고 가정한다. 다른 한 측면은 고착fixation이다. 고착은 아동이 구강기, 항문기, 남근기의 심리성적 단계를 거쳐 가는 동안 어떤 한 단계에서 성적 만족이 지나치게 부족하거나 과도할 때 일어나며 특정한 단계에 대한 지나친 고착은 심리적 장애의 기초가 되고 이후 발달을 방해한다.

정신분석적 모델은 증상에 관심을 갖기보다는 증상을 형성하게 된 심리적 구조나 갈등에 관심을 갖는다. 원초아와 자아 사이의 갈등의 원인이 무엇이고 그것들이 어떻게 타협해 가는가를 파악함으로써 치료방법이 마련될 수 있다는 입장을 취한다.

4. 정상발달과 이상발달의 연속성

발달정신병리학 관점에서는 정상발달과 이상발달 간에 연속성이 있다고 가정한다. 기본적으로 모든 인생경로 – 그것이 적응적이든, 부적응적이든 – 의 기본적인 발달 원리는 동일하다. 그러므로 발달이 어떻게 잘못되었는지를 이해하기 위해서 적응적 발달을 명확하게 개념화하는 것이 중요하다(Sroufe, 1997 ; Wenar & Kerig, 2006에서 재인용). 발달정신병리학은 발달과정에서 몇 가지 적응상의 문제가 있는 것은 정상발달로 간주될 수 있으며, 심리적 문제를 개인의 내부에 있는 질병으로 보기보다는 건강한 발달경로에서의 의미 있는 일탈로 본다.

5. 위험, 취약성, 증강 및 보호

1) 위험요인

위험risk이란 정신병리가 발생할 가능성을 증가시키는 어떤 조건이나 환경을 의미한다. 기질적 맥락에서 위험은 출생 시의 결함, 신경의 손상, 영양실조 혹은 유전적 요인에 의한 장애가 있는 부모 등을 포함할 수 있다. 개인 내 맥락에서는 낮은 지능, 낮은 자기 효능감, 또는 자기통제력 부족의 상태가 예가 될 수 있다. 개인간 맥락에서의 위험은 부모의 무관심, 학대 혹은 친구관계 문제로 나타날 수 있으며, 상위맥락에서의 위험은 빈곤에서 올 수 있다.

한편, 발달정신병리학의 개념 틀framework은 위험요인들을 단선적인 원인-결과 이상의 것으로 간주한다. 예를 들어, 신체적 학대가 아동 우울의 원인이 된다고 해석하기보다는 다양한 변인들의 영향력을 분석하고자 한다. 빈곤이나 부모의 방임 등 위험요인들의 부정적인 영향을 밝히기 위해서는 일차원적인 변인뿐만 아니라 불안정 애착, 정서적 문제 등을 포함한 정신병리의 기저에 있는 잠재적 위험기제risk mechanism를 살펴야 한다.

2) 취약성과 증강요인

취약성vulnerability은 특정 아동이 위험에 굴복할 가능성을 증가시킨다. 위험은 장애의 직접적인 원인이 되는 반면, 취약성은 위험에 대한 반응을 강화한다. 예를 들어, 잦은 이사가 아동의 생활에 중요한 사건이지만 모든 아이들이 이사로 스트레스를 받는 것은 아니다. 다른 예로 불안한 기질적 특성이 있는 아동은 가정환경이 불안정할 때 더 심각한 부정적 영향을 받게 된다. 기질적으로 까다로운 아동들은 다루기 쉬운 아동들에 비하여 부모의 흥분과 비판 및 적개심의 대상이 된다. 따라서 장애에 더 취약하다. 또한 부모와의 관계 결여, 계획능력의 부족, 학교 경험의 부족, 애정적 양육결핍 및 사회적 기술 부족 등도 취약성에 포함된다.

같은 맥락에서 증강요인potentiating factor은 위험의 영향을 악화시키는 요인이다. 예를 들어, 지역사회의 폭력에 노출되는 것과 부모의 맞벌이로 인해 돌봄을 받지 못하는 상황은 아이들로 하여금 행동문제를 일으킬 수 있는 잠재적 위험요인이다.

3) 보호요인과 탄력성

위험에 처한 아동 모두가 장애가 되는 것은 아니다. 건강한 발달을 조장하거나 유지하는 요인들을 보호요인protective factor이라 부르며, 위험에 처해도 잘 적응하는 아동들을 탄력적resilient이라고 표현한다. 아동 내적인 보호요인에는 높은 지능과 낙천적인 성격이 포함되며, 가정에서의 보호요인으로는 애정적이고 의지할 수 있는 부모를 예로 들 수 있다. 또한 또래 친구들이 정서적으로 지지하는 보호적 영향을 줄 수 있다. 상위 맥락에서의 보호요인들은 학교나 종교모임과 같은 친사회적 모임에 참여하는 것이다(Masten & Coatsworth, 1998 ; Wenar & Kerig, 2000, 2006에서 재인용).

또한 워너와 스미스(Werner & Smith, 1992)는 영아기, 아동기 초기와 중기, 후기 청년기 및 초기 성인기 505명을 대상으로 발달정신병리학 모델에 맞추어서 그들의 탄력성을 위험요인과 보호요인들 간의 균형으로 정의했다. 연구 결과에 의하면 위험요인들은 가난, 출산 중 스트레스와 부모의 정신병리, 부모 간 불화를 포함했으며, 대부분의 위험요인 점수가 낮은 참여자들은 능력 있고, 자신감이 있으며 양육적인 성인이 포함된 반면, 위험요인 점수가 낮은 참여자의 3분의 2는 범죄기록이나 정신건강문제, 심한 결혼생활문제가 있거나 이혼을 한 것으로 나타났다(Wenar & Kerig, 2006).

표 2-1 : 위험, 취약성, 보호요인 및 보호기제의 예

<table>
<tr><th>내용</th><th>위험요인</th><th>취약성</th><th>보호요인</th><th>보호기제
(모든 맥락에 해당)</th></tr>
<tr><td>기질
(유기체)</td><td>• 유전적 장애
• 태내 영향
• 신경학적 손상
• 부적절한 영양</td><td>• 까다로운 기질</td><td>• 순한 기질</td><td rowspan="5">• 위험영향의 감소
• 부정적 연쇄 반응의 감소
• 자기효능감과 적응기술
• 기회의 개방</td></tr>
<tr><td>개인 내</td><td>• 낮은 지능
• 낮은 자기존중감
• 낮은 자기효능감
• 낮은 자기통제</td><td>• 성별
• 계획능력 부족
• 사회성</td><td>• 지능
• 능력
• 신체적 매력
• 참여하는 성격</td></tr>
<tr><td>개인 간 :
가족</td><td>• 불안정애착
• 부모 간의 갈등
• 학대/방임
• 가정폭력
• 경계의 붕괴</td><td>• 빈약한 부모-자녀관계
• 애정적 양육의 결핍</td><td>• 긍정적이고 안정적인 양육
• 능력 있는 성인역할 모델
• 부모의 감독
• 아동의 소질에 대한 부모의 높은 평가</td></tr>
<tr><td>개인 간 :
또래</td><td>• 반사회적 친구들</td><td>• 사회적 기술의 부족</td><td>• 또래와의 긍정적 관계
• 성인 멘토들</td></tr>
<tr><td>상위</td><td>• 빈곤
• 인종주의
• 편견
• 지역사회의 폭력</td><td>• 사회적 이상 및 기대와 충돌하는 개인의 특성</td><td>• 긍정적인 문화적 가치
• 긍정적 민족정체성
• 다양성에 대한 문화적 관용</td></tr>
</table>

출처 : Wenar & Kerig(2000) ; Masten et al.,(1998) ; Masten & Curtis(2000) ; Robins(1972) ; Rosenblith & Sims-Knight(1992) ; Rutter(1991, 2000) ; Wenar & Kerig(2006)에서 재인용.

Discussion **Points**

1 흔히 아이가 미운 두 살(terrible two)일 때는 고집부리고 떼를 쓰는 모습을 보이곤 한다. 하지만 10살이 되어 초등학생이 동일한 행동을 보인다면 심각한 문제행동으로 간주된다. 연령 기준에 따라 문제행동의 기준이 달라질 수 있는 다른 예를 들어보시오.

2 최근 주의력결핍과잉행동장애(ADHD)의 특성을 보이는 아동들이 증가하고 있고, 이들의 적응을 돕기 위한 다양한 중재와 부모 및 교사의 역할이 강조되고 있다. 가상의 사례를 구성하여 의학적 모델, 행동주의 모델 및 인지적 모델에 근거하여 설명하시오.

3 위험에 처한 아동이 모두 장애가 되는 것은 아니다. 건강한 발달을 조장하거나 유지하는 보호요인에 대하여 예를 들어 소개하시오.

PART 2

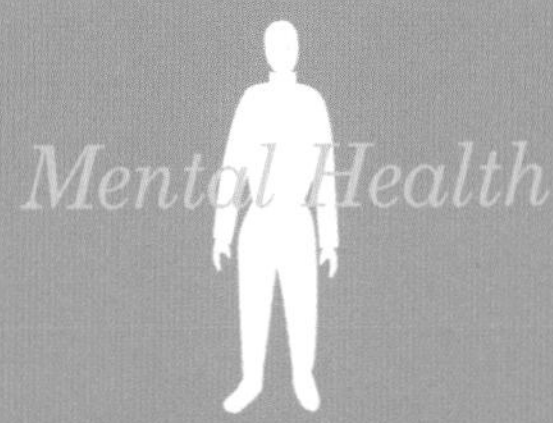

발달단계별 특성

영유아기의 발달특성

Chapter 3

3

본 장에서는 영아기와 유아기의 발달특성에 대해 살펴보고, 영유아기에 나타날 수 있는 정신건강문제에 대해 알아보고자 한다. 인간의 발달은 신체운동, 인지언어, 정서 사회성의 세 가지 영역으로 구분할 수 있으며 이들 영역의 발달이 서로 상호작용하며 나타난다. 따라서 이 세 영역의 발달특성에 대한 기본 지식을 습득하는 것은 아동의 정신건강을 이해하기 위한 기초가 된다.

1. 영아기의 발달특성

영아기는 출생에서부터 36개월 이전까지의 기간을 의미한다. 학자들에 따라 이 시기를 다시 신생아기, 영영아기, 영아기, 걸음마기 등으로 다양하게 세분하기도 하나, 여기에서는 출생부터 36개월 이전까지의 전체 영아기 동안의 신체운동발달, 인지언어발달, 정서사회성발달에 대해 살펴보고자 한다.

영아기는 이후 다른 발달단계와 비교할 때 상대적으로 가장 빠른 신체운동발달이 이루어지는 시기이다. 또한 영아기에 형성되는 주 양육자와의 애착은 이후 전 생애를 통해 정서 및 사회성발달에 지대한 영향을 미치게 된다. 정신건강상의 문제들 중 많은 부분이 심리정서적 면과 직접적으로 연결된다. 이런 점에서 정서 및 사회성발달의 기초가 되는 애착의 형성 시기인 영아기는 정신건강의 기초를 다지는 시기라 할 수 있다.

1) 신체운동발달

영아기는 출생 후 가장 빠른 신체발달을 보이는 시기이며, 운동발달영역에서도 질적으로 다른 변화가 많이 나타나는 시기이다. 생후 첫 한 달까지의 시기를 일컫는 신생아기에 비해 생후 1년 사이에 영아는 소화기계와 호흡기계의 안정은 물론 외형적으로 빠른 신체성장을 보인다. 또한 신생아기에 보였던 무의식적이고 자동적인 반사행동의 대부분이 생후 6개월에서 1년 사이에 사라지며 운동발달에서도 의도적인 행동으로의 변화가 두드러지게 나타난다(Martorell, Papalia, & Feldman, 2013).

(1) 신체 크기의 변화

출생 이후의 신체 크기 및 비율은 연령의 증가에 따라 차이를 보인다그림 3-1. 신체 비율에서의 변화를 살펴보면, 신생아의 경우 머리가 전체 신장의 25%에 해당하여 매우 큰 비율을 보인다. 그러나 생후 2년 동안 영아는 빠른 신체발달을 보여 약 2세경이 되면 머리의 크기가 신장의 20% 비율로 감소하게 된다(Muzi, 2000).

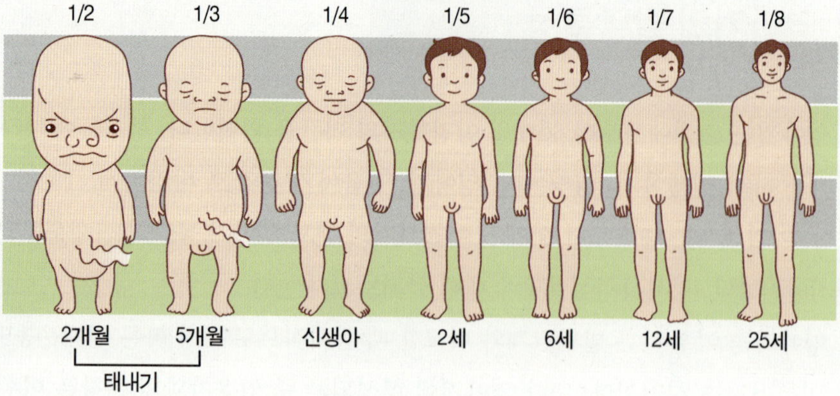

그림 3-1 : 연령대별 신체 크기 비율

출생 시 영아의 신장은 평균적으로 약 50~51cm이다. 그러나 첫 1년 동안 신장은 빠른 속도로 자라 만 1세경이 되면 출생 시 신장의 50%가 더 자란 약 76~77cm가 된다. 12개월 이후부터는 성장 속도가 다소 감소하여 24개월에는 87~88cm, 36개월에는 94~96cm의 신장발달을 보인다. 한편, 영아기 동안 체중은 신장보다 성장 속도가 훨씬 빠르다. 출생 시의 평균 체중은 3.26~3.36kg 정도이나 만 1세경이 되면 9.8~10.3kg으로 증가하여 출생 시 체중의 약 3배까지 자란다. 그리고 24개월의 평균 체중은 12.5~12.9kg, 36개월의 평균 체중은 14.0~15.0kg으로 조사된다(대한소아과학회, 1998). 평균 신장과 체중에서 성차가 나타나는데, 영아기에는 여아에 비해 남아가 신장과 체중 모두에서 더 빠른 발달을 보인다.

(2) 뇌와 신경조직의 발달

출산 전 태내기부터 시작되는 뇌의 성장은 영유아기와 아동기를 거쳐 지속적으로 이루어진다. 특히, 출생 후 신생아기와 영아기 동안의 뇌 성장은 매우 급격하게 이루어질 뿐 아니라 이후의 신체 · 인지 · 정서발달에 기초가 된다는 점에서 매우 중요하다. 영아기 동안, 특히 빠른 발달을 보이는 뇌의 영역은 소뇌이다. 소뇌는 대뇌의 기능을 보조하며 감각인지를 통합하고 운동근육을 조절 및 제어하여 몸의 균형을 잡는 중요한 역할을 한다(Martorell et al., 2013). 이러한 소뇌의 발달로 인해 영아기에는 대근육 및 소근육을 조절하는 능력이 향상되며 균형감각의 발달로 기고, 서고, 걷는 등의 운동기술이 나타나게 된다.

또한 감각 뉴런의 정교화에 의해 영아기에는 보다 많은 감각자극을 인지할 수 있게 되며, 운동 뉴런의 정교화는 근육의 제어를 가능하게 하여 신체감각 및 운동 능력의 질적 · 양적 향상을 도모한다(이사라 · 이주연 · 박민선 · 송승민 · 박선영, 2013).

뉴런
신경계를 구성하는 신경세포이다.

(3) 운동기술의 발달

영아기의 운동기술발달은 신체의 상부에서 하부cephaloocaudal principle로, 그리고 중심에서 주변proximodistal principle으로 순차적으로 이루어진다. 이러한 운동기술의 발달은 시기 면에서 영아마다 개인차가 있기는 하나 순서적으로는 동일하게 나타난다.

대근육 운동기술은 생후 2~3주경부터 시작하여 1년 6개월까지의 시기에 획기적으로 발달하게 되는데, 머리 가누기, 뒤집기, 앉기, 기기, 서기, 걷기, 뛰기의 순서로 발달한다. 대근육 운동기술 중 대표적인 이동기술인 기기와 걷기 등은 특히 영아의 행동반경을 넓히고 자발적 이동을 가능하게 함으로써 주변 환경을 더욱 능동적으로 탐색하고 참여할 수 있게 한다.

대근육 운동기술과 더불어 영아기에는 손과 손가락의 사용이 정교해지는 등 소근육 운동기술도 함께 발달한다. 팔과 손의 사용이 어려웠던 신생아기와 달리 9개

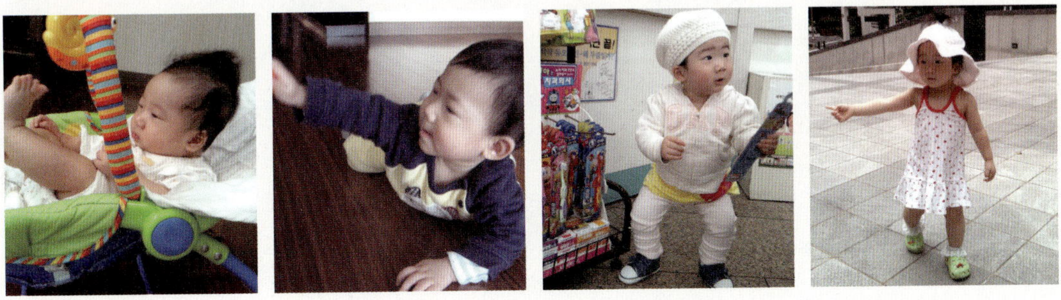

머리 가누기 기기 서기 걷기

그림 3-2 : 대근육 운동기술의 발달

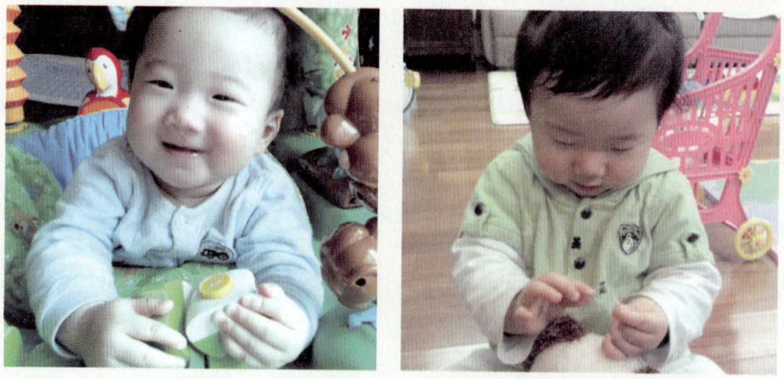

손바닥 사용(3개월경)　　손가락 사용(9개월경)

그림 3-3 : 월령에 따른 손 사용의 차이

월경이 되면 영아들은 손가락을 사용한 의도적인 활동을 할 수 있게 된다(조복희, 2007). 손가락 사용의 정교화는 운동 뉴런의 발달뿐 아니라 감각 뉴런이 정교화되고 인지적 판단력이 함께 성장하여 눈과 손의 협응이 가능해지면서 더욱 발달하게 된다(Martorell et al., 2013).

표 3-1 : 월령에 따른 대표적인 운동기술의 발달

월령	특징
1개월	턱을 들 수 있다.
2개월	가슴을 들 수 있다.
3개월	물체를 주면 손을 뻗치나 잡지 못한다.
4개월	목을 가눈다. 받쳐주면 앉는다. 딸랑이를 흔들고 응시한다.
5개월	물체를 잡는다.
6개월	• 엄지손가락을 사용하지 않고 물체를 쥐며, 물건을 주면 이미 잡고 있던 물건을 버린다. • 어린이용 의자에 앉을 수 있다.
7개월	혼자 앉는다.
8개월	• 받쳐주면 선다. • 엄지손가락을 사용하여 작은 물체를 잡는다.
9개월	붙잡고 선다.
10개월	잘 기어다닌다.
11개월	손을 잡고 이끌어 주면 걷는다.
13개월	계단을 기어오른다.
14개월	혼자서 선다.
15개월	혼자서 걷는다.
16개월	• 손잡이를 잡고 계단을 오르내린다. • 공을 던질 수 있다. • 옆으로 또는 뒤로 걷는다.
24개월	• 달릴 수 있다. • 혼자 계단을 오르내릴 수 있다.

출처 : Martorell, Papalia, & Feldman(2013).

2) 인지언어발달

(1) 피아제의 감각운동기

영아기의 인지발달은 출생 후 급격하게 발달하는 감각운동능력을 통해 주변 환경을 이해하는 방식으로 이루어진다(Piaget, 1592). 피아제Piaget의 인지발달단계 중 감각운동기sensory-motor stage에 해당하는 영아기는 환경과의 상호작용을 통해 끊임없이 새로운 정보를 습득하며 스스로의 인지구조를 체계적으로 구성해가는 단계로 설명된다. 감각운동기는 반사기, 1차 순환 반응기, 2차 순환 반응기, 2차 도식협응기, 3차 순환 반응기, 정신적 결합기 등의 6개 하위단계로 구분된다. 이들 하위단계를 거치면서 영아의 행동은 출생 직후 반사적 행동 중심에서 시행착오를 거치며 점차적으로 스스로를 통제하여 의도와 목적을 갖는 행동 중심으로 변화하게 된다.

(2) 영아기 사고의 특징

영아기에 습득되는 대표적인 인지적 특성으로 대상영속성을 들 수 있다. 대상영속성은 사람이나 사물이 자신의 시야에서 벗어나 보이지 않더라도 여전히 존재하고 있음을 이해하는 것이다. 영아는 0~2세의 감각운동기 동안 시각과 운동정보의 협응을 통해 사물에 대한 지식을 발달시킴으로써 대상영속성의 개념을 습득하

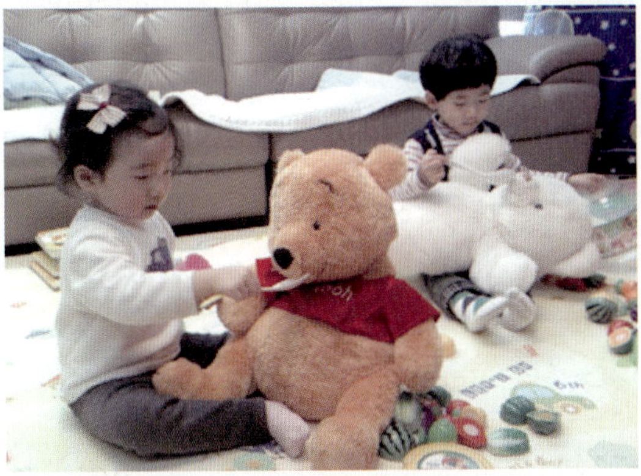

그림 3-4 : 영아의 지연모방

게 된다(Piaget, 1969).

영아기에는 기억력의 향상으로 인해 가상놀이가 나타나기 시작한다. 가상의 인물이나 상황을 포함하는 가상놀이는, 특히 영아기의 회상능력과 관련이 있다. 실제적인 단서 없이 머릿속에서 회상하여 기억해 내는 능력인 회상기억은 만 1세 이후 발달하게 되며, 이는 지연모방을 가능하게 함으로써 가상놀이를 촉진한다.

지연모방
이전에 보았던 장면을 기억하여 시간이 경과한 후에 이루어지는 모방을 말한다.

표 3-2 ❚ 베일리(Bayley) 검사 문항을 통해 살펴본 영아기의 월령별 인지능력발달

월령	문항의 예
1개월	움직이는 사람을 따라 시선을 움직인다.
3개월	매달린 고리에 손을 뻗는다.
6개월	세부적인 데 흥미를 보이며 종을 만진다.
12개월	모방하며 장난감을 다독인다.
14~16개월	두 단어를 적절히 사용하다.
20~22개월	물체의 이름을 3개쯤 말한다.
26~28개월	4가지 색깔을 안다.
32~34개월	과거시제를 사용한다.

출처 : Bayley(1993).

(3) 언어발달

언어라는 상징을 사용할 수 있게 된다는 점에서 영아기는 인지적으로 매우 획기적인 발달을 보이는 시기라 할 수 있다. 출생 시 영아는 울음이라는 전언어pre-language만으로 자신의 의사를 표현한다. 그러나 영아기를 거치면서 또 다른 형태의 전언어를 사용하게 된다. 대개 생후 1개월경 목울림이 나타나며, 6개월경에는 옹알이를 하게 된다. 그러나 이들은 모두 사회적 상호작용의 의미를 갖지 않는다는 점에서 언어로 분류되지 않는다.

사회적 의미의 언어는 약 18~24개월 사이에 발달하기 시작하며 24~36개월 사이 급격하게 발달이 이루어진다. 표 3-3은 출생부터 만 2세까지 나타나는 언어발달의 특징들을 보여 준다. 그러나 언어발달은 개인차가 매우 크며, 남아에 비해 여아가 빠른 발달을 보이는 성차가 나타나는 영역이기도 하다.

표 3-3 ● 출생에서 3세까지의 언어발달 이정표

월령	특징
출생	울음. 몇몇 소리에 반응한다.
1/2~3개월	목울림과 웃음
6개월	옹알이
9개월	의사소통을 위해 몸짓을 사용한다(예 : 손가락으로 가리키기).
9~10개월	단어를 이해하기 시작한다("안돼", 자기이름). 소리를 모방한다.
10~12개월	모국어가 아닌 언어의 소리를 더 이상 구분할 수 없다.
10~14개월	첫 단어를 말한다. 상징적 몸짓을 사용한다(예 : 고개인사).
16~24개월	어휘가 급격하게 확장된다(50단어 → 200단어).
18~24개월	첫 문장을 말한다(2단어 문장 사용, 전보식 대화).
30개월	3개 이상의 단어를 조합하여 말한다. 문법적 실수가 나타난다.
36개월	1,000개의 단어를 사용한다.

출처 : Martorell, Papalia, & Feldman(2013).

전보식 대화
중요한 몇 개의 단어만으로 구성된 문장 사용의 초기 형태를 뜻한다.

영아기 언어발달의 과정에 대한 대표적인 이론으로는 환경의 영향을 강조하는 스키너Skinner의 이론과 선천적 영향을 강조하는 촘스키Chomsky의 이론을 들 수 있다. 이들 연구는 각각 학습이론과 생득이론을 바탕에 둔다. 스키너는 조작적 조건화의 원리를 언어발달에 적용하여 성인들의 언어사용방식에 대한 관찰과 학습, 교육 등에 의해 언어발달이 이루어진다고 설명하였다. 반면, 촘스키는 선천적으로 타고나는 뇌의 작용을 강조하면서 영아 스스로 언어습득의 가능성을 가지고 태어난다고 주장한다. 즉, 선천적 언어습득기제Language Acquisition Devise : LAD가 영아들로 하여금 스스로 언어의 규칙과 사용에 관한 이해를 가능하게 하여 언어발달이 이루어진다고 설명한다(Berk, 2011).

이 두 가지 이론은 언어발달의 영향력 중 선천적이고 생물학적인 요인과 경험적이고 환경적인 요인의 강조로 구별되며, 영아기 언어발달에 중요한 시사점을 제공한다. 전자의 경우 언어발달에서의 민감기에 대한 이해를, 후자는 언어교육 및 환경적 발달 지원의 필요성에 대한 시사점을 제공한다. 그러나 최근에는 선천성숙 혹은 후천학습의 어느 한 가지 영향보다는 성숙론적 관점과 학습론적 관점의 상호작용적 영향을 강조하는 상호작용이론에 의해 언어발달을 설명하는 것이 보다 일반적이다. 즉, 영아는 선천적으로 언어를 인지하고 구분하며 사용할 수 있는 기제를 가지고 태어나며 여기에 환경의 강화와 모방이라는 학습기제가 함께 작용하여 언어발달이 이루어진다고 설명한다.

3) 정서사회성발달

영아기의 정서사회성발달은 선천적인 성향인 기질과 출생 초기부터 시작하여 정교화되고 다양화되는 정서의 분화, 그리고 애착 형성에 의한 타인과의 관계 형성 등으로 대표된다.

(1) 정서의 발달

정서란 개인의 경험에 대한 주관적 반응으로, 생리적이고 행동적인 반응을 동반한다(Martorell et al., 2013). 모든 아기들은 선천적으로 초기 정서를 가지고 태어나는데, 여기에는 만족, 흥미, 괴로움 등의 정서가 포함된다. 이러한 초기 정서는 생후 5~6개월이 되면 기쁨, 놀람, 슬픔, 혐오, 분노, 두려움 등의 보다 실제적인 1차 정서로 발전하게 된다.

생후 15~24개월경 나타나는 당황, 질투, 감정이입과 같은 고차원적 정서를 2차 정서라 하는데, 이러한 2차 정서의 출현은 다른 발달적 영역에서의 변화와 밀접하게 관련된다. 즉, 2차 정서는 영아기에 인지능력이 향상됨에 따라 타인과 자신을 구분하는 능력이 생기게 되면서 나타나게 되는 자기지각적 정서이다(Lewis, 1995). 한편, 자부심, 수치심, 죄책감 등도 2차 정서로 분류된다. 그러나 이러한 정서들은 자기평가적 정서로서 사회적 규칙을 이해하고 이를 내면화하면서 자아개념을 형성하는 과정 동안 나타난다. 시기적으로는 18~36개월 사이에 발달한다(Martorell et al., 2013).

(2) 기질

기질temperament이란 개인의 선천적인 특성적 요소로서, 외부환경에 대한 개인의 일관된 반응경향이며 어떻게 행동하는지에 대한 기술을 의미한다. 기질에서의 개인차는 성격을 형성하는 기초로, 정서와 유사한 특성을 가지지만 정서에 비해 상대적으로 일관되고 지속적이다(Goldsmith, 1993). 기질은 대개 선천적인 특성으로 이해되나 이와 동시에 생애 초기 환경적 경험을 통해 변화되기도 한다(Martorell et al., 2013).

기질은 일반적으로 활동수준, 공포, 집중능력, 긍정적 정서, 좌절, 행동억제, 자극민감성, 진정능력, 적응능력 등의 요소를 포함한다(조복희, 2007). 이러한 요소들로 측정된 자료를 바탕으로, 기질의 유형을 순한 아동easy child, 까다로운 아동difficult child, 그리고 느린 아동slow-to-warm-up child으로 구분할 수 있다(Thomas & Chess, 1977, 1984). 순한 기질은 약 40%의 비율로 나타난다. 식습관과 수면습관 등 생활습관이 규칙적이고 새로운 환경에 쉽게 적응하는 반응을 보이며 전반적으로 긍정적인 정서를 나타낸다. 반면, 까다로운 기질의 영아는 약 10%의 비율로 나타나며 불규칙적인 생활습관을 보이고 새로운 환경이나 낯선 이에 대해 적응하는데 어려움을 보인다. 그리고 부정적이고 강한 정서적 반응을 보인다. 느리게 반응하는 기질의 영아는 순한 기질과 까다로운 기질의 중간 정도의 정서와 규칙성을 나타낸다. 적응 면에서는 반복적인 상황에 천천히 적응하는 특성을 보이는데, 약 15%의 영아가 이에 해당된다(도현심 · 이희선 · 김상희 · 최미경 · 이사라 · 김상원, 2011).

기질은 선천적인 특성이므로 쉽게 변화되지 않는다. 따라서 서로 다른 기질차를 보이는 영아들의 환경에 대한 건강한 적응은 기질 자체보다는 조화적합성goodness-of-fit의 개념으로 이해되어야 한다. 조화적합성이란 아동의 기질과 그들이 다루어야 하는 환경적 요구 및 구속 사이의 조화를 의미한다(이사라 외, 2013). 기질이 선천적이고 안정적인 특성인 만큼 영아의 환경에 대한 긍정적 적응은 생애 초기 주 양육자인 부모의 양육태도에 의해 지대한 영향을 받는다. 따라서 부모는 영아의 기질을 파악하고 영아의 행동과 요구에 민감하며 애정적으로 반응하여야 한다.

(3) 애착

영아기의 매우 중요한 정서사회성발달은 애착의 개념으로 설명될 수 있다. 애착이란 영아와 주 양육자 간에 맺는 상호적이고 지속적인 정서적 유대를 의미한다

(Bowlby, 1989). 따라서 애착은 영아와 주 양육자 모두에게 영향을 미치며, 특히 영아의 이후 생애에서 자기 자신에 대한 신뢰는 물론 타인과의 관계 형성에 밑바탕이 되는 매우 중요한 요소이다. 먼저, 영아기에 주 양육자와 어떠한 애착관계를 형성하게 되느냐는 영아기에 애착 형성을 통해 나타날 수 있는 분리불안 등의 정서사회성발달에 영향을 미친다. 애착의 형성은 생후 6개월경부터 시작하여 18개월경까지 완성되는데, 이 기간 동안 영아는 자기 자신 및 타인관계에 대한 내적 작동 모델internal working model을 형성하게 된다. 그리고 내적 작동 모델은 전생애를 통해 타인과의 관계형성에서 긍정적 혹은 부정적으로 작용한다는 점에서 애착의 이후 정서사회성발달에 대한 영향력을 설명한다(Shaffer & Kipps, 2010).

낯선 상황 실험
영아의 애착 유형을 연구하기 위해 고안된 실험법이다. 주 양육자와의 결합과 분리 시에 보이는 영아의 반응을 관찰한다.

낯선 상황 실험에서 양육자와 영아 간 반응에 근거하여 애착 유형을 분류한 에인스워스(Ainsworth, 1969)는 영아의 애착 유형 4가지를 제시하였다. 여기에는 안정 애착, 회피 애착, 저항 애착, 그리고 비조직적 애착 등이 포함된다. 실험에 참여한 전체 영아의 약 65%가량에 해당하는 안정 애착 영아들은 낯선 상황에서도 주 양육자를 안전기지secure base로 삼아 활발하게 환경을 탐색하고, 주 양육자와 재결합 시에도 긍정적인 정서적 반응을 보인다. 반면, 회피나 저항 등 부정적 애착 유형으로 구분되는 영아들은 주 양육자에 대한 신뢰와 애착이 불안정하여 낯선 상황에서 심한 불안감을 보이거나 반대로 주 양육자로부터 신뢰감을 얻지 못하고 독립적으로 행동하는 경향을 보인다. 또한 이러한 부정적 애착 영아들은 주 양육자와의 재결합 시에도 매우 부정적이고 강한 정서표현을 하거나 혹은 양육자에 대한 특별한 정서를 보이지 않는 등의 특성을 보인다(Berk, 2011, 2012).

(4) 자율성

에릭슨(Erikson, 1950, 1982)의 심리사회적 발달단계에서 2번째 단계에 속하는 18~36개월까지의 기간은 자율성 대 수치심/의심이라는 성격발달이 이루어지는 시기이다. 자율성과 수치심/의심의 발달과업은 이 시기 동안 영아들이 외부적 통제로부터 자기통제로의 변화를 경험하는 과정에서 나타난다.

자율성의 발달은 영아기 동안 나타나는 신체운동기술 및 인지능력의 발달과 밀접한 관계가 있다. 대근육 및 소근육의 발달에 따라 이동기술과 정교한 손기술 등이 향상되고 이와 더불어 환경 및 타인과 구별되는 자신에 대한 지각적 지식인 자아인식이 18개월경 발달하면서 영아는 자율성을 발달시키게 된다. 그러나 영아기는 아직 미성숙한 부분이 많다는 점에서 에릭슨(1950, 1982)은 자기결정과 타인에 의한 통제 사이의 균형을 성취하는 것이 이 시기의 주요한 발달과업이라 하였다.

2. 유아기의 발달특성

유아기는 만 3~6세 미만의 학령 전 시기를 의미한다. 영아기에 기본적인 신체, 인지 및 정서사회성발달을 통해 발달의 기초가 마련되었다면, 유아기는 질적으로 다른 획기적인 인지언어발달이 나타나고 자아개념 및 정서조절능력의 발달로 사회관계의 폭이 확장되는 시기로 특징지어진다. 따라서 정신건강상의 문제들과 연결지을 때, 유아기는 특히 인지적, 사회관계적인 면에서의 이상 여부를 조기에 판단할 수 있는 시기라 하겠다.

1) 신체운동발달

(1) 신체적 성장

유아기 신체적 성장의 특징은 외견상 몸통, 팔, 다리의 길이가 길어지고 근육과 골격이 성장하여 영아기에 비해 상대적으로 성인에 가까운 체형으로의 변화가 나타난다는 것이다. 이러한 신체적 변화는 비록 영아기보다는 그 속도가 느리지만 만 3~6세까지의 3년 동안 급격하게 나타난다. 한편, 치아의 경우 3세경에 모든 유치가 나오고 약 6세경부터는 영구치가 나오기 시작한다(김상희 · 김지신 · 박응임 · 한세영, 2014).

신체기관의 성숙은 물론 외부환경에 대한 면역력 증가로 영아기에 비해 병에 걸리는 빈도는 줄어드나, 여전히 완전하지 않은 신체적 성장으로 감기와 같은 호흡기 질병이 1년에 평균 6~7회로 빈번하게 나타나는 시기이다. 특히, 최근 어린이집과 유치원 등에 다니는 유아들이 증가하면서 감염성 질병에 더 많이 노출되는 경향이 있다.

(2) 운동능력의 발달

대근육 운동기술 중 달리기와 뛰기 같은 운동기술이 많은 진보를 보이게 된다. 또한 균형감각이 발달하면서 한 발 뛰기, 평균대 걷기 등이 자유로워지며 자전거 타기가 가능해진다.

소근육 운동기술은 손가락에 힘이 생겨 연필을 쥐고 글을 쓸 수 있게 되며 따라서 그리기 기술이 발달한다. 이와 함께 단추 끼우기, 끈 매기 등과 같이 눈과 손, 미세근육의 협응이 필요한 기술이 발달하고 젓가락 사용 등이 가능해진다. 이러한 소근육 운동기술의 발달은 스스로 옷 입고 벗기 등의 자조기술로 연결되고 자율성 및 독립성의 바탕이 된다는 점에서 유아기에 획득되는 중요한 운동기술이라 하겠다.

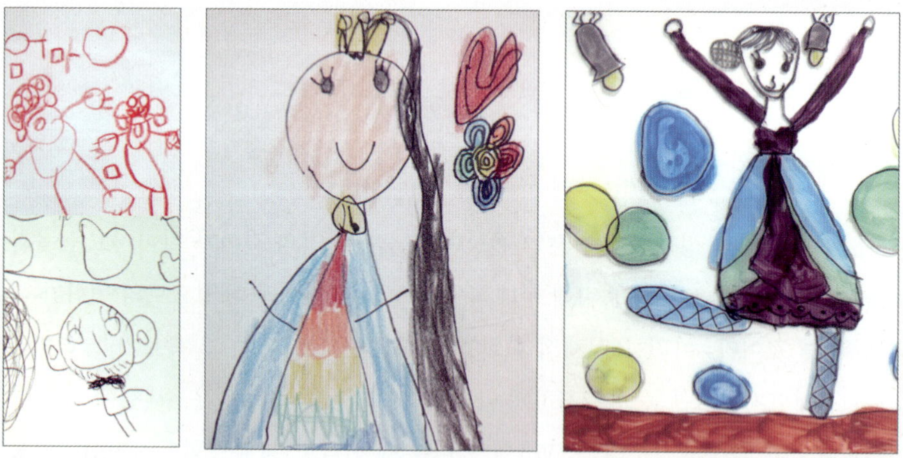

3세 4세 5세

그림 3-5 : 유아의 그리기 기술발달

표 3-4 : 유아의 대근육 운동발달

연령	발달 내용
3세	• 발을 교대로 계단을 오른다. • 낮은 높이의 물체를 뛰어넘을 수 있으나 높이감이 정확하지 않다. • 팔, 다리의 협응능력이 향상되어 그네타기 등이 수월해진다. • 낮은 평균대에서도 한 발로 균형 잡기가 어렵다. • 세발자전거를 탈 수 있다.
4세	• 잘 달린다. • 낮은 평균대에서 한 발로 균형을 잡을 수 있다. • 발을 교대로 계단을 내려온다. • 공을 던지고 받는 데 수월해진다.
5세	• 뒷걸음으로 빨리 갈 수 있다. • 평균대를 잘 걷는다. • 줄넘기를 잘 한다. • 수영을 할 수 있을 만큼 움직임에 협응이 잘 된다. • 공을 던지고 받기를 잘할 수 있다.

표 3-5 : 유아의 소근육 운동발달

연령	발달 내용
3세	• 큰 구슬을 꿸 수 있다. • 액체를 컵에 부을 수 있으나 다소 흘린다. • 블록으로 탑을 쌓는다. • 원 등의 형태를 그릴 수 있다. • 혼자 옷을 벗을 수 있다.
4세	• 모래나 물을 작은 그릇에 담을 수 있다. • 블록 등을 높이 쌓을 수 있으나 공간 지각력이 낮아 쓰러지기도 한다. • 가위 사용이 수월해진다. • 단순한 형태로 사람이나 물체의 모습을 그릴 수 있다. • 도움 없이 옷을 입고 벗을 수 있다. • 컵이나 숟가락을 제대로 사용한다. • 신발 끈을 풀 수 있으나 묶지는 못한다.
5세	• 가위를 능숙하게 사용한다. • 물체를 분해하고 조립할 수 있으며 인형 옷을 입히고 벗긴다. • 블록 쌓기가 정교해진다. • 모양을 그대로 따라 그릴 수 있다. • 글자를 알아볼 수 있게 쓴다. • 지퍼, 단추, 구두끈 등의 사용이 수월해지고 옷을 빨리 입을 수 있다.

출처 : 박성연(2006).

2) 인지언어발달

(1) 피아제의 전조작기

유아기는 피아제Piaget의 인지발달단계 중 전조작기pre-operational stage에 속한다. 영아기의 아동이 감각기관과 운동능력을 통해 환경을 탐색하고 이해하며 지식을 구성해가는 것과 달리, 유아기에는 상징이나 분류, 사고 등을 통해 그들의 인지적 기준에서 세상을 이해해나간다. 그러나 유아기의 사고는 아동기, 청소년기, 또는 성인기의 사고와 비교할 때 미성숙하고 비논리적이어서 사고의 조작능력에 있어 많은 부분 제한되어 있다(Piaget, 1952).

전조작기는 다시 2개의 하위단계로 구분된다. 전조작기 중 2~4세의 시기를 전개념기라고 하는데, 이 시기는 자기중심성이 매우 강하게 나타난다. 전조작기 후반부에 속하는 4~7세는 직관적 사고기라 칭하며 이 시기에는 모든 사물을 직관적으로 판단하는 특성을 보인다(Shaffer & Kipps, 2010).

자기중심성
다른 사람의 관점을 이해하지 못하는 유아기 사고의 특성이다.

(2) 유아기 사고의 특징

유아기 사고의 특징은 상징의 사용, 유목화, 물환론적 사고, 자기중심적 사고 등 몇 가지로 요약될 수 있다(Papalia & Martorell, 2014). 첫째, 영아와 달리 전조작기의 유아들은 표상능력이 생김에 따라 언어, 숫자, 이미지 등과 같은 상징이나 정신적 표상을 사용하여 사고할 수 있게 된다. 유아기에 활발히 나타나는 언어 사용, 지연모방, 가상놀이 등은 상징을 사용하는 유아의 대표적인 능력이라 볼 수 있다. 이와 함께 유아는 숫자라는 상징을 사용하여 수를 세고 양의 개념을 이해하게 된다.

가상놀이
가상의 인물이나 상황을 포함하는 놀이이다.

유아는 사물의 정체성과 분류 개념을 이해하게 된다. 즉, 사물의 외형이 변하더라도 그 본질은 변하지 않는다는 사물의 정체성을 이해하게 되며, 환경을 사람, 사물, 사건 등의 의미 있는 범주로 제한된 범위 내에서 유목화할 수 있게 된다. 이에 따라 환경에 대한 이해와 지식습득이 더욱 용이해진다.

그러나 유아의 사고는 많은 부분에서 미성숙한 특성을 보인다. 대표적으로 유아는 어떤 행동과 반응 또는 사건과 사건을 연결시켜 그 사이의 관계성을 이해할

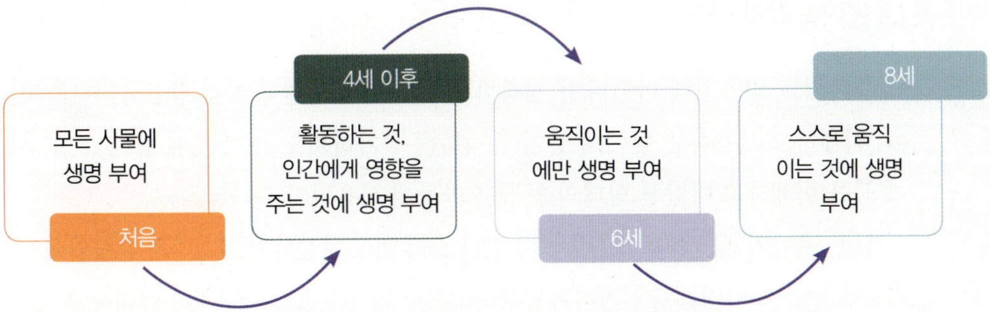

그림 3-6 : 연령에 따른 물활론적 사고의 변화

수 있는 능력이 발달하기는 하나 논리적인 인과적 연결이 아닌 특정 경험들을 머릿속에서 단순히 연결시키는 변환transduction의 사고를 한다. 또한 살아 있지 않은 대상에 생명을 부여하는 물활론적 사고의 특성을 보인다. 무엇보다도 유아기에는 어떤 상황에 대해 동시에 여러 가지 면을 생각하는 능력인 탈중심화가 불가능하기 때문에 비논리적인 사고를 하게 된다. 피아제는 이러한 중심화의 대표적 예로 자기중심성egocentrism을 들었다. 그리고 세 산 실험을 통해 유아들이 다른 사람의 관점을 고려하지 못하는 자기중심적 사고를 한다는 것을 보여 주었다(Piaget, 1952 ; Shaffer & Kipps, 2010).

세 산 실험
크기가 다른 3개의 산 모형을 배치한 후, 유아와 마주앉혀 놓은 인형이 3개의 산을 바라볼 때의 장면을 선택하게 하는 실험이다.

유아기 사고의 미성숙은 자기 자신과 다른 사람의 정신적 과정, 즉 마음상태에 대한 이해와 인식을 의미하는 마음이론으로도 설명된다. 마음이론에 의하면, 대개 3~5세 사이에 유아들은 생각이 마음속에서 이루어진다는 것을 이해하게 되며, 다른 사람들도 각자의 마음상태를 가지고 있음을 인식하는 사회적 인지가 발달하기 시작한다. 그러나 연령에 따라 다른 사람의 마음상태를 이해하는 능력에서 차이를 보이게 된다. 즉, 3세와 달리, 4세 유아들은 같은 사건에 대해 다른 것을 듣고 본 사람들이 서로 다른 신념을 가질 수 있음을 이해할 수 있다. 그러나 같은 사건이나 사물에 대해 듣고 본 사람들이 서로 다른 해석을 할 수 있음을 이해하는 것은 6세 이후에나 가능하며, 이는 사회적 인지의 발달이 자기중심성의 감소 및 감정이입의 발달과 더불어 점차적으로 이루어지기 때문이다(Papalia & Martorell, 2014).

(3) 언어능력의 발달

유아기는 영아기에 나타나기 시작한 언어능력이 폭발적으로 성장하는 시기이다. 이해하고 사용하는 단어의 양이 급격하게 증가하기도 하며 이와 함께 문법, 시제 등을 이해하고 다양한 형태의 문장을 만들어 사용하게 된다표 3-6.

한편, 유아기에는 의사소통의 목적 없이 소리 내어 자신과 이야기하는 혼잣말이 나타나게 된다. 이야기를 중얼거리며 반복하고 자신의 행동을 묘사하거나 안내하고 사물에게 말을 거는 등의 혼잣말은 4~10세 아동의 언어 중 20~50%를 차지한다. 그러나 혼잣말은 약 10세경 이후에는 사라진다. 비고츠키Vygotsky에 의하면, 유아기에 나타나는 혼잣말은 의사소통의 한 형태이며 사고와 언어를 통합하는 데 도움을 준다. 또한 혼잣말은 사회적 통제를 내면화하는 과정으로 이해된다(Shaffer & Kipps, 2010).

표 3-6 : 유아기 언어발달의 특징

연령	특징
2~3세	• 전보식 언어를 사용한다. • 3~4개의 단어로 하나의 문장을 만들어 사용한다. • 일상생활에서 많은 사물들의 이름을 사용한다. • 현재형 > 과거형 > 미래형 > 진행형의 순으로 시제를 이해한다.
3~4세	• 대명사를 사용한다(단수와 복수 모두 사용).
4~5세	• 아래, 위 등의 부사를 사용한다. • 4~5개 단어로 한 문장을 만들어 사용한다. • 부정문을 사용한다. • 복문을 더 자주 사용한다.
5~6세	• 6~7개 단어로 된 문장을 만들어 사용한다. • 반대말을 사용한다. • 피동문이나 사동문을 사용한다. • 조건문을 사용한다.

3) 정서사회성발달

(1) 정서의 이해와 표현

유아기에는 자신과 타인의 감정에 대해 더 깊은 이해가 가능해지며, 동시에 일어나는 감정인 양가감정과 같이 복잡한 정서에 대한 이해가 가능해진다(Papalia & Martorell, 2014). 또한 정서의 원인, 결과, 신호 등에 대해 더욱 민감해지면서 정서의 이해와 표현이 더욱 정확해진다. 정서의 이해와 표현은 연령의 증가에 따라 발달하기도 하나, 정서표현에 대한 부모의 반응과 같은 사회적 경험에 의해 영향을 받기 때문에 개인차를 보인다(Denham & Kochanoff, 2002).

유아기에는 특히 자아에 대한 인지와 함께 나타나는 자의식적 정서의 발달이 두드러진다. 영아기 후반에 나타나는 자부심, 수치심, 죄책감과 같은 자기평가적 정서들은 유아기 동안의 다양한 경험에 의해 개인적인 발달차를 보일 수 있으며, 이러한 자기평가적 정서들은 도덕성 및 사회성발달의 기초가 된다. 유아들은 8세가 될 때까지 자신에 대해 평가하고 자기가치를 판단함에 있어 비현실적이고 객관적이지 못하기 때문에 대개 어른들의 판단을 그대로 받아들이거나 의존하는 경향을 보인다(Papalia & Martorell, 2014). 이 때문에 특히 부모의 긍정적/부정적 피드백은 유아의 자긍심이나 수치심 발달에 지대한 영향을 미친다.

정서조절이란 자신의 정서상태에 대한 지각과 상황적 이해를 바탕으로 정서를 표현하는 과정에서 목적을 가지고 행동하는 것을 의미한다(Gratz & Roemer, 2004). 이러한 정서조절능력은 유아기 동안 정서를 조절하는 다양한 전략을 점차적으로 발전시키며 발달해간다. 유아는 3~4세경이 되면 감각적 정보 제한하기, 혼잣말 하기, 목표 수정하기 등의 전략을 사용하여 정서를 조절할 수 있게 되며 그 결과로 정서폭발 등의 빈도가 줄어들게 된다(김상희 외, 2014 ; 박성연, 2006). 정서조절 역시 주 양육자의 영향에 의해 발달에의 개인차를 보이는데, 부모가 자녀의 정서, 기분 등에 민감하게 반응하고 바람직한 방향으로 정서를 조절하는 방법을 지도할 때 유아는 긍정적인 정서조절능력을 발달시키게 된다(Rubin, Burgess, Dwyer & Hastings, 2003).

(2) 자아개념의 발달

자아개념self-concept은 자신의 존재를 지각하는 자기지각에서부터 출발하여 형성되는, 타인과 구별되는 자신의 독특한 특성이나 특질들에 대한 생각과 느낌을 의미한다. 이는 자신의 신체, 가족, 외모, 능력 등 특성에 대한 인지와 이를 바탕으로 형성되는 자아에 대한 정신적 표상으로, 사회적 상호작용을 통해 형성된다(김상희 외, 2014). 자아개념의 발달과정은 먼저 유아들이 환경 및 타인과 분리된 독립적 개체로서의 자기I-self를 인식하는 단계가 선행된다. 그리고 이를 바탕으로 자신의 특성들에 대한 평가적 판단을 통해 평가 대상인 객체로서의 자기me-self에 대한 인식을 하게 되는 과정을 거친다(박성연, 2006).

자아개념의 발달과 함께 유아기에는 자신의 가치에 대해 포괄적으로 평가하게 되는 자아존중감self-esteem이 발달한다(김상희 외, 2014). 유아기의 자아존중감은 성인의 평가에 민감하게 반응하는 영아기의 특성이 점차 감소하며, 신체, 능력, 또래관계 등의 몇 가지 분리된 자기평가로 자아존중감을 구성한다. 그리고 유아기 후반으로 갈수록 이러한 분리된 평가를 바탕으로 통합적이고 포괄적인 자기상을 형성하게 된다(Berk, 2010). 자아존중감은 유아의 정서적 경험이나 행동에 영향을 미치고 장기적으로는 심리적 적응에 영향을 미친다.

(3) 또래관계와 놀이

유아기에는 의사소통능력이 향상되고 자신과 타인의 정서를 인지하며 조절하는 능력이 점차적으로 발달함에 따라 또래와의 상호작용능력이 급속히 발달한다. 또래와의 관계 형성은 가정 안에서의 관계를 확장시켜 다양한 사회관계를 경험하게 하며, 특히 유아에게 수평적 사회관계 경험을 제공한다는 점에서 유아의 사회성발달에 주요한 요소이다.

유아기의 또래관계는 그 특성에 있어 친밀성의 깊이나 관계의 지속성보다는 함께 재미있는 놀이 활동을 하는 활동의 병행성의 의미가 더 크다. 그러나 점차적으로 연령이 증가함에 따라 친밀성 및 지속성의 의미가 커지게 된다. 또한 유아기 후반부터는 동성친구관계를 선호하는 경향이 뚜렷해져 놀이에 있어서의 성분리 현상이 나타나며 이는 아동기에 더욱 보편화된다.

유아기 또래관계는 놀이에 의해 형성, 유지되는 경향이 있다. 놀이는 아동발달에 있어 신체적, 인지적, 사회적으로 긍정적인 영향을 미친다. 놀이는 기능놀이에서부터 구성놀이, 가상놀이, 규칙이 있는 정식 게임까지 4개 유형으로 구분할 수

표 3-7 : 놀이의 유형

유형	내용	시기
기능놀이	가장 낮은 인지적 수준의 놀이로, 반복적인 근육 및 감각운동을 하는 놀이이다.	생후 2년 동안 주로 나타난다.
구성놀이	무언가를 만들기 위해 대상이나 재료를 이용하는 놀이를 의미한다.	4~6세 사이에 정교화된다.
가상놀이	상상 속의 인물이나 상황을 포함하는 놀이이다.	2세 후반부에 나타나 유아기 동안 증가하고 학령기에 감소한다.
정식 게임	절차와 규칙 등이 정해져 있는 조직화된 게임을 의미한다.	유아기 후반에 나타나 아동기에 일반적으로 나타난다.

출처 : Van Hoorn, Nourot, Scales, & Alward(2011) ; 김상희 외(2014).

있다(Piaget, 1962 ; Van Hoorn, Nourot, Scales, & Alward, 2011). 발달연령에 따른 놀이 유형에서의 변화는 아동의 인지적 발달과 함께 사회성발달을 반영한다(Berk, 2011, 2012).

(4) 성정체성 및 성역할발달

성정체성gender identity이란 자아개념의 발달에서 중요한 한 부분으로, 자신이 남자인지 여자인지를 인식하는 것을 의미한다. 이러한 성 정체성은 자기에 대한 지각발달과 함께 유아기에 발달한다.

일단 유아들이 자신의 성정체성을 형성하게 되면, 유아들은 그들이 속한 사회문화에서 남성 혹은 여성에게 적절하다고 여기는 행동, 관심, 태도, 특성인 성 역할을 학습하게 된다. 이러한 성역할의 사회화과정을 성유형화라 한다. 성유형화를 통해 자신이 인식한 성정체성에 맞는 성역할을 발달시키게 되면서 유아들은 남성과 여성의 역할행동에 대한 선입견적 일반화를 형성하게 되는데, 이를 성고정관념이라 한다. 성고정관념은 2~3세경에 나타나며 유아기 동안 증가하여 5세경에 가장 강해진다(Shaffer & Kipp, 2010).

콜버그(Kolhberg, 1966)는 유아기의 성정체성 형성 및 성역할 습득과정을 인지발달의 측면에서 설명하였다. 그는 성역할의 습득은 사람의 성이 항상 동일하다는 성불변성을 이해하는 것을 통해 이루어진다고 보았다. 이러한 성불변성은 성정체성, 성안정성, 성항상성의 3개 단계를 거쳐 발달한다. 먼저 성정체성은 자신의 성과 다른 사람의 성에 대해 인식하는 것을 의미하며, 성안정성은 여아는 여자 성인으로 남아는 남자 성인으로 자랄 것이라는 인식을 의미한다. 성항상성은 외형이 변하더라도 성은 변하지 않는다는 인식으로, 이러한 3개 단계가 순차적으로 발달함에 따라 성역할 습득이 가능해진다고 설명하였다.

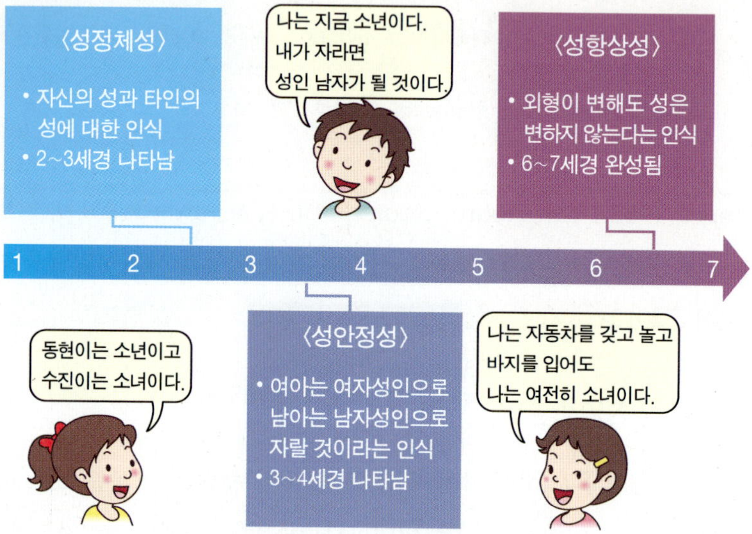

그림 3-7 : 콜버그의 성불변성 발달단계

성도식이론
특정 문화에서 남성/여성이 되는 것의 의미에 대한 정신적으로 조직화된 정보망을 아동이 스스로 발달시킴으로써 성역할을 사회화한다는 이론이다.

성역할 습득에 대한 또 다른 이론으로 성도식이론(Bem, 1985, 1993 ; Martin & Halverson, 1981)을 들 수 있다. 정보처리이론을 기반으로 하는 성도식이론은 인간의 행동에 영향을 주는 정신적으로 조직화된 정보망인 도식의 개념을 들어 성유형화가 나타나는 과정을 설명한다. 즉, 성도식이 개인의 행동에 대한 판단에 영향을 줌으로써 성고정관념이 형성된다고 설명한다. 그러나 성도식이론은 성역할이 나타나는 구체적인 기제나 개인차 등을 명확히 설명하지 못한다는 단점을 가진다.

3. 영유아기의 정신건강

영유아기에 나타나는 정신건강상의 문제는 기본적으로 발달과정의 관점에서 이해되어야 한다. 성인과 달리 신체 · 인지 · 사회정서영역에서 급격한 발달과 변화를 보이는 시기이니만큼 개별화된 몇 가지 문제에 초점을 맞추어 정신건강을 판단하기보다는 다양한 발달영역에서의 문제를 종합적으로 판단하여 정신장애를 판단할 필요가 있다. 이 절에서는 영유아기에 주로 발견되는 정신건강문제 중 자폐 스펙트럼 장애와 분리불안장애, 반응성 애착장애, 배설장애에 대해 소개하고자 한다(전석균, 2016).

1) 자폐 스펙트럼 장애

(1) 개념 및 증상

자폐 스펙트럼 장애autism spectrum disorder는 영유아기에 발견될 수 있는 신경발달장애의 한 범주로, 정상적인 발달 속도를 따르지 못하거나 특정 기능의 발달이 중단되어 나타나는 증후군으로 정의할 수 있다(전석균, 2016). 기존에는 자폐증이라는 용어로 이해되기도 하였으나 최근에 와서는 자폐성 장애, 아스퍼거 장애, 레트 장애, 소아기 붕괴성 장애 등을 모두 포괄하는 연속선상의 개념으로 자폐 스펙트럼 장애 용어를 사용한다(American Psychiatric Association, 2013).

자폐 스펙트럼 장애의 대표적인 증상으로는 사회적 고립과 상동적 행동을 들 수 있다. 사회적 고립이란 상호 교환적인 사회적 의사소통과 상호작용에서의 어려움을 의미하는데, 타인과의 눈맞춤이 되지 않거나 사회적 정서를 표현하지 못하는 것을 예로 들 수 있다. 상동적 행동의 경우 활동 범위가 한정되고 특정 행동 패턴을 반복하거나 특정 사물 및 행동에 집착하는 특징을 들 수 있으며 비사회적인 기이한 행동을 보이는 경우도 포함된다. 이 밖에 자폐 스펙트럼 장애는 대개 언어장애 및 지적발달장애가 동반된다.

(2) 발병 원인

자폐 스펙트럼 장애의 발병은 일반적으로 12~24개월에 나타나기 시작하며 언어, 사회성, 의사소통의 영역 중 한 가지 이상 영역에서 발달이 지연되거나 비정상적인 특징을 보이는 경우에 발견할 수 있다. 그리고 연령이 증가함에 따라 사회적인 상호작용에서의 취약성 및 독특한 행동의 반복이나 집착 등이 더욱 뚜렷해진다.

자폐 스펙트럼 장애의 발병 원인은 유전적 요인과 환경적 요인 모두가 관여한다고 알려져 있다. 그러나 최근에는 선천적 요인, 생화학적 요인, 유전적 요인, 뇌구조 및 뇌기능 이상 등 생물학적 원인으로 보는 견해가 지배적이다. 또한 일란성 및 이란성 쌍생아 연구에 의하면 자폐 스펙트럼 장애의 발병에 유전적 영향력이 꽤 높은 것으로 보고된다(전석균, 2016).

2) 분리불안장애

(1) 개념 및 증상

애착
영아기에 주 양육자와 맺게 되는 정서적인 유대감을 말한다.

분리불안장애separation anxiety disorder는 아동이 주요 애착 대상으로부터 분리되는 것에 심한 불안과 고통을 표현하는 장애를 의미한다. 분리불안장애는 실제로 애착 대상과의 분리 시에 보이는 정서 및 행동뿐 아니라 분리 가능성에 대한 앞선 걱정과 고통을 포함한다. 분리불안장애는 만 1세경에 대부분의 영아들에게서 나타나는 분리불안과는 구별되는 개념이다. 또한 유아기와 아동기에 일시적으로 나타나는 분리불안과도 구별된다. 분리불안장애는 발달연령에 비해 지나칠 정도로 과도하게 그리고 6개월 이상 지속적으로 나타나는 불안 증상이며 심각한 일상생활 문제를 유발한다는 점에서 장애로 이해된다.

분리불안장애의 증상으로는 극심한 불안과 걱정, 악몽, 두통, 복통 등의 신체 증상, 애착 대상과의 분리 거부 그리고 불안과 공포로 인한 사회적 · 학업적 어려움 등을 들 수 있다. 특히, 분리 가능성에 대한 과도한 걱정과 불안은 외출 거부 등으로 나타나기도 하며, 분리에 대한 악몽 등에 의해 수면장애를 보이기도 한다(이경화 · 김연진 · 고진경 · 박숙희, 2010).

(2) 발병 원인

분리불안장애의 발병 연령은 유아기, 아동기, 청소년기에 걸쳐 광범위하다. 유아기의 경우 아동기 및 청소년기에 비해 독립성이 덜 발달한다는 점에서 분리불안을 보이는 경우가 많더라도 이를 장애로 인식하는 비율은 상대적으로 낮다. 그러나 아동기 및 청소년기에 애착 대상에 집착하는 경우는 이를 분리불안장애로 분류하는 경향이 높다. 아동기의 경우 100명당 3~4명, 청소년기에는 100당 1명 정도가 분리불안장애를 보이는 것으로 조사된다(김학룡 · 서현아, 2000).

분리불안장애는 영유아의 기질적 특성 및 인지적 요인, 주 양육자주요 애착 대상의 양육행동 등과 밀접한 관련이 있다. 대개 주 양육자의 지나친 과잉보호적 양육행동이나 지나치게 밀착된 가족구성원 간의 관계 등이 대표적인 환경적 요인으로 보고된다.

3) 반응성 애착장애

(1) 개념 및 증상

반응성 애착장애reactive attachment disorder란 영유아기에 주 양육자와의 애착을 형성함에 있어 안정된 애착 형성에 실패하여 이후 사회적 관계 형성에 심각한 문제를 일으키는 장애를 말한다(김학룡 · 서현아, 2000).

애착장애는 발달의 대부분 영역에서 지체를 보인다. 특히, 바람직한 사회적 관계를 형성하는 데에서 문제를 보인다. 사회적 관계 형성 면에서 애착장애아들은 상반된 반응 양상을 보이기도 한다. 즉, 사회관계를 형성하는 데 있어 경계를 하거나 억제적인 특성을 보여 사회관계를 꺼리는 경우를 반응성 애착장애라 한다. 그러나 반대로 무분별하게 애착 대상을 선택하여 낯선 사람에게도 부적절하게 친근감을 보이는 등의 상반된 반응을 보이는 애착장애는 탈억제성 사회적 유대감장애disinhibited social engagement disorder라 한다(김학룡 · 서현아, 2000 ; 박상희 · 김지영 · 김리진 · 전가일 · 지경진 · 황혜경, 2014). 이는 애착의 유형 분류에서 불안정 애착이 회피 애착 또는 저항 애착으로 구별되는 것으로 설명할 수 있다.

(2) 발병 원인

반응성 애착장애는 5세 이전에 시작되는 대표적인 영유아기 장애이며, 이는 주 양육자와의 애착 형성이 생후 6개월부터 시작되어 18개월 사이에 주로 이루어지기 때문에 그 결과로서 생애 초반에 나타나게 된다.

반응성 애착장애는 영유아의 까다로운 기질이나 신체적, 정신적 결함에 의한 이차적 영향요인도 함께 작용할 수 있으나, 대개 환경적인 요인에 의해 발생한다고 보고된다. 특히, 주 양육자의 방임적 양육태도나 양육자의 빈번한 교체 등이 주요 요인으로 인식되고 있다. 이러한 이유로 증상의 정도나 예후 면에서는 자폐 스펙트럼 장애와는 다른 양상을 보인다. 즉, 반응성 애착장애를 가진 아동들은 사회적 관계를 맺는 데 어려움을 보이기는 하나 사회적 반응능력에는 문제가 없는 경우도 많다. 더욱이 지각이나 감각능력 등에서는 발달적 이상을 보이지 않는 경우가 많아 양육자와의 애착관계 회복에 초점을 둔 치료가 적절히 이루어지면 정상으로 회복될 가능성이 높다.

4) 배설장애

(1) 개념 및 증상

배설장애elimination disorder는 일반적으로 만 4세를 기준으로 3개월 이상 지속적으로 주 2회 이상 대소변을 가리지 못하는 증상을 보이는 경우를 말한다. 적절한 배설조절기능은 만 2세경부터 서서히 발달하는데, 유아들은 대개 밤에 대변을 가리는 것을 가장 먼저 시작하여 낮에 대변을 가리고, 그 다음 낮에 소변을 가리고 마지막으로 밤에 소변을 가리는 순서로 배설조절능력을 발달시킨다(박상희 외, 2014). 그러나 배설장애의 경우 이러한 배변조절에 문제가 있는 것을 말하며 유뇨증enuresis과 유분증encopresis으로 구분된다(American Psychiatric Association, 2013).

유뇨증은 소변을 가리지 못하는 것을 의미하며, 유분증은 대변을 조절하지 못하는 경우를 말한다. 또한 배설장애는 배설조절에 어려움을 겪는 시간대에 따라

주간성, 야간성, 그리고 주 · 야간 복합성의 세 가지로 분류할 수 있다. 이 밖에 배설장애 발병의 시기에 따라 일차성 유뇨증유분증과 이차성 유뇨증유분증으로도 구분한다. 일차성 장애는 출생 이후부터 배설장애 진단을 받는 시점까지 지속적으로 배설조절에 문제가 있는 경우를 말한다. 반면, 이차성 장애는 배설조절이 최소 6개월간은 가능하였으나 이후 배설조절에 문제가 생기는 경우이다(김학룡 · 서현아, 2000).

(2) 발병 원인

만 4세를 기준으로 대 · 소변을 가리지 못하는 증상으로 진단하는 배설장애의 발병 비율은 같은 연령 전체 유아 중 25% 정도를 차지한다. 이 중 일차성 유뇨증유분증의 경우 전체의 80%가 해당되며, 이차성 유뇨증유분증은 20% 정도의 비율을 보인다. 성차는 대개 남아가 여아에 비해 약 2배 이상의 높은 비율을 보인다(김학룡 · 서현아, 2000). 배설장애를 겪는 유아들을 보면 대개 대변조절에 문제가 있는 경우보다는 소변조절에 문제를 보이는 경우가 많다. 이를 다르게 설명하면, 유분증의 경우 그 빈도가 적은 만큼 장애로서의 심각성은 더 높으며 예후도 상대적으로 더 좋지 않은 편이다.

배설장애의 원인은 유아의 생리적 기능상의 문제와 관련되기도 하나 많은 경우 심리적인 요인에 의해 영향을 받는다. 먼저 생리적 기능상의 문제로 대표적인 것은 비뇨기 계통의 미성숙을 들 수 있으며 장기능상의 취약성과도 관계된다. 심리적인 요인으로는 정서적 문제나 환경에 의한 스트레스가 대표적인 원인으로 꼽힌다. 부모의 부적절한 양육이나 바람직하지 못한 가정환경에 의해 정서적 문제가 생기고 그 결과로 배설장애가 나타나기도 한다. 또한 만 3세 이후 가정에서 이루어지는 배변훈련이 유아의 자율성을 지나치게 제한하게 될 때 유아들은 배설조절에 문제를 보이기도 한다. 이 밖에 새로 동생이 생기는 등 환경의 변화가 스트레스로 작용하면 퇴행행동의 하나로 배설장애가 나타날 수 있으며, 이는 이차성 유뇨증유분증과 관계가 있다. 배설장애의 원인에 따라 생리적 기능상의 문제보다는 심리적 요인에 의한 경우 치료에 의한 예후가 더 긍정적이다(박상희 외, 2014 ; 전석균, 2016).

Discussion **Points**

1 신체 · 인지 · 정서사회성발달의 3개 영역은 상호관련성을 가진다. 한 영역에서 발달지체와 장애가 다른 영역의 발달에 어떠한 영향을 미치는지 예를 들어 구체적으로 논의해 보시오.

2 반응성 애착장애는 주 양육자와의 애착 형성의 문제로부터 발생한다. 이를 예방하기 위해 애착 형성 과정에서의 주 양육자의 역할에 대해 생각해 보시오.

아동 · 청소년기의 발달특성

Chapter 4

4

본 장에서는 앞서 살펴본 영아기와 유아기의 다음 단계인 아동기와 청소년기의 발달특성을 소개하고자 한다. 영유아기의 발달과 비교할 때 아동기의 발달특성은 발달의 정교화로 대변되며, 청소년기는 아동을 벗어나 성인으로의 변화를 준비하는 단계로 특징화된다.

1. 아동기의 발달특성

아동기는 대개 만 6~11세까지의 시기로 초등학교를 다니는 시기와 중복된다는 점에서 학령기라고도 부른다. 아동기의 발달특성은 영아기와 유아기에 비해 발달속도가 다소 느려지나 본격적인 또래관계 및 규칙적인 학교생활이 시작됨에 따라 사회성문제에서의 발달적 이상 여부를 판단할 수 있는 시기로 이해된다.

1) 신체운동발달

(1) 신체적 성장

아동기의 신체적 성장 속도는 영유아기에 비해 상대적으로 느리지만 지속적인 발달을 보인다. 외형적으로 아동기 초기는 대개 어린이의 모습을 나타내지만 아동기 후기가 되면 개인에 따라 일부 아동은 성인의 모습을 나타내기도 한다는 점에서 아동기의 신체적 성장의 지속성을 엿볼 수 있다. 특히, 아동기 후기에는 사춘기가 시작됨에 따라 남녀 아동의 외형에 뚜렷한 차이가 나타나게 된다.

아동기에 신장은 평균적으로 매년 5~7.6cm 정도 자라며, 체중은 매년 2.3~3.2kg씩 증가한다(Steinberg, Vandell, & Bornstein, 2012). 몸의 형태도 성인과 비슷하게 변화하며, 아동기 중반인 10세경을 전후하여 호르몬의 변화에 의해 남녀 아동 간 신체발달에 차이가 나타난다. 아동의 평균 신장도 이 시기를 전후하여 여아가 남아에 비해 더 커지게 된다(질병관리본부, 2007). 표 4-1에서 보는 바와 같이 아동기 초기 7~8세경 남아의 표준 신장은 123.7cm이고 여아의 표준 신장은 122.4cm로 남아가 더 크다. 그러나 이러한 차이는 아동기 후기에 바뀌는데, 11~12세경 남아의 표준 신장은 145.3cm, 여아의 표준 신장은 146.7cm로 여아가 1cm 이상 크게 나타난다. 그러나 체중은 여전히 남아가 더 무거운 것으로 조사된다. 11~12세 표준 체중의 경우 남아는 40.3kg, 여아는 39.2kg으로 남아가 1kg가량 더 무거운 것을 알 수 있다.

표 4-1 : 아동기의 신체발육 표준치

연령	표준 신장(cm)		표준 체중(kg)	
	남자	여자	남자	여자
6.5~7세	119.5	118.3	22.9	22.0
7~8세	123.7	122.4	24.8	23.9
8~9세	129.1	127.8	27.8	26.9
9~10세	134.2	133.5	31.3	30.5
10~11세	139.4	139.9	35.5	34.7
11~12세	145.3	146.7	40.3	39.2
12~13세	151.8	152.7	45.5	43.8

출처 : 질병관리본부(2007). http://cdc.go.rk

(2) 운동기술의 발달

아동기에는 근육이 발달함에 따라 근력과 지구력이 증가하고 힘과 균형감각이 향상된다. 이에 따라 영유아기에 비해 운동기술에 진보를 보인다. 더욱이 아동기에는 새로운 운동기술을 습득하고 신체를 활용한 활동에 대한 흥미가 증가하여 다양한 신체 활동에 참여하게 된다(Martorell, Papalia, & Feldman, 2013).

표 4-2 : 아동기 운동기술의 발달

구분	내용
대근육 운동기술	• 달리는 속도가 초당 5m 이상으로 증가한다. • 깡충깡충 뛰기와 옆으로 걷기를 연속적으로 할 수 있다. • 던지고 차는 거리와 속도, 정확도가 증가한다. • 온몸을 이용해 배트로 공을 치며 속도와 정확도가 증가한다. • 연속적이고 편안하게 드리블 할 수 있다.
소근육 운동기술	• 손의 움직임이 안정된다. • 그림을 작게 그릴 수 있다. • 머리를 잘 빗을 수 있다. • 크레파스보다 연필을 선호하기 시작한다. • 쥐는 힘이 강해진다. • 먼지털기와 쓸기 같은 집안일을 도울 수 있다. • 글씨를 작고 일정하게 쓸 수 있다. • 11세경이면 정교한 공예품을 만들 수 있게 된다.

출처 : Berk(2013).

2) 인지언어발달

(1) 피아제의 구체적 조작기

아동기는 피아제Piaget의 인지발달단계 중 구체적 조작기에 해당한다. 구체적 조작기의 아동은 전조작기 유아에 비해 조작적 사고능력을 획득함에 따라 질적으로 전혀 다른 사고를 할 수 있게 된다. 구체적 조작기 사고의 대표적 특징은 사고의 논리성이라 할 수 있다. 즉, 아동들은 유아기의 자기중심적 사고에서 벗어나 타인의 관점에서 사고할 수 있는 능력이 생기며, 이와 함께 서열화, 범주화, 현실과 가상의 구분, 가역성, 보존 개념, 마음이론 등에서 진보를 보여 논리적이고 객관적인 사고가 가능해진다. 그러나 구체적 조작기의 사고는 현재 존재하는 사물이나 상황, 개념 등에 대해서만 논리적으로 사고할 수 있고 추상적 개념이나 상황에 대해서는 비논리성을 보인다는 한계성을 가진다.

서열화
어떠한 기준에 따라 항목을 순서화시킬 수 있는 능력이다.

마음이론
정신적인 과정에 대한 지각과 이해를 일컫는다.

(2) 아동기 사고의 특징

① 보존 개념

보존 개념이란 어떤 대상이 외형적으로 변화되어도 원래의 상태에 아무것도 더하거나 빼지 않으면 그 양이나 길이, 무게, 질량, 부피 등에서 본질은 동일하다는 것을 의미한다. 보존 개념의 획득은 아동기 전반을 통해 나타난다. 표 4-3은 각 개념별 보존 개념 획득 연령을 보여 준다.

표 4-3 : 보존 개념의 획득 연령

개념	보존 개념 실험과정		획득 연령
	문제	변형	
수	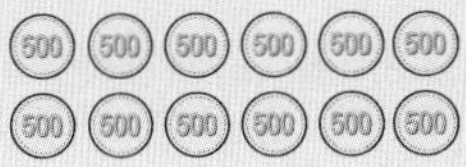 각 줄의 동전의 개수는 서로 같은가?	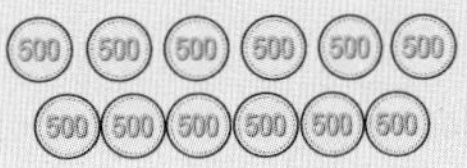 이제 각 줄의 동전의 개수는 같은가, 다른가?	5~6세

개념	보존 개념 실험과정		획득 연령
	문제	변형	
길이	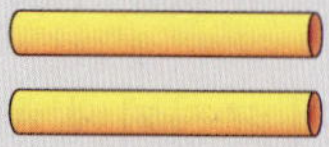 두 막대기의 길이는 같은가?	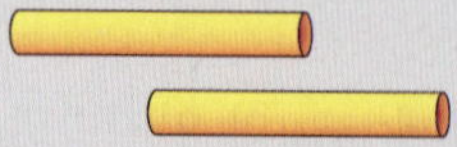 이제 두 막대기가 똑같은가, 어느 한 쪽이 더 긴가?	6~7세
무게	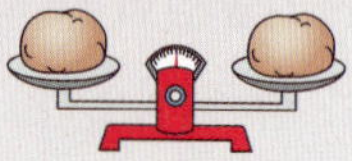 점토의 무게는 같은가?	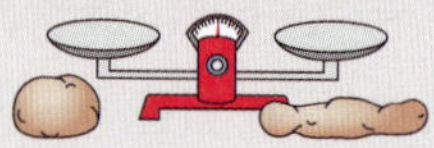 이제 두 점토는 같은 무게인가, 어느 한쪽이 더 무거운가?	7~8세
액체	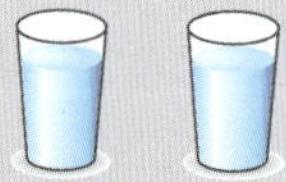 각 컵에 담긴 물의 양은 같은가?	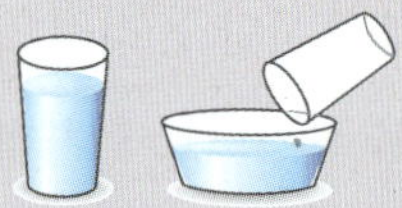 이제 두 컵의 물은 같은 양인가, 어느 한쪽이 더 많은가?	
질량	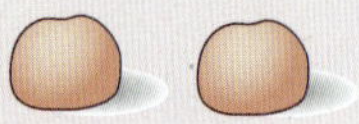 두 점토공의 양은 같은가?	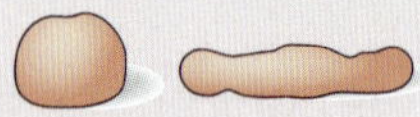 이제 두 점토는 같은 양인가, 어느 한 쪽이 더 많은가?	
면적	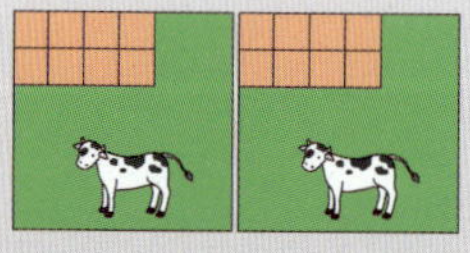 두 마리의 소가 같은 양의 풀을 먹을 수 있는가?	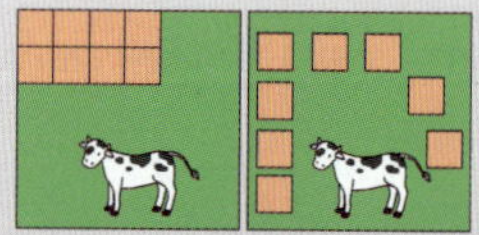 이제 두 마리의 소가 같은 양의 풀을 먹을까? 다른 한 마리가 더 많이 먹을까?	
부피	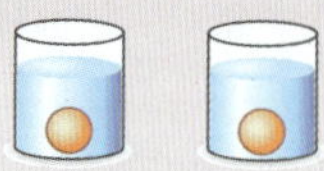 점토를 물에 넣었을 때 두 그릇에 담긴 물의 높이는 같은가?	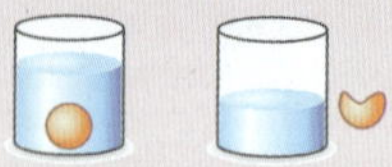 물에서 점토 하나를 꺼내서 모양을 바꾸고 나서, 그것을 물에 넣으면 물의 높이가 같을까, 아니면 더 높아질까?	11~12세

출처 : Berk(2013) ; 김상희 외(2014).

② 가역성

아동기 사고의 특징인 보존 개념에 대한 인식은 가역성 개념의 획득과 밀접한 관계가 있다. 가역성이란 어떤 작용이나 행동을 원래의 상태로 되돌릴 수 있음을 이해하는 능력이다. 전조작기에 속하는 유아들은 변형보다는 상태에 집중하는 경향이 있어 변형의 중요성을 이해하지 못하는 반면, 아동기가 되면 상태와 동시에 변형을 고려할 수 있게 된다. 따라서 외형이 변화되더라도 원래 상태로의 재변형이 가능함을 이해할 수 있는 가역성의 개념을 획득하게 된다.

③ 범주화

범주화의 능력은 아동이 논리적으로 사고하는 데 도움을 준다. 범주화는 일정한 특성에 의해 사물을 순서화할 수 있는 능력, 두 대상 간의 관계를 이해하기 위해 또 다른 대상과의 관계를 활용하는 능력, 전체와 부분을 이해하는 능력 등이 포함된다. 특히, 전체와 부분 간의 관계를 이해할 수 있는 능력을 통해 구체적 조작기 아동들은 귀납적 추론이 가능해진다.

④ 귀납적 추론

피아제(1952)는 구체적 조작기 아동의 논리적 사고는 귀납적 추론에 한정된다고 설명한다. 귀납적 추론이란 구체적인 대상에 대한 관찰로부터 전체로서의 일반화된 결론을 도출하는 사고과정을 의미한다. 반면, 연역적 추론은 전체에 대한 일반화된 원칙으로부터 구체적이고 개별화된 결론을 도출하는 사고과정을 의미한다. 구체적 조작기 아동의 사고능력은 '지금 이곳'에 한정되기 때문에 일반화된 원칙으로부터 구체적인 결론을 도출하는 데에는 한계를 보인다(Galotti, Komatsu, & Voelz, 1997).

(3) 기억능력의 발달

기억은 감각기억, 단기기억, 장기기억 등으로 구분된다. 감각기억은 정보에 노출되었을 때 1~2초 정도 잠시 정보를 인식하는 것을 의미한다. 단기기억은 감각기억을 통해 정보를 수 초 또는 수 시간 동안 뇌에 저장하는 것으로, 특히 아동기에 단기기억능력이 급속히 발달한다. 장기기억은 단기기억 중 일부 정보를 의식적 · 무의식적으로 저장하여 필요에 따라 회상할 수 있는 기억을 의미한다.

아동기에는 정보를 저장하고 회상하며 반응하는 모든 과정이 빨라지며 다양한 전략을 사용하여 기억할 수 있게 됨에 따라 기억의 양도 증가하게 된다(Flavell, Miller, & Miller, 2002). 특히, 만 5~7세경 전두엽의 발달이 활발해지면서 아동의 회상능력이 향상되며 기억의 과정에 대해 이해할 수 있는 능력인 상위기억이 발달하게 되는데(Janowsky & Carper, 1996), 이는 아동기 동안 지속적으로 정교화된다. 아동기에 사용하는 대표적인 기억 전략으로 시연, 조직화, 정교화 등을 들 수 있다.

시연
의식적인 반복을 통해 정보를 작동기억 안에 지속적으로 저장하는 방법이다.

조직화
정보를 기억하기 위해 정보를 분류하는 활동이다.

정교화
정보의 내용을 정신적으로 연상하여 연관시키는 활동이다.

이들 다양한 기억 전략 중 아동은 연령이 증가함에 따라 보다 효과적인 기억 전략을 사용하게 된다. 그리고 다양한 시도를 통해 기억 전략을 비교하여 상황에 적합한 전략을 사용하는 능력이 향상된다(Flavell et al., 2002 ; Martorell et al., 2013).

아동기에 다양한 정보를 처리하는 능력이 향상되는 것은 이 시기의 아동들이 정보에 대해 선택적 주의집중을 할 수 있기 때문이다. 선택적 주의집중능력은 신경학적 성숙과 관련되며, 아동들이 정보를 기억하고 회상하는 데 있어 방대한 양의 정보를 빠르게 처리할 뿐 아니라 이와 동시에 실수를 줄여주는 역할을 한다.

3) 정서사회성발달

(1) 정서발달

아동기에는 다양한 정서능력이 발달하게 된다. 영유아기와 비교할 때 정서 자체에 대한 분화보다는 정서를 이해하고 조절할 수 있는 능력이 향상된다는 점에서 아동의 정서발달은 사회성발달과 밀접한 관계가 있다. 반면, 청소년기와 비교할 때 아동기의 정서이해능력과 정서조절능력은 타인보다는 자신에 초점을 둔다(Santrock, 2012). 따라서 자아개념이 보다 구체화되며 자아존중감 및 자기효능감이 발달하고 자기통제와 조절 등의 능력에서 진보를 보인다.

한편, 구체적 조작기의 아동은 탈중심화된 사고를 통해 자신의 관점이 아닌 타인의 관점에서도 생각하고 느낄 수 있게 된다. 이러한 인지적 변화는 사회정서의 발달을 촉진한다. 즉, 타인의 감정이나 의도, 생각 등을 이해하는 능력인 사회인지가 발달함에 따라 자신과는 다른 타인의 정서를 이해하는 능력이 발달하게 되고 이는 원만한 사회관계 형성에 바탕이 된다.

(2) 자기의 이해

자아개념의 발달에 있어 유아기에는 자신의 외모나 능력을 중심으로 자아개념을 형성한다. 이와 달리 아동기는 자신의 가치나 이념, 신념체계 등 추상적인 개념으로 자아개념을 정의하며 타인과의 관계를 중심으로 자신을 묘사하는 등 보다 구체화되고 정교화된 자아개념을 형성한다.

아동기는 학교생활에서 또래관계와 학업적인 부분이 중요하게 인식됨에 따라 자아존중감을 형성함에 있어서도 신체적 자아존중감과 함께 학업적 자아존중감, 사회적 자아존중감이 중요한 영역으로 이해된다. 또한 자기 자신의 능력에 대한 기대감으로서 자기효능감을 발달시키는데, 지속적인 실패를 경험할 경우 학습된 무기력이 나타나기도 한다. 긍정적인 자아존중감 및 자기효능감을 발달시키기 위해서 아동은 자신의 능력에 적합한 과제에 노출될 필요가 있으며 더불어 부모나 교사로부터의 긍정적인 피드백을 지속적으로 받아야 한다.

(3) 도덕성발달

도덕성발달에 관한 대표적인 이론으로 콜버그(Kohlberg, 1969)의 6단계 발달이론을 들 수 있다. 콜버그의 도덕성발달단계는 도덕적 갈등 상황에서 특정한 판단을 내리게 되는 이유와 과정에 초점을 두어 단계를 구분한다**표 4-4**. 아동기의 경우 전기는 전인습적 수준에 해당하여 처벌받지 않기 위해 맹목적으로 복종하거나 동등한 상호교환을 지향하여 도덕적 판단을 한다. 반면, 아동기 후기에 해당하는 11세 이후의 아동들은 인습적 수준의 단계로, 타인에 대한 충성이나 사회질서 및 규범을 도덕적 판단 근거로 활용한다(Kohlberg, 1981).

표 4-4 : 콜버그의 도덕성발달단계

수준	연령	단계	도덕적 판단 근거
전인습적 수준	4~10세	1단계 : 처벌과 복종 지향	처벌받지 않기 위한 맹목적 복종
		2단계 : 상호교환 지향	도구적 목적 및 동등하고 공정한 교환
인습적 수준	10~13세 또는 이후	3단계 : 착한 아이 지향	타인에 대한 신의, 배려, 충성
		4단계 : 법과 규범 지향	사회질서, 법, 정의, 양심
후인습적 수준	초기 청소년기 또는 성인기 초기	5단계 : 사회적 계약 지향	민주적 가치, 개인의 권리
		6단계 : 보편적 윤리 지향	보편적인 인간의 권리와 양심

출처 : Berk(2013) ; 박성연 · 백지숙 · 안지영 · 오미경 · 이사라 · 이주연 · 임희수 · 전춘애 · 지연경 · 한세영(2017).

아동기의 도덕성발달은 사회적인 규칙을 기준으로 판단하고 행동하며 이를 내면화하는 과정으로 이해된다. 피아제는 도덕성발달단계를 크게 타율적 도덕성단계와 자율적 도덕성단계로 구분하였다표 4-5. 연령을 기준으로 볼 때 두 단계는 유아기와 아동기를 전후하여 구분되며, 만 7~10세에 해당하는 아동기 전기에는 타율적 도덕성과 자율적 도덕성이 함께 나타나는 시기로 이해된다. 타율적 도덕성단계에는 일상생활 속에서의 사회적 규칙이 절대적이라 생각하지만 자율적 도덕성단계에서는 규칙은 사회적 합의에 의해 수정되고 바뀔 수 있다고 생각하게 된다. 도덕적 처벌 역시 타율적 도덕성단계에서는 규칙을 어겼을 때 반드시 뒤따라야 한다고 생각하지만, 자율적 도덕성단계에서는 잘못의 정도나 동기, 상황적 요인 등

표 4-5 : 피아제의 도덕성발달단계

단계	연령	도덕적 판단 기준
전도덕 단계	4세 이전	도덕적 사고 이전의 단계로 규칙에 관심이 없다.
타율적 도덕성	4~7세	• 의도보다는 객관적인 결과를 중심으로 판단한다. • 규칙을 존중하며 불변하는 것으로 인식한다.
과도기	7~10세	타율적 도덕성과 자율적 도덕성이 공존한다.
자율적 도덕성	10세 이후	• 행위자의 의도를 고려하여 판단한다. • 상황적 요인을 고려하여 판단한다. • 규칙이 변경될 수 있음을 이해한다.

출처 : Martorell et al.(2013).

에 따라 도덕적 판단 기준이 달라질 수 있으므로 처벌 역시 다르게 행해질 수 있다고 이해하게 된다.

(4) 또래관계

아동기는 대인관계의 범위가 학교생활을 통해 기존의 가족 중심에서 또래 중심으로 확대되는 시기이다. 따라서 아동기의 사회성발달은 또래관계와 밀접한 관련이 있다. 또래관계를 통해 아동은 가족 내 규범을 넘어 다양한 규범을 경험하게 되며, 또래집단의 압력과 또래동조에 대한 경험을 통해 부모의 영향으로부터 점차적으로 벗어나게 된다.

또래관계에 대한 기존의 연구들은 또래집단으로부터 얼마만큼 수용되는지의 정도에 따라 인기아, 거부아, 무시아 등으로 또래관계를 측정하였다. 그러나 이러한 또래집단으로부터의 평가와는 다른 개념으로 일대일 혹은 소규모 또래관계에서의 양방향적 유대관계를 의미하는 우정에 대한 연구가 함께 이루어지고 있다. 최근에는 또래괴롭힘이나 왕따와 같이 또래 간에 나타나는 관계행동에 초점을 둔 연구들이 활발히 수행되고 있다. 또래괴롭힘은 유아기에도 나타나지만 일반적으로 아동기에 가장 빈번히 발생한다. 연구 결과들에 의하면, 남아는 신체적 공격으로, 여아는 언어적 혹은 관계적 공격으로 또래를 괴롭히며 또래괴롭힘은 가해자와 피해자 모두에게 부정적인 영향을 미친다. 또래괴롭힘의 피해아동은 우울이나 불안감, 낮은 자아존중감을 보이며 학교 부적응, 대인관계의 어려움 등 다양한 문제를 보이기 때문에 적극적인 개입과 중재가 요구된다. 특히, 가해와 피해를 동시에 경험하는 공격적 피해아동은 발달상에 가장 부정적인 영향을 받는 것으로 보고된다(Juvonen, Graham, & Schuster, 2003).

인기아
또래지명 조사 결과, 또래들로부터 긍정적인 지명을 많이 받은 아동을 말한다.

거부아
또래들로부터 부정적인 지명을 많이 받은 아동을 말한다.

무시아
긍정 또는 부정적 지명을 모두 받지 못한 아동을 말한다.

집단 내에서의 또래관계와 달리 친밀한 유대관계로서의 우정friendship은 대개 일대일의 관계에서 형성되는 경향이 있다. 셀먼(Selman, 1980)은 우정의 단계를 유아기부터 청소년기까지 발달단계에 따라 구분하였다표 4-6. 유아기의 우정은 자기중심적인 성향에 의해 일시적 놀이친구의 개념으로 이해된다. 그러나 연령이 증가함에 따라 아동기에는 점차적으로 양방향적 협력에 의한 관계로 발전하여 아동기

표 4-6 : 셀먼의 우정발달단계

단계	시기	내용
일시적 놀이친구단계	3~7세	• 자기중심성에 입각하여 친구와의 관계에서 자신의 필요를 충족하는 것에 초점을 둔다. • 물리적 근접성이나 외적인 특성으로 친구를 정의한다.
한 방향 원조단계	4~9세	좋은 친구란 자신이 원하는 것을 해주는 일방향적 수준의 친구를 의미한다.
양방향 협력단계	6~12세	주고받는 상호성을 보이지만 대부분의 경우 그러한 상호성은 공통된 관심에 관한 것이기보다는 개인의 흥미와 관련된다.
상호적 관계단계	9~15세	• 지속적이고 체계적이며 결속력이 있는 상호적 관계를 형성한다. • 친구관계에서 소유성과 배타성이 강화된다.
자율적 상호의존단계	12세 이후	자율성과 의존성을 동시에 만족하기 위해 상대방의 요구를 존중한다.

출처 : Selman(1980).

후기에는 소유성과 배타성에 의해 단짝 친구의 개념이 강해진다. 그리고 청소년기에는 보다 발전하여 상호의존성과 자율성을 모두 존중하는 관계를 형성하게 된다.

2. 청소년기의 발달특성

청소년기는 대개 만 12~18세까지의 시기로, 자의식을 형성하기 시작하는 시기로부터 독립적인 인격체로서 성인이 되기 전까지를 말한다(Berk, 2013). 청소년기에는 신체 성장과 호르몬의 변화로 성인과 같은 신체발달을 점차적으로 완성하며, 인지적인 부분에 있어서도 성인과 같은 인지수준에 도달하게 된다. 그러나 사회적 위치나 정서발달 등에서는 여전히 성인과는 다른 특성을 보인다는 점에서 과도기적 시기라 할 수 있다. 특히, 우리나라의 청소년들은 대학 진학이나 진로문제 등에서 많은 스트레스를 경험하고 있어 청소년의 정신건강에 더 많은 관심을 기울일 필요가 있다.

1) 신체발달

(1) 신체 성장

중학교 및 고등학교 시기에 해당하는 청소년기는 신체 성장에서 영유아기나 아동기에 비해 상대적으로 변화 폭이 작지만 성인과 같은 신체 비율 및 신체 크기를 완성하는 시기이다. 즉, 남자의 경우 어깨가 넓어지고 뼈가 단단해져 성인 남성의 체형으로 변화하며 근육이 발달하여 체력이 증진된다. 여자는 피하지방이 증가하고 골반이 발달하여 성인 여성의 체형을 완성하게 된다.

신장과 체중의 성장급등은 여자의 경우 약 12세, 남자는 약 13~14세에 나타난다. 그리고 남자의 성장급등이 나타나는 14세 이후부터는 남자가 여자보다 신장과 체중 모두에서 앞서게 된다.

표 4-7 : 청소년기의 신체발육 표준치

연령	표준 신장(cm)		표준 체중(kg)	
	남자	여자	남자	여자
12~13세	151.8	152.7	45.5	43.8
13~14세	159.0	156.6	50.7	47.8
14~15세	165.5	158.5	55.4	50.9
15~16세	169.7	159.4	59.4	52.8
16~17세	171.8	160.0	62.4	53.6
17~18세	172.8	160.4	64.5	53.9
18~19세	173.4	160.7	65.8	54.1

출처 : 질병관리본부(2007). http://cdc.go.rk

(2) 성적 성숙

사춘기의 시작이 과거에 비해 빨라져 최근에는 아동기 후기에 2차 성징이 나타나는 경향이 있다. 사춘기는 남아에 비해 여아에게서 먼저 시작되며 대개 10~11세경, 남아는 12~13세경으로 보고된다. 청소년기의 호르몬 변화는 뇌하수체의 활동에 의해 나타난다. 여자는 난소에서 분비되는 에스트로겐이라는 호르몬에 의해 유방이 발달하고 음모가 성장하게 되며, 남자는 정소에서 분비되는 테스토스테론이 라는 호르몬에 의해 고환이 발달하여 정자가 생성되고 변성기가 일어나며 수염과 음모가 생기게 된다. 여자 청소년의 초경은 평균적으로 12~13세경에 나타나며 영양상태나 신체발달특성에 따라 개인차를 보인다. 실제적인 난자의 생식능력은 초경을 시작한 지 1~2년 후에 생기지만 골반의 발달이 그보다 더디게 이루어지기 때문에 자궁의 미성숙으로 건강한 아이를 낳는 데에는 제약이 있다. 대개 초경 이후 6년 정도가 지나야 성인의 골반이 완성된다(Berk, 2013).

변성기
사춘기 호르몬의 영향으로 성대에 변화가 일어나 남자는 성역대가 낮아지고 여자는 목소리의 질에 변화가 나타나는 시기이다.

청소년기의 2차 성징은 불균형적으로 나타나기도 하며, 특히 성적 성숙으로 인해 외형적인 변화가 두드러져 외모에 대한 청소년들의 관심을 증가시킬 수 있다. 또한 신체적 변화 시기와 정도에 대한 개인차는 청소년의 자아상에 영향을 미쳐 왜곡된 자아개념이나 신체상을 형성하게도 한다. 특히, 왜곡된 신체상은 거식증이나 폭식증 등의 섭식장애와 연관될 수 있다는 점에서 청소년기 신체 변화에 대한 정확한 정보 제공과 교육이 요구된다(Martorell et al., 2013).

거식증
비만에 대한 두려움 등으로 인해 먹는 것을 거부하는 증상을 말한다.

폭식증
음식에 대한 욕구를 조절할 수 없어 반복적으로 폭식행동을 하는 식이장애 중 하나이다.

표 4-8 **청소년기의 성적 성숙**

연령	여자		남자	
	범위	내용	범위	내용
10세	8~13세	유방이 발달함		
10.5세	8~14세	음모가 나타남		
11.5세			9.5~13.5세	고환이 발달함
12세			10~15세	음모가 나타남 남근이 발달함
12.6세	10.5~14세	초경이 나타남		
13.5세			12~16세	첫 사정이 나타남
14세	10~16세	유방 성숙이 완성됨	12.5~15.5세	수염이 자람 목소리가 굵어짐
14.5세	14~15세	음모 성숙이 완성됨	12.5~16세	남근 성장이 완성됨 고환 성장이 완성됨
15.5세			14~17세	음모 성숙이 완성됨

출처 : Berk(2013).

2) 인지발달

(1) 피아제의 형식적 조작기

피아제Piaget의 인지발달단계 중 청소년기는 형식적 조작기formal operations에 해당한다. 형식적 조작기 사고의 가장 큰 특징은 구체적이고 현실적인 사물이나 사건에 대한 논리적 사고뿐 아니라 추상적인 개념에 대해서도 논리적으로 사고할 수 있는 명제적 논리체계를 획득한다는 점이다(Piaget, 1969/1980). 이러한 인지적 특성의 질적 변화는 청소년기에 시작되어 성인기까지 지속된다. 따라서 청소년기는 성인과 동일한 인지적 발달을 이루는 중요한 시기로 이해된다.

(2) 청소년기 사고의 특성

청소년은 아동에 비해 더욱 다양한 논리체계를 사용할 수 있게 됨에 따라 효율적이고 합리적인 사고가 가능해진다. 그러나 이와 동시에 자기중심적인 사고가 나타나기도 하는데, 청소년기의 자기중심적 사고는 인지적인 미성숙에 의한 사고이기보다는 신체적 변화와 환경적 영향에 의한 특성으로 이해된다.

① 추상적 사고

추상적인 사고란 눈에 보이지 않고 만질 수 없는 추상적인 개념에 대해 논리적으로 사고할 수 있는 능력을 의미한다. 예를 들어, 행복이나 가치 등의 개념에 대해 사고하는 것으로, 추상적인 사고능력을 통해 청소년들은 정치, 철학, 종교, 사랑, 도덕, 정의 등의 문제에 관심을 갖게 된다.

또한 추상적 사고능력은 실제적인 사실에 국한하여 생각하던 아동기와는 달리 이상주의적 사고를 가능하게 한다. 그에 따라 사회의 다양한 문제들에 대해 이상적 기준을 가지고 판단하게 되며 이러한 사고경향은 지금까지 자신이 기준으로 삼았던 부모나 기성세대의 기준을 비판하는 것으로 나타나기도 한다.

② 연역적 추론

아동기의 논리는 귀납적인 사고가 주를 이루었다면, 청소년기에는 연역적 사고에 의한 가설적 사고가 가능해진다. 연역적 추론은 일반적인 원칙에서부터 출발하여 특정한 결론에 이르는 추론방식으로 일반화된 가설을 설정하고 다양한 정보를 통해 이를 검증하는 방식을 의미한다. 사고체계의 진보는 귀납적 사고와 연역적 사고를 모두 활용한 다양한 사고를 가능하게 한다는 점에서 사고의 폭을 넓힌다. 또한 연역적 사고가 가능해짐에 따라 청소년들은 문제를 해결하기 위해 가능한 모든 정보의 조합을 통해 체계적으로 원리를 검증하는 과정을 거칠 수 있게 되며, 이는 실제적인 문제해결의 가능성을 높인다(Piaget & Inhelder, 1958/2002).

③ 미성숙한 사고

청소년기 인지발달은 아동기에 비해 질적 진보를 보이지만 다양한 실제적 경험의 부족으로 미성숙한 사고를 보이기도 한다. 엘킨드(Elkind, 1998)는 청소년의 미성숙한 사고특성으로 이상주의적 사고, 과장, 우유부단함, 위선, 자의식, 우월성 등의 6가지 특성을 소개하였다.

상위인지
자신과 타인의 사고에 대해 사고할 수 있는 능력을 말한다.

- 상상의 청중 : 엘킨드(1998)의 6가지 사고특성 중 강한 자의식적 사고는 청소년기에 발달하는 상위인지metacognition 능력과 관련이 있다. 청소년기에 상위인지가 발달하지만 대개 청소년들의 관심은 타인보다는 자신에게 집중되어 있어 종종 타인의 사고가 자신의 사고와 동일하다고 생각하는 오류를 범한다. 엘킨드(1998)는 이러한 자의식적 사고를 '상상의 청중imaginary audience' 개념으로 설명하였다. 상상의 청중이란 자신을 주인공으로 여기고 타인을 모두 자신을 지켜보는 관찰자로 여겨 자신의 행동과 사고를 조절하는 경향을 의미한다. 이러한 경향은 특히 청소년기 초기에 강하게 나타난다.
- 개인적 우화 : 엘킨드(1998)가 소개한 청소년의 미성숙한 사고 중 우월성specialness and invulnerability은 자신을 특별하고 완벽한 존재로 인식하는 경향을 의미한다. 그는 청소년의 이러한 사고특성을 '개인적 우화personal fable'의 개념으로 설명하였다. 개인적 우화란 청소년들이 자신은 특별한 존재이며 자신의 경험은 매우 독특해서 다른 사람들은 이해할 수 없다고 믿으며 또한 자신은 세상의 규칙에 의해 지배될 수 없다고 믿는 경향을 말한다. 개인적 우화는 특히 청소년들의 비상식적이고 비사회적 행동과 관련되기도 한다는 점에

서 위험한 사고특성으로 이해되기도 한다.

3) 정서사회성발달

청소년기는 호르몬 변화에 의해 2차 성징이 나타남에 따라 정서발달에서도 아동기와는 다른 특성을 보인다. 또한 에릭슨(1968)의 심리사회적 발달단계에 의하면 청소년기는 정체감 대 역할 혼돈의 단계로 정의된다. 이는 청소년기에 건강한 자아정체감 형성이 가장 중요한 발달과업이며 자아정체감이 이 시기의 정서사회성발달에 근간이 된다는 점을 시사한다.

(1) 정서발달

청소년기는 정서 변화가 많이 나타나고 심리적으로도 불안정한 상태를 경험한다는 측면에서 질풍노도의 시기로 불린다. 이는 급격한 신체 변화에 의해 영향을 받기도 하지만 신체적으로, 인지적으로 완전히 성숙되지 않은 과도기적인 발달상태와도 관련이 있다. 이와 함께 진로를 결정해야 하는 사회적인 요구와 압력이 불안정한 정서상태를 유발하기도 한다.

청소년기는 앞서 살펴본 인지적인 부분에서의 자기중심성으로 인해 우월감에 빠지기도 하고 이와는 반대로 타인과의 신체적 · 인지적 비교를 통해 열등감을 경험하기도 한다. 또한 정서적 불안정, 갑작스러운 감정의 변화, 충동성, 정서적 우울감 등의 부정적 감정을 많이 경험하며, 그 강도도 강해져서 정서와 관련된 정신건강상의 문제를 겪기도 한다. 청소년기의 정서문제는 심할 경우 현실 부적응이나 자살 등으로 이어질 수 있다는 점에서 많은 관심을 필요로 한다.

(2) 자아정체감의 형성

자아정체감이란 나는 누구인가라는 질문에 대한 답을 의미한다. 유아기나 아동기에는 주로 자신의 외적인 특성이나 능력 등에 초점을 두어 자아를 정의한다. 그러나 청소년기에 사고능력이 발달함에 따라 자신을 정의하는 방식에도 차이를 보

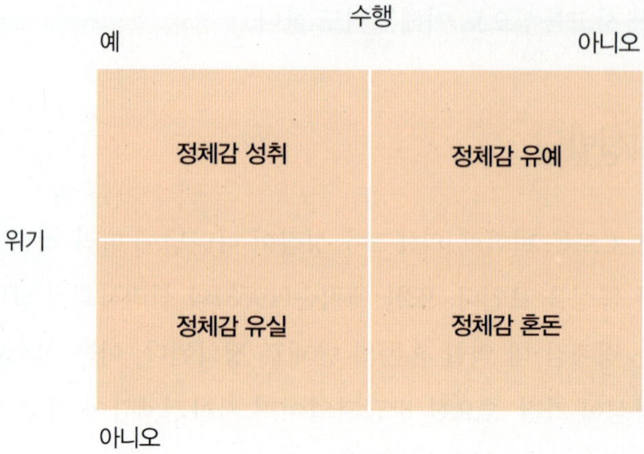

그림 4-1 : 자아정체감 지위 구분

이게 된다. 청소년기의 주요한 발달과업으로 이해되는 자아정체감은 단순히 자기 자신의 외모나 능력을 중심으로 한 정의이기보다는 자신의 역할이나 사회적인 관계, 개인의 가치, 신념, 목표 등으로 구성되는 통합적 자아정의로 이해된다(최경숙 · 송하나, 2015).

따라서 긍정적인 자아정체감의 형성은 개인의 삶에 대한 만족과 편안함, 타인과의 바람직한 관계 형성 및 신뢰 등 심리사회적 건강성과 관련된다(Kroger, 2003). 또한 자아정체감의 형성은 개인의 삶에서 '합리적 주체성rational agency', '단일성singularity', '연속성continuity' 등의 긍정적 경험을 가능하게 한다(Moshman, 2005). 즉, 자아정체감 형성을 통해 개인은 사회에 영향력을 미치는 독특하고 합리적인 존재로서 기능할 수 있게 된다.

자아정체감 지위
위기와 수행을 기준으로 구분되는 자아발달의 상태를 말한다.

마르샤(Marcia, 1966, 1980)는 청소년들이 경험하는 자아발달의 과정을 위기와 수행 두 차원의 존재/부재를 기준으로 4가지 자아정체감 지위로 소개하였다그림 4-1. 위기는 자아정체감을 형성하는 과정에서 위기를 극복했는지의 여부를 의미하며, 수행은 자아정체감 형성을 위한 과제를 수행함에 있어 의미 있는 선택을 하였는가의 여부를 의미한다. 이 두 차원을 중심으로 마르샤는 자아정체감의 지위를 정체감 성취identity-achievement, 정체감 유예identity-moratorium, 정체감 유실identity-foreclosure, 정체감 혼돈identity-diffusion으로 구분하였다.

표 4-9 : 자아정체감의 4가지 지위

정체감 지위	내용
정체감 성취	• 자아정체감의 위기를 성공적으로 극복하여 신념, 가치, 삶의 목표 등이 비교적 강하게 확립된 경우 • 안정된 정체감을 획득한 상태
정체감 유예	• 정체감 위기의 상태에 있는 중 • 다양한 가치, 역할, 신념, 행동 등에 대해 탐색하며 자아정체감 형성을 위해 노력하고 있는 단계
정체감 유실	• 부모 및 다른 역할 모델의 가치, 신념, 삶의 목표 등을 그대로 수용한 경우 • 자아정체감의 위기를 거치지 않고 정체성을 확립하였기 때문에 이후 성인기에 정체감 위기를 겪을 수 있음
정체감 혼돈	• 아직 정체감 위기에 직면하지 않은 경우 • 가치, 신념, 삶의 목표 등에 대한 탐색에 실패한 상태 • 가치, 신념, 삶의 목표 설정을 통한 정체감 형성에 관심이 없는 경우

출처 : 최경숙 · 송하나(2015).

(3) 또래관계

청소년 시기에 가장 중요한 사회관계는 또래관계로 이해된다. 영유아기에는 부모와의 관계가 사회성발달에 중심이 되고, 아동기에는 학교생활을 통해 그 영역이 또래관계로 점차 확대되지만 부모 및 가족의 영향력은 여전히 크게 작용한다. 이에 반해 청소년기에는 부모의 영향으로부터 점차적으로 독립하여 또래관계를 통해 심리적, 사회적, 정서적 영향을 더 많이 받게 된다. 또래집단은 청소년에게 가장 중요한 사회적 지지체계로 역할한다는 점에서 또래로부터 지지를 받지 못하게 되면 사회적으로 위축되고 고립감과 소외감을 느끼게 된다(Bachar, Canetti, Bonne, & Kaplan-DeNour, 1997). 그러나 사회적으로 바람직하지 않은 또래집단에서의 교류는 오히려 부정적 영향을 주어 비행과 같은 문제행동이나 사회적 일탈행동을 야기할 수도 있다.

한편, 청소년기 후기가 되면 이성에 대한 관심이 점차적으로 증가하고 2차 성징에 의해 성적인 발달이 완성됨에 따라 이성친구와의 성적 접촉을 시작하거나 성적 욕구를 경험하기도 한다.

청소년기 친구관계는 세 가지 유형으로 나눌 수 있다(Brown, 1990). 일대일 우

표 4-10 : 또래관계의 유형

유형	특징
일대일(dyadic)	• 또래관계 유형 중 가장 직접적이고 구체적인 유형 • 다른 유형과 비교할 때 일대일 친구의 영향력이 가장 크다.
도당(clique)	• 소집단의 구성원들과 우정을 나누는 유형 • 4~5명 정도의 소집단에서 빈번한 상호작용을 경험한다.
무리(crowds)	• 또래들 간에 같은 이미지나 정체성을 형성하여 만들어지는 유형 • 또래들 사이에서의 평판에 영향을 받는다.

도당
구성원들 간의 결속력과 애착이 강한 4~5명 정도의 소규모 또래집단을 일컫는다.

정, 도당, 그리고 무리 등의 관계는 각 유형에 따라 그 안에서 청소년들이 맺게 되는 관계의 질에 차이를 보이며 친구관계의 기능도 다르게 나타낸다.

3. 아동기 및 청소년기의 정신건강

이 절에서는 아동기 및 청소년기의 대표적인 정신건강문제 중 주의력결핍과잉행동장애, 품행장애, 학습장애, 틱장애 및 아동청소년 우울증, 인터넷 및 스마트폰 중독 등에 대해 간략히 소개하고자 한다(서울아산병원, 2016 ; 신의진, 2008 ; 전석균, 2016).

1) 주의력결핍과잉행동장애

(1) 개념 및 증상

주의력결핍과잉행동장애Attention Deficit & Hyperactivity Disorder : ADHD는 주의가 산만하고 가만히 있지 못하며 공격적 행동과 과잉행동 등의 특성을 보이는 질환으로, 아동기를 전후한 7세 이전에 발병한다(서울아산병원, 2016). 유아기에도 나타나나, 특히 학령기는 학교에서 규칙적인 생활을 하고 학업적인 주의집중을 필요로 하는 시기라는 점에서 더 쉽게 발견되는 경향이 있다.

주의력결핍과잉행동장애는 부주의, 과잉행동, 충동성의 3가지 대표적인 증상을 보인다. 부주의는 학업이나 일에 주의를 기울이지 못하고 체계적으로 수행하지 못해 실수가 많은 증상을 의미한다. 과잉행동은 신체 일부나 몸 전체를 가만히 두지 못하고 급하게 행동하거나 수다스러운 증상을 의미하며, 충동성은 자신의 차례를 기다리지 못하거나 성급한 특성으로 나타난다(전석균, 2016).

(2) 발병 원인

주의력결핍과잉행동장애의 발병 원인은 명확하게 밝혀지지는 않았으나 몇 가지의 경우로 나누어 볼 수 있다. 먼저 가족력에서 주의력결핍과잉행동장애를 찾아볼 수 있다는 점은 유전적인 원인에 의한 것임을 시사한다. 임신 기간 동안 어머니가 유해물질에 노출된 경우, 출산 중 뇌손상이 있는 경우 이 장애와 관련이 있다는 보고가 있으며, 또한 출생 이후 학대 등의 부정적 양육환경에 노출될 때 발병하기도 한다.

주의력결핍과잉행동장애의 치료는 일반적으로 약물치료와 부모교육을 함께 진행하며, 이외에 장애의 정도에 따라 환경치료, 행동치료 등의 치료가 병행되기도 한다.

2) 품행장애

(1) 개념 및 증상

품행장애conduct disorder는 공격적이고 반사회적인 행동이 반복적으로 나타나는 문제행동으로 정의된다. 품행장애가 있는 아동은 타인의 물건을 훔치고 사회적 규칙을 어기는 등의 비공격적 행동과 타인이나 동물에게 잔혹하고 거칠게 행동하고 물건을 파괴하는 등의 공격적 행동을 통해 대인관계나 일상생활에 어려움을 보인다(신의진, 2008). 품행장애는 공격적 성향과 관련이 있기 때문에 여아보아는 남아에게서 4~12배 더 많이 나타나고 10세 이전에 시작되기도 하지만 청소년기에 시작되기도 한다(전석균, 2016).

(2) 발병 원인

품행장애의 발병 원인 또한 명확히 밝혀지지는 않았으나 유전적 요인과 환경적 요인이 모두 영향을 주는 것으로 이해된다. 특히, 공격적인 증상이 많이 나타나는 품행장애는 뇌의 이상이나 호르몬 이상 등 신경생물학적 원인에 의한 경우가 많다. 이와 더불어 부모의 부정적인 양육태도나 빈곤한 가정환경, 부모의 우울증 등도 심리사회적 원인으로 언급된다.

아동기에 품행장애 진단을 받는 경우 성인기에 반사회성 성격장애로 발전하는 경향이 높다. 따라서 품행장애에 대한 치료가 조기에 이루어질 필요가 있다. 품행장애는 다른 정신장애와 함께 나타나는지의 여부에 따라 치료 및 예후에 차이가 있다. 주의력결핍과잉행동장애나 우울증, 학습장애 등이 함께 나타나는 품행장애의 경우는 다른 정신장애를 치료하는 과정에서 품행장애의 증상도 나아지게 된다. 특히, 품행장애는 주의력결핍과잉행동장애와 함께 나타나는 경우가 많으므로 약물치료 등을 통해 두 가지의 장애를 함께 치료하는 방법을 사용할 수 있다(신의진, 2008).

3) 학습장애

(1) 개념 및 증상

학습장애learning disorder는 읽기, 쓰기, 듣기, 말하기, 계산하기, 추론하기 등의 학습능력 중 한 가지 이상에서 또래들에 비해 매우 낮은 발달을 보이는 장애이다. 학습장애는 특히 지적 능력에 이상이 없는 경우에 나타난다는 점에서 특이성을 가진다. 또한 증상이 매우 다양하여 학습부진이나 학습지체 등과의 구분이 쉽지 않다는 점에서 진단에 어려움이 있다.

일반적으로 학습장애는 읽기 장애, 쓰기 장애, 산수장애의 세 가지로 분류할 수 있으며, 이들 중 두 개 이상에 문제가 나타날 때 중복 학습장애로 인식한다. 읽기 장애는 난독증으로도 불리며 학습장애 아동의 약 80% 정도가 여기에 속한다. 읽기 장애를 겪는 아동들은 비슷한 단어를 혼동하거나 문장에 없는 단어를 추가하거나 다른 단어로 바꾸는 등의 현상으로 인해 문장의 의미를 이해하지 못하는 어려움을 보인다. 쓰기 장애는 맞춤법은 물론 단어 간에 구분을 못하거나 단어를 보고 쓰는 것에도 어려움을 느끼는 증상을 보인다. 산수장애는 숫자를 읽고 쓰는 것에 어려움을 보이며 숫자 배열이나 수식, 공간이나 시간 개념 등에 대한 이해력도 떨어진다(신의진, 2008).

(2) 발병 원인

학습장애는 읽기, 쓰기, 말하기, 계산하기 등 직접적인 학습능력과 관련된다는 점에서 학습량이 많아지고 학습 내용이 복잡해지는 학령기인 10~14세 사이에 나타나는 경우가 많다. 학습장애의 원인은 대개 뇌기능 및 중추신경계의 결함 때문인 것으로 보고된다. 이러한 뇌기능의 문제 역시 가족력과 관련이 있으며, 이 밖에 임신 기간 동안에 위험물질에 노출되는 경우 태아의 뇌와 신경계 발달에 이상을 야기하여 발병하기도 한다(신의진, 2008).

4) 틱장애

(1) 개념 및 증상

틱장애tic disorder는 신경학적 질환의 한 유형으로 아동기는 물론 유아기, 청소년기, 성인기에도 나타날 수 있는 장애이다. 틱장애는 특별한 이유가 없이 몸의 일부를 무의식적으로 움직이는 증상으로 나타난다. 머리를 흔들거나 눈을 깜박이거나 팔다리를 흔드는 등의 증상이 대표적이며 이상한 소리를 반복적으로 내는 등의 증상으로 나타나기도 한다. 이러한 특정 근육의 움직임은 복합적으로 나타나기도 하고 신체 부위를 옮겨가며 나타나기도 한다(위키백과, 2016).

틱장애는 근육의 움직임으로 나타나는 운동 틱과 소리를 내는 음성 틱의 두 가지로 구분된다. 대표적인 틱장애로 투렛증후군Tourette syndrome을 들며, 만성적 틱장애와 일시성 틱장애 등도 포함된다.

투렛증후군
틱장애의 가장 심한 형태로 음성 틱과 운동 틱이 한꺼번에 1년 이상 지속되는 현상이다.

(2) 발병 원인

틱장애는 처음에 어떤 목적에 의해 반사적 행동을 하던 것이 습관화되고 지속화되면서 의도하지 않은 상황에서도 자동적으로 나타나게 되는 경우가 많다. 틱장애는 특히 높은 스트레스나 긴장과 관련이 있어, 아동의 경우 스트레스가 많은 학령기 초기에 증상이 악화되는 경향이 있다. 여아에 비해 남아에게서 1.5~3배 더 많이 나타나며, 초등학생의 5~24%가 틱증상을 보인다는 보고도 있다(신의진, 2008). 틱장애를 개선하기 위해 반복적인 근육의 움직임 자체를 제재하는 것은 증상완화에 도움이 되지 않으며 오히려 스트레스를 증가시켜 해당 증상이 더 심해지기도 한다는 점에서 주의를 요한다.

투렛증후군과 같이 증상이 심한 경우는 약물치료를 필요로 하지만, 증상이 심하지 않은 경우는 행동치료나 부모교육 등에 의해 증상이 호전될 수 있으며 경미한 경우는 청소년기와 성인기에 증상이 없어지기도 한다.

5) 기분장애

(1) 개념 및 증상

기분장애는 정서상태의 변화와 관련하여 일상생활에 어려움이 있는 정신질환으로, 우울감이나 절망감, 무기력감과 같은 부정적 기분이 지속적으로 나타나는 것을 대표적인 증상으로 보고한다. 이와는 반대로 과민성과 흥분 등의 증상이 나타나기도 하여, 증상의 유형에 따라 우울장애와 양극성장애 등으로 구분한다.

아동기와 청소년기의 대표적인 기분장애로 우울증을 들 수 있다. 특히, 아동·청소년 우울증은 우울한 정서의 표현으로 나타나기보다 짜증과 변덕스러운 행동, 분노 등의 형태로 표현된다는 점에서 성인기 우울증과 다소 차이를 보인다. 유아기에 우울증이 발병되는 경우는 매우 낮으나 학령기인 6~12세에 약 2~3%가 우울증을 보이고 청소년기에는 6~9%로 나타난다(Dumas & Nilsen, 2005). 특히, 우울증은 지속적인 정서문제가 자살 등과 같은 극단적인 결과로 이어질 수 있다는 점과 재발률이 높다는 점에서 심각한 장애로 인식된다.

(2) 발병 원인

우울증은 유전적인 원인도 주요하지만, 청소년 우울증의 경우 특히 대인관계의 문제나 학교 부적응, 가정 내 문제, 학업 스트레스 등 복합적인 요인들이 발병 원인으로 보고된다(전석균, 2016). 청소년기 우울은 정신병적 증상을 동반하는 양극성 장애로 발달할 수 있다는 점에서 지속적인 치료가 요구된다. 우울증의 치료는 약물치료 이외에도 인지행동치료나 대인관계치료 등의 심리치료가 효과적이다. 특히, 심리치료는 아동보다는 청소년에게서 효과가 크며 남자보다 여자에게 효과가 큰 것으로 보고된다(Dumas & Nilsen, 2005).

6) 인터넷 및 스마트폰 중독

(1) 개념 및 증상

인터넷 중독internet addiction 및 스마트폰 중독은 충동조절장애의 한 유형으로 인터넷 및 휴대전화를 과도하게 사용하여 일상생활에 어려움을 경험하는 상태를 의미한다. 중독증의 진단은 어떤 대상에 대한 지나친 몰두와 의존성, 내성 및 금단증상 등을 포함한다(전석균, 2016). 이러한 측면에서 인터넷 중독은 게임이나 채팅, 웹서핑 등에 몰두하여 현실세계보다 가상세계에 몰입하는 증상을 보이며, 인터넷을 사용하지 않으면 불안해하는 금단증상을 동반한다는 점에서 행위중독으로 이해된다. 또한 인터넷 사용시간을 스스로 통제하지 못하는 충동성과 통제능력의 상실로 부모와 갈등을 경험하거나 학교생활을 성실히 하지 못하는 등의 생활문제를 보고한다(Young, 1996).

인터넷 중독은 매체 자체의 중독성보다는 특정 서비스에 대한 몰입으로 나타나며 따라서 중독 유형에 따라 게임중독, 온라인 도박중독, 음란물 중독, 채팅중독 등으로 구분하기도 한다. 한편, 스마트폰 중독은 매체 자체의 특성 중 휴대성에 의해 접근 가능성이 매우 높다는 점에서 인터넷 중독에 비해 중독성이 더 높은 것으로 보고된다.

(2) 발병 원인

인터넷 중독의 원인은 인터넷의 속성, 뇌신경학적 요인, 성격적 요인, 사회환경적 요인 등을 들 수 있다(전석균, 2016). 먼저 인터넷 자체의 속성이 현실과는 다른 가상세계에서 익명성과 자기표현성을 극대화시킬 수 있다는 측면에서 현실에 불만이 많거나 자아존중감이 낮은 사람들이 중독되는 경향이 높다. 뇌신경학적 요인으로는 인터넷 게임을 할 때 충동조절회로의 도파민 수준이 높아져 중독행동이 반복되는 것으로 이해되기도 한다. 성격적 요인으로는 외로움을 잘 느끼거나 사회성이 부족하고 충동적 성향이 높으며 경쟁적이거나 지나치게 승부욕이 강한 성향의 사람들이 상대적으로 중독에 쉽게 빠진다. 사회환경적으로는 가정에서의 무관심이나 부모–자녀 간 의사소통의 부재 등 미시적 가정환경요인과 함께 컴퓨터를 이용한 상업적 문화의 활성화 등과 같은 거시적 사회환경요인도 관련이 있는 것으로 보고된다(박상희 외, 2014 ; 전석균, 2016).

Discussion **Points**

1 아동기 및 청소년기의 정신건강문제와 관련이 있을 수 있는 환경적 요인들에 대해 논의해 보시오.

2 인터넷 중독이나 스마트폰 중독을 경험한 주변인이 있었다면 어떠한 중독적 특징을 보였는지 이야기해 보시오.

3 또래와의 관계가 자신의 신체 · 인지 · 정서사회성발달에 어떠한 영향을 미쳤는지 구체적 예를 들어 논의해 보시오.

PART 3

Mental Health

아동 · 청소년기 문제 및 발달 이상

신경발달장애

Chapter 5

5

미국정신의학회(American Psychiatric Association : APA)의 ‘정신장애의 진단과 통계편람(Diagnostic and Statistical Manual of Mental Disorders : DSM)체계는 정신의학에 기초하여 정신장애를 분류한 전통적 분류이다.

본 장에서는 DSM-5 체계에 근거하여 신경발달장애 중 지적장애, 자폐 스펙트럼 장애 및 주의력결핍과잉행동장애에 대하여 개요, 증상과 진단, 발달과 경과, 원인 및 치료적 개입에 대해 살펴보고자 한다.

미국정신의학회는 1948년부터 체계적인 분류작업을 시작하여 1952년에 DSM-I을 발간하였으며, 이후 유용한 진단 개념이 되도록 수차례 개정이 진행되어 왔다. 최근 2013년 DSM-5 체계가 개발되었으며 이 체계는 신경발달장애 neurodevelopmental disorders 범주에 지적장애, 의사소통장애, 자폐 스펙트럼 장애, 특정학습장애, 주의력결핍과잉행동장애, 운동장애 등을 포함하고 있다(APA, 2013).

1. 지적장애

1) 개요

지적 능력에 결함이 있는 경우 정신박약, 정신지체mental retardation 등의 용어가 적용되어 오다가 DSM-5에서는 지적장애Intellectual Disability : ID로 변경되었다. 2013년 개정된 DSM-5의 정의에 의하면 전반적인 지적 능력의 결함은 표준화된 개별지능검사와 임상적 평가로 확인되어야 하며, 나이, 성별, 사회문화적 배경이 비슷한 또래에 비해 일상적인 기능이 부족하여 독립적인 활동이나 사회적 역할에 지장이 있으며, 이러한 지적 결함과 적응능력의 결함은 발달이 이루어지는 시기에 시작되어야 한다고 제시되어 있다(정철호 · 하지혜, 2014).

한편, 미국정신지체협회American Association on Mental Retardation : AAMR ; 현재는 미국 지적장애 및 발달장애학회, American Association on Intellectual and Developmental Disabilities : AAIDD에서는 다음과 같이 지적장애를 정의하고 있다. 지적 기능과 적응행동일상적인 사회적 기능과 수행기술 등을 포함 모두에 심각한 제약이 있는 장애를 말하며 18세 이전에 시작된다. 지적 기능은 학습, 추론, 문제해결 등의 전반적인 지적 능력을 말하며 지적 기능은 IQ검사로 측정할 수 있고 70 또는 75까지를 지적장애의 경계로 본다(Wicks-Nelson & Israel, 2015).

2) 증상 및 진단

DSM-5에서는 다음과 같은 진단 기준을 제시하고 있다.

> **DSM-5의 지적장애 진단 기준**
>
> 지적장애(지적발달장애)는 발달 시기에 시작되며, 개념, 사회, 실행영역에서 지적 기능과 적응기능 모두에 결함이 있는 상태를 말한다. 다음의 3가지 진단 기준을 충족해야 한다.
>
> - 임상적 평가와 개별적으로 실시된 표준화된 지능검사로 확인된 지적 기능(추론, 문제해결, 계획, 추상적 사고, 판단, 학업, 경험학습)의 결함이 있다.
> - 적응기능의 결함으로 인해 독립성과 사회적 책임의식에 필요한 발달학적 · 사회문화적 표준을 충족하지 못한다. 지속적인 지원 없이는 적응 결함으로 인해 다양한 환경(가정, 학교, 일터, 공동체)에서 한 가지 이상의 일상 활동(의사소통, 사회적 참여, 독립적 생활)기능에 제한을 받는다.
> - 지적 결함과 적응기능의 결함은 발달 시기 동안에 시작된다.
>
> 출처 : APA(2013).

DSM-5에서 지적장애의 심각도는 지능지수에만 따르지 않고 개념, 사회성, 실행능력의 세 가지 영역에서의 제약 정도에 따라서 분류된다(Schalock et al., 2010).

- 개념 : 언어, 읽기와 쓰기, 시간 및 수 개념
- 사회성 : 대인기술, 사회적 책임감, 자아존중감, 잘 속아 넘어감, 규칙준수, 괴롭힘 피하기, 사회적 문제해결
- 실행능력 : 일상생활의 활동들과 자기보호, 금전 사용, 안전, 건강관리, 여행, 일과, 전화 사용, 직업기술

지적장애는 심각도에 따라 경도, 중등도, 고도, 최고도로 구분되며, 각각의 증상적 특징은 다음과 같다(정철호 · 하지혜, 2014).

(1) 경도 지적장애

① 개념영역

학령 전기에는 명확한 차이가 없을 수도 있다. 그러나 학령기와 성인기에는 읽기, 쓰기, 계산, 시간, 돈과 관련된 학습기술을 배우는 데 어려움이 있으며 나이에 맞는 기능을 하려면 도움이 필요하다.

② 사회성영역

정상발달을 하는 또래에 비해 사회적 상호작용이 미숙하다. 예를 들어, 또래가 보여 주는 사회적 단서를 정확히 인지하기 어렵다. 의사소통, 대화, 언어가 생활 연령보다 제한적이거나 미숙하며, 연령수준에 적절한 방법으로 감정과 행동을 조절하는 것이 어려울 수 있다. 또한 사회적 상황에서 위험을 잘 인지하지 못하고 사회적 판단이 미숙하여 다른 사람에게 이용당할 위험이 있다.

③ 실행영역

자기 관리는 연령수준에 맞게 적절하게 할 수 있지만, 복잡한 일상생활을 할 때에는 다소의 도움이 필요하다. 성인기가 되면 장보기, 교통수단 이용하기, 가사와 육아 계획하기, 음식 준비하기, 은행업무와 금전관리 등에서 도움이 필요하다.

(2) 중등도 지적장애

① 개념영역

전 발달과정에 걸쳐 또래에 비해 현저히 떨어진다. 학령 전기에는 언어와 학습 준비기술 발달이 늦고, 학령기에는 읽기, 쓰기, 산수, 시간과 돈의 개념 이해 등이 느리게 발달하며 또래에 비해 매우 제한적이다. 성인기에 이르러도 학습기술은 초등학생 수준이며 일이나 개인생활영역에서 도움이 필요하다.

② 사회성영역

사회적 행동과 의사소통행동에서 또래와 현저한 차이를 나타낸다. 표현언어가 단조로우며, 사회적 단서를 정확히 인지하거나 해석하지 못할 수 있다. 사회적 판단과 결정은 제한적이며, 중요한 결정은 도와주어야 한다.

③ 실행영역

식사, 배설, 옷 입기, 위생상태 유지 등 개인적인 일을 처리할 수 있으나 독립적으로 일을 수행하기 위해서는 오랜 시간 가르쳐야 하고, 교통수단 이용하기, 의료, 금전관리 등을 해내기 위해서는 동료나 다른 사람의 도움이 상당히 필요하다.

(3) 고도 지적장애

① 개념영역

개념적 기술을 제한적으로 습득할 수 있다. 대체로 글자를 이해하지 못하거나 수, 양, 시간, 돈에 대한 개념을 이해하지 못하며 평생 동안 문제를 해결하는 데 많은 도움이 필요하다.

② 사회성영역

말이나 대화는 일상적인 범위 안에서 주로 현재 시점의 이야기를 하며, 언어사용은 설명보다는 사회적 의사소통을 위해서 이루어진다.

③ 실행영역

식사, 옷 입기, 목욕하기, 배설하기 등 모든 일상 활동에 도움이 필요하다. 항상 타인의 감독이 필요하며 자신이나 타인의 안녕에 대해 책임 있는 결정을 할 수 없다.

(4) 최고도 지적장애

① 개념영역

상징적 과정보다는 주로 물질적 세계와 관련된 것들이다. 운동적으로 제약이 있거나 감각장애가 동반될 경우에는 사물을 기능에 맞게 사용하지 못 할 수도 있다.

② 사회성영역

언어나 동작의 상징적 의사소통 의미를 이해하는 데 상당한 어려움이 있으며

표 5-1 : 지적 능력에 따른 지적장애의 분류

구분	지능	정신연령	특징
경도	50~69	9~12세 정도	• 사회적 기술과 의사소통기술에 특별한 문제가 없어 도움을 통해 독립적 생활이 가능하다. • 과제 수행을 위해 충분한 시간이 제공되어야 하며, 어려운 과제에 대한 주의력과 집중력이 낮다.
중등도	35~49	4~8세 정도	의사소통 및 사회관계에 어려움을 겪지만 직업훈련과 일상생활훈련이 가능하다.
중도	20~34	4~6세 정도	어느 정도 의사소통은 가능하고 기초적인 자기보살핌 행동은 훈련이 가능하다.
최중도	20 미만	2세 미만	• 유아기 감각운동기능에 상당한 장애를 보인다. • 고도로 체계화된 환경에서는 어느 정도 발달이 가능하며, 지속적인 지도와 도움, 개별지도가 가능하다.

출처 : APA(2013).

감각 이상과 신체장애가 동반되면 사회 활동에 많은 제약을 받는다.

③ 실행영역

물리적 보살핌, 건강, 안정 등 모든 측면에서 타인에게 의지해야 한다.

3) 발달과 경과

DSM-5에 의하면, 지적장애는 발달적으로 초기에 시작되는 것으로 명시되어 있다. 고도 지적장애의 경우에는 생후 첫 2년 이내에 운동, 언어, 사회적 발달지연이 확인될 수 있는 반면, 경도 지적장애는 학업에서의 어려움이 분명해지는 학령기 전까지는 장애의 특성을 알아차리기 어려울 수 있다.

초기 발달과정에서 장애의 심각도가 시간에 따라 달라질 수는 있지만, 일반적으로 장애는 평생 지속된다. 초기부터 지속적인 치료적 개입을 통하여 적응기능을 향상시킬 수도 있다. 영유아나 어린 아동을 평가함에 있어서는 적절한 개입이 제공된 후로 지적장애 진단을 보류하는 것이 통상적인 관행이다. 나이 든 아동이나 성인에서는 광범위한 지원을 통해서 일상생활의 전 활동에 걸친 참여를 이끌어 낼 수 있고 적응기능을 개선시킬 수도 있다.

4) 원인

역사적으로 지적장애는 기질적 원인이 있는 군과 명확히 드러난 기질적 원인이 없는 군으로 분류되어 왔다(Curry et al., 1997 ; 정철호 · 하지혜, 2014에서 재인용). 경도 지적장애의 대부분은 비기질적 원인의 지적장애에 해당된다.

(1) 기질적 원인

가장 잘 알려진 지적장애의 원인은 유전적 증후군과 태아기 독성물질에 노출된 경우다운증후군, 태아알코올증후군이며 30%를 차지한다. 또한 단일 유전자 이상, 유전자 결함취약X 증후군, 선천적 대사장애, 임신과 주산기 합병증손상, 조산, 저산소증 등, 후천적인 의학적 질환납중독 등이 원인이 된다.

주산기
신생아를 분만한 시기의 전후기간을 의미하며, 의학적 정의로는 임신 20주 이후 또는 출생체중이 500g 이상으로 출산 후 28일까지의 기간을 뜻한다.

(2) 비기질적 원인

출생 시 저체중아일 경우 경도, 고도 지적장애 발생의 위험성이 높고, 산모의 고령, 낮은 교육수준, 낮은 사회경제적 수준이 지적장애의 위험에 영향을 미치는 것으로 나타났다.

한편, 지적장애의 위험요인과 병인에 대한 AAIDD의 4가지 범주는 표 5-2와 같다.

표 5-2 : 지적 장애의 위험요인과 AAIDD의 4가지 범주

발생 시점	생물의학적	사회적	행동적	교육적
태내기	• 염색체장애 • 단일유전자장애 • 여러 증후군 • 대사장애 • 대뇌발육 이상 • 모의 질병 • 부모의 연령	• 빈곤 • 모의 영양실조 • 가정폭력 • 임신 중 보호 결여	• 부모의 약물 사용 • 부모의알코올사용 • 부모의 흡연 • 부모의 미숙	• 부모의 인지장애 • 부모가 될 준비의 결여

발생 시점	생물의학적	사회적	행동적	교육적
주산기	• 미성숙 • 출산 상해 • 신생아 장애	출산 시 보호 결여	• 부모의 양육 거부 • 부모의 자녀 유기	개입 서비스를 위한 의학적 의뢰의 결여
출생 이후	• 외상적 뇌손상 • 영양실조 • 수막뇌염 • 발작 이상 • 퇴행성장애	• 아동–성인관계의 손상 • 적절한 자극 결여 • 가족의 빈곤 • 가족의 만성적 질환 • 시설 수용	• 아동학대와 방임 • 가정폭력 • 부적절한 안전조치 • 사회적 박탈 • 아동의 까다로운 행동	• 양육문제 • 진단의 지연 • 부적절한 조기 개입 서비스 • 부적절한 특수교육 서비스 • 부적절한 가족 지원

출처 : Schalock et al.(2010) ; Wicks-Nelson & Israel(2015)에서 재인용.

5) 치료적 개입

(1) 예방적 치료

지적장애를 예방하기 위한 방법으로 산전 진단검사와 신생아 대사검사가 있다. 예를 들어, 다운증후군은 출생 이전에 알아낼 수 있고, PKU는 조기에 발견함으로써 즉각적인 식이조절에 의해 지적장애를 줄일 수 있다.

PKU(페닐케톤뇨증)
선천성 대사장애로 페닐알라닌하이드록실라제라는 효소가 없거나 부족해서 생기는 질환이다.

(2) 통합적 치료

치료에 대한 효과는 지적장애의 정도, 치료를 시작한 나이, 가족과 환경적 요인, 동반된 정신병리, 문제행동의 수와 심한 정도에 따라서 차이가 있다. 지적장애 아동의 발달수준, 사회적 · 환경적 요인, 문제해결기술을 배우는 능력에 영향을 미치는 심리적 요인, 생물학적 요인 등을 고려하여 통합적 치료가 적용된다.

① 행동치료, 심리치료 및 집단훈련

응용행동분석Applied Behavior Analysis : ABA과 같은 행동치료가 효과가 있는 것으로 알려져 있다. 행동치료는 문제가 되는 행동의 원인이나 기능을 분석하고 어떻게 문제행동이 강화되는지를 알아보는 것으로 시작된다.

지적장애아동 · 청소년의 제한적인 인지, 언어능력으로 인하여 심리교육이나 인지행동치료와 같은 전통적인 치료는 효과가 명확하게 알려져 있지 못하다.

한편, 사회기술을 배우고 친구관계를 형성하기 위한 사회성 기술훈련, 집단훈련 등이 지적장애아동 · 청소년의 적응에 긍정적인 영향을 미치는 것으로 보고되고 있다.

② 약물치료

지적장애아동의 과민함, 공격성, 자해, 경련 등 행동문제나 우울감을 완화시키는 데 약물치료가 도움이 되는 것으로 알려져 있다.

③ 교육과 지역사회의 지원

지적장애아동을 대상으로 하는 교육 프로그램은 행동치료전문가, 언어치료사, 작업치료사, 특수교사 등 여러 학문 분야의 전문가가 참여하는 통합 프로그램이 적절하다. 지적장애아동의 가족과 지역사회가 협력하여 개별화된 치료계획을 세우는 것이 효과적이며, 최상의 발달을 위해서는 조기개입이 필수적이다. 지적장애아동이 초등학교 입학 연령이 되면 교사, 사회복지사, 가족이 협력하여 개별화 교육 계획을 세우고 아동의 기능에 따라 교육방법이 결정된다. 경도의 경우에는 일반학급에 배정된 후 특정 부분에 대해서만 도움반에서 특수교사에게 일대일 또는 소집단 교육을 받게 된다. 장애가 심할 경우에는 특수교사에게 전일 수업을 받게 된다. 특수반과 도움반은 학습뿐만 아니라 자립에 필요한 생활기술을 가르치는 것을 목표로 하며 사회기술향상과 직업훈련도 목표로 한다.

④ 가족에 대한 교육

지적장애아 가족을 대상으로 부모교육을 통하여 아동에 대한 현실적인 기대를 갖도록 하고, 구체적인 양육방법이나 훈련에 대한 부모역할을 제시한다. 또한 부모의 죄책감, 낙심, 분노 등 부정적인 감정을 표현하고 조절할 수 있는 기회를 제공한다.

특수교육지원센터 소개

BOX 5-1

1. 운영의 필요성

특수교육의 개념은 특별한 요구가 필요한 모든 이들을 지원하는 것으로 폭넓어지고 있다. 이런 변화된 패러다임은 모든 학습곤란아동 지원이나 교육적 혜택을 받지 못하는 아동들을 위한 순회교육, 특수교육 대상자 및 학부모의 상담서비스를 제공하거나 특수교육 대상자를 위한 치료교육 제공, 일반아동 및 일반인들에 대한 장애인식 교육, 특수교육 자료 대여 등 다양한 서비스를 제공할 수 있는 것을 의미한다. 즉, 모든 특수교육 대상자에 적절한 교육을 보상하는 것은 물론 언제 어디서나 수용자가 원하는 특수교육을 제공하는 것이다. 기존의 특수교육 대상자의 교육 지원에만 국한하는 역할에서 벗어나 변화된 패러다임에 부응하여 다양한 서비스 제공과 진정한 특수교육 대상자에 대한 사회통합을 실시할 수 있는 특수교육 지원센터의 운영이 절실히 필요하다.

2. 운영의 목적

- 특수교육 대상자의 원활한 선정 배치로 학습권 보장
- 순회교육 대상자 및 특수학급 학생 추가 교육 지원
- 지역사회 장애학생 및 미취학 장애아동 가족상담 지원
- 지역사회와의 연계 활동을 통한 지역사회 중심 특수교육센터 역할 수행

3. 주요 활동

- 특수교육 대상자 진단 평가 및 선정 배치
- 특수교육상담 및 가족 지원
- 특수교육 대상자 순회, 재택교육 지원
- 특수교육 대상자 방과 후 교육 및 통학비 지원
- 방학 중 계절학교 운영 지원
- 특수교육 관련 서비스 및 보조공학기기 대여 지원
- 성범죄 예방을 위한 상설 모니터단 구성 운영
- 특수교육 관련 각종 연수 지원
- 특수교육 대상자 치료 지원
- 장애영유아 정보 관리 및 지원

출처 : 경상북도영덕교육지원청, www.yde.go.kr

2. 자폐 스펙트럼 장애

1) 개요

자폐 스펙트럼 장애Autism Spectrum Disorder : ASD는 언어적, 비언어적 의사소통의 장애, 사회적 상호작용의 질적인 장애, 상동적 행동 및 관심 범위의 제한을 주 증상으로 하는 발달성장애이다. DSM-IV-TR에서는 이러한 특성의 장애를 전반적 발달장애Pervasive Developmental Disorder : PDD로 명명하였다. PDD에는 자폐장애, 아스퍼거증후군, 레트 장애, 소아기 붕괴성장애, 달리 분류되지 않는 전반적 발달장애가 포함되어 있다(APA, 2000). DSM-5에는 레트 장애, 소아기 붕괴성장애는 제외되었고, 아스퍼거증후군도 독립된 진단으로 간주하지 않게 되었으며, 하위진단은 모두 ASD의 진단에 통합되었다(유희정 · 곽영숙, 2014).

2) 증상과 진단

자폐 스펙트럼 장애의 증상은 다음과 같이 설명될 수 있다. ASD를 진단하기 위해서는 진단 기준에 대한 상세한 관찰지침이 필요하다.

(1) 사회적 의사소통의 결핍

사회적 의사소통 및 사회적 상호교류의 장애가 지속적으로 나타나는 것이 특징이다.

① 사회 · 정서적 상호교환성의 결핍

사회적 접근이나 상호작용을 전혀 시작하지 못하는 경우로부터 부적절한 방식으로 사회적인 접근을 시도하는 것까지 광범위한 행동 양상이 나타날 수 있다. 예를 들어, 영유아기에 성인이 얼러주거나 재미있게 해주려는 시도에 대해 미소짓지 않는다거나, 성인이 접근하거나 상호작용을 시도하려 할 때 관심이 없거나 부적절하거나 매우 제한적인 반응을 보인다. 또한 자발적으로 타인과 상호작용을 시작하려는 의도를 가지고 접근하려는 시도가 적고 다소 이상한 방식으로 시작하는 경우가 많으며, 눈맞춤과 다른 의사소통방식을 잘 통합하지 못한다. 조금 더 큰 아동,

청소년이나 언어가 유창한 ASD는 자기 자신의 관심사에 대해서 일방적으로 이야기하거나, 상대방의 반응을 고려하지 않는 대화를 하여 대화가 잘 이어지지 않는 특성이 두드러진다. 타인과 정서적인 상호교류를 하기 어렵고, 관심사를 서로 공유하기 어려운 경우가 많다.

② 사회적 상호작용에 사용되는 비언어적 의사소통행동의 결핍

ASD 영유아는 거의 눈맞춤을 하지 않거나 불확실하게 또는 가끔 눈을 맞춘다. 연령이 높은 아동이나 청소년의 경우에는 너무 빤히 쳐다보는 등 부자연스러운 눈맞춤을 하기도 한다. 또한 언어적 의사소통에 동반되는 비언어적 제스처도 적은 편이다. 특히, 언어표현이 유창하지 못한 아동도 이를 보완하기 위해 비언어적 의사소통을 잘 사용하지 않는다. 말의 높낮이가 단조롭고, 억양이 독특하며, 언어의 톤이 너무 높거나 낮은 경우가 많고, 말의 크기나 리듬이 독특한 경우도 많다.

일반적으로 24개월 무렵이면 가리키기pointing가 관찰되는 데 반해, ASD 아동은 4~5세 무렵까지도 멀리 있는 사물에 대해 타인을 주목하게 만들기 위해 눈맞춤, 가리키기, 소리 내기 등을 사용하지 않고 타인이 주시하거나 가리키는 방향을 함께 주시하지 않는 경우가 많다.

③ 부모 이외의 사람과 연령에 맞는 적절한 관계를 형성하고 유지하지 못함

ASD 특성이 있는 영유아기는 또래에 대한 관심이 적고, 다른 아동에게 관심을 많이 나타내지 않는다. 4~5세가 지나서까지 집단으로 참여하는 놀이나 규칙을 가지고 주고받는 놀이, 서로 협동이 필요한 역할놀이나 상상놀이를 하지 못한다. 아동기 이후에도 관계 형성능력의 결핍으로 인하여 상호 교환적인 친구관계를 맺기 어렵다. 고기능 ASD 청소년이나 성인은 어느 정도 가까운 대인관계를 맺을 수 있지만 대체로 피상적이며, 다양한 공통의 관심사를 서로 나누며 개별적이고 깊은 우정관계를 맺기는 어려운 경우가 대부분이다.

(2) 행동, 관심, 활동의 반복적, 상동적 양상

① 상동화되고 반복적인 움직임

가장 대표적인 행동은 상동화되고 반복적인 움직임이다. 가장 흔한 것은 손가

락을 튕기거나 꼬는 것, 빙글빙글 돌기, 아래 위로 뛰기 등이다. 사물의 부분에 집착하거나, 보통의 용도와는 다르게 비기능적으로 사용하기도 한다.

② 즉각반향어와 지연반향어

언어의 형태로 나타나는 상동적 특성은 어떤 특정한 말을 반복해서 사용하거나 상대방의 말을 그대로 따라 하는 것즉각반향어, 또는 과거에 들었던 이야기를 똑같이 반복하는 것지향반향어, 신조어 등이 대표적이다.

③ 상태 유지 경향과 변화에 대한 저항

같은 상태를 반복하려는 경향과 사소한 변화에 저항하는 것이다. 일상 규칙routine을 융통성 없이 그대로 반복하려고 하고 때로는 집착하기도 한다. 하나에서 또 다른 것으로의 전환이 어려워서 똑같은 스타일의 옷을 고집하거나 특정 음식만을 먹으려 하기도 한다. 때로 이런 양상을 강박적인 행동으로 나타내기도 한다. 사고 패턴에도 융통성이 없어서 다양한 측면과 상대성을 잘 고려하지 못한다.

④ 제한적이고 고정된 관심

ASD 아동은 관심이 매우 제한적이고 고정되어 있으며, 그 강도나 집중의 대상이 비전형적이다. 어떤 경우에는 관심사의 대상이 질적으로 특이하고 기이하거나 사회적 양상이 결여되어 있으며예 : 신호등, 화장실, 냄비의 종류, 지구 멸망, 뱀 등 어떤 경우에는 강도가 너무 심하고 한정적이며 타인과 공유하기 어렵거나 시간의 흐름에 따라 변화가 없고 고정적이라는 면에서 비정상적이다예 : 공룡, 자동차, 역사, 자연현상 등.

⑤ 일상자극에 대한 예민성

일상적으로 흔하게 있는 자극에 대해 지나치게 예민하고 극심한 반응성을 보이는 경우가 흔하다예 : 변기 물 내리는 소리나 진공청소기 소리를 지나치게 싫어함. 통증자극에 지나치게 둔감한 경우도 있다. 이 밖에 사물의 본래 기능이 아닌 시각, 촉각, 청각, 미각 등 후각적인 감각에 더 관심이 많은 현상이 나타나기도 한다.

DSM-5 진단 기준은 다음과 같다.

DSM-5의 자폐 스펙트럼 장애 진단 기준

A. 다양한 분야에 걸쳐 나타나는 사회적 의사소통 및 사회적 상호작용의 지속적인 결함으로 현재 또는 과거력상 다음과 같은 특징으로 나타난다.
- 사회적-감정적 상호성의 결함(예 : 비정상적인 사회적 접근과 정상적인 대화의 실패, 흥미나 감정 공유의 감소, 사회적 상호작용의 시작 및 반응의 실패)
- 사회적 상호작용을 위한 비언어적인 의사소통 행동의 결함(예 : 언어적, 비언어적 의사소통의 불완전한 통합, 비정상적인 눈맞춤과 몸짓 언어, 몸짓의 이해와 사용의 결함, 얼굴 표정과 비언어적 의사소통의 전반적 결핍)
- 관계 발전, 유지 및 관계에 대한 이해의 결함(예 : 다양한 사회적 상황에 적합한 적응적 행동의 어려움, 상상놀이를 공유하거나 친구 사귀기가 어려움, 동료들에 대한 관심 결여)

B. 제한적이고 반복적인 행동이나 흥미, 활동이 현재 또는 과거력상 다음 항목들 가운데 적어도 2가지 이상 나타난다.
- 상동증적이거나 반복적인 운동성 동작, 물건 사용 또는 말하기(예 : 단순 운동 상동증, 장난감 정렬하기, 또는 물체 튕기기, 반향어, 특이한 문구 사용)
- 동일성에 대한 고집, 일상적인 것에 대한 융통성 없는 집착, 또는 의례적인 언어나 비언어적 행동 양상(예 : 작은 변화에 대한 극심한 고통, 변화의 어려움, 완고한 사고방식, 의례적인 인사, 같은 길로만 다니기, 매일 같은 음식 먹기)
- 강도나 초점에 있어서 비정상적으로 극도로 제한되고 고정된 흥미(예 : 특이한 물체에 대해 강한 애착 또는 집착, 과도하게 국한되거나 고집스러운 흥미)
- 감각 정보에 대한 과잉 또는 과소 반응, 또는 환경의 감각영역에 대한 특이한 관심(예 : 통증/온도에 대한 명백한 무관심, 특정 소리나 감촉에 대한 부정적 반응, 과도한 냄새 맡기 또는 물체 만지기, 빛이나 움직임에 대한 시각적 매료)

C. 증상은 반드시 초기 발달 시기부터 나타나야 한다(그러나 사회적 요구가 개인의 제한된 능력을 넘어서기 전까지는 증상이 완전히 나타나지 않을 수 있고, 나중에는 학습된 전략에 의해 증상이 감춰질 수 있다).

D. 이러한 증상은 사회적, 직업적 또는 다른 중요한 현재의 기능영역에서 임상적으로 뚜렷한 손상을 초래한다.

E. 이러한 장애는 지적장애(지적발달장애) 또는 전반적 발달 지연으로 더 잘 설명되지 않는다. 지적장애와 자폐 스펙트럼 장애는 자주 동반된다. 자폐 스펙트럼 장애와 지적장애를 함께 진단하기 위해서는 사회적 의사소통이 전반적인 발달수준에 기대되는 것보다 저하되어야 한다.

주의점 DSM-IV의 진단기준상 자폐성장애, 아스퍼거 장애 또는 달리 분류되지 않은 광범위성 발달장애로 진단된 경우에서는 자폐 스펙트럼 장애의 진단이 내려져야 한다. 사회적 의사소통에 뚜렷한 결함이 있으나 자폐 스펙트럼 장애의 다른 진단 항목을 만족하지 않는 경우에는 사회적(실용적) 의사소통장애로 평가해야 한다.

출처 : APA(2013).

3) 발달과 경과

자폐 스펙트럼 장애의 발병 연령이나 양상에 주목해야 한다. 증상은 보통 생후 2년 내에 인식되나생후 12~24개월, 만약 발달 지연이 심각하다면 생후 12개월 이전에, 증상이 미묘한 경우에는 24개월 이후에 인식될 수도 있다.

자폐 스펙트럼 장애의 행동적 특징은 아동기 초기에 처음으로 명확해지며, 일부의 경우에는 생후 첫해에 사회적 상호작용에 대한 흥미 결핍으로 나타난다. 자폐 스펙트럼 장애가 있는 일부 아동은 발달 정체 또는 퇴행을 경험하는데, 사회적 행동이나 언어 사용의 점진적 또는 상대적인 급격한 악화가 동반되며, 이는 대개 생애 첫 2년 동안 나타난다.

자폐 스펙트럼 장애의 첫 번째 증상으로는 언어발달의 지연이 흔히 나타나며, 종종 사회적 관심의 결핍이나 특이한 사회적 상호작용예 : 사람들을 쳐다보려 하지 않고 손으로 잡아당기는 것, 이상한 놀이방식예 : 장난감을 가지고 다니지만 가지고 놀지는 않음, 특이한 의사소통방식예 : 알파벳을 알고 있지만 자기 이름에 반응하지는 않음이 동반된다. 생후 2년 동안 이상하고 반복적인 행동과 전형적인 놀이행동의 부재가 더욱 분명해진다.

자폐 스펙트럼 장애 증상은 대개 유아기에서 아동기 초기에 가장 두드러지며, 아동기 후기에는 최소 몇 가지 영역에서 발달 개선을 보인다예 : 사회적 상호작용에 대한 흥미 증가. 소수의 경우에는 청소년기에 행동적 퇴행을 보이는 반면, 대부분의 경우에는 행동의 호전을 보인다. 자폐 스펙트럼 장애 성인의 경우 일부만 독립적인 생활과 직업 활동이 가능하다. 이들은 우수한 언어능력과 지적 능력을 가지고 있는 경향이 있으며, 그들의 특별한 흥미와 기술에 적합한 일자리를 찾을 수 있다. 일반적으로, 손상이 덜 한 경우에는 독립적인 기능을 할 수 있다. 하지만 이러한 경우에도 사회적으로 순진하고 취약한 상태로 남을 수 있고, 도움 없이는 실제적인 요구를 조직화하는 데 어려움을 겪으며, 불안이나 우울을 경험하기 쉽다. 많은 성인이 사람들 앞에서는 그들의 어려움을 감추기 위해 보상 전략과 대응 기제를 사용하지만, 사회적으로 수용되는 모습을 유지하기 위한 노력과 스트레스로 인해 고통을 받는다. 자폐 스펙트럼 장애의 노년에 관해서는 거의 알려진 바가 없다.

자폐성장애 진단에 적용되는 평가

BOX 5-2

1. 아동기 자폐증 평정척도(CARS)

- 자폐증이 있는 아동을 진단, 자폐증이 없는 발달장애아동들과 구별하기 위해 만들어진 15개 항목으로 구성된 행동평정척도
- 경증, 중간 정도의 자폐아동과 중증의 자폐아동 분류
- 객관적인 진단을 얻기 위해 실용적으로 사용함
- CARS는 TEACCH분과에서 1971년 부록 형태로 출판한 이래 1980년 개발 출판을 하였으며, 15년 이상의 임상 경험을 토대로 1988년 개정판을 출판
- 사람과의 관계, 모방, 정서 반응, 신체 사용, 물체 사용, 변화에 대한 적응, 시각 반응, 청각 반응, 미각, 후각, 촉각 반응 및 사용, 두려움 또는 신경과민, 언어적 의사소통, 비언어적 의사소통, 활동수준, 지적 반응의 수준과 항상성, 일반적 인상 등 총 15개 문항으로 구성됨

2. 자폐증 진단관찰 스케줄(ADOS)

의사소통, 사회적 상호작용 또는 놀이 및 사물의 상상적 사용을 통한 자폐증 진단

- 대상 : 2세 이상
- 실시 형태 : 개별검사 / 직접 관찰 후 기준에 따라 채점
- 소요시간 : 45분~1시간
- 특징
  - 자폐 스펙트럼 장애 관련 행동의 직접 관찰 및 평가 : 대상자에게 자연스러운 사회적 상황을 제시함으로써 의사소통과 상호작용의 양상을 직접 관찰
  - 자폐 스펙트럼 장애의 진단 및 감별진단 : DSM-IV 및 ICD-10의 진단 기준에 의거하여 자폐 스펙트럼 장애를 정확히 진단하고 감별하는 것을 목적으로 하는 검사
  - 연령이나 언어의 수준에 관계없이 사용 가능

3. 자폐증 진단면담지(ADI-R)

자폐증이 의심되는 2세 이상의 자폐 스펙트럼 장애의 진단 및 평가

- 대상 : 자폐 스펙트럼 장애가 의심되는 환자, 정신연령 2세 이상
- 실시 형태 : 개별 검사/ 환자의 보호자를 대상으로 하는 면담 도구
- 소요시간 : 1시간 30분~4시간
- 특징
  - 광범위하고 포괄적인 면담 가이드라인 : 대상이 되는 환자의 부모 또는 일차적인 보호자를 지침에 따라 면담하고 표준화된 기준을 채점하여 진단이 가능. 또한 자폐장애와 직접 관련이 없는 발달의 전 영역에 대한 평가가 가능

- 자폐 스펙트럼 장애의 진단 및 감별진단 : 주고받는 사회적 상호작용, 언어와 의사소통, 행동의 제한적, 반복적, 상동적 패턴, 발생시점 평가 등 4개의 하위영역에 대해 면담하고 평가하는 구체적 가이드라인을 제시
- 연령이나 언어의 수준에 관계없이 사용 가능

출처 : 학지사심리검사연구소.

4) 원인

ASD는 높은 유전적 소인을 가진 질환이다. 유전적 요인은 ASD의 가장 강력한 원인 가운데 하나로, 유전율은 80%인 것으로 알려져 있다(유희정 · 곽영숙, 2014).

한편, ASD의 발생에 원인이 될 가능성이 있는 환경요인으로는 주산기 감염, 조산이나 둔위분만, 저체중아, 출생 시 호흡기 부전 등의 주산기 관련 위험요인, 고연령 임신, 대기오염물질, 유기인산 화합물, 중금속 등 다양한데, 어떠한 것도 확증된 것은 아니다.

다양한 환경요인이 ASD 발생에 영향을 미칠 수 있으며, 대체로 환경요인 단독에 의한 것이기보다는 유전자-환경 상호작용의 결과에 따른 것으로 보고 있다. 즉, 유전적으로 취약한 개체에서 환경적 인자가 작용하면 둘 간의 상호작용이 태내 신생아의 뇌발달에 영향을 주게 되고 신경세포와 시냅스의 구조 형성과 성숙, 뇌 피질망의 발달, 뇌의 성장 등에 문제를 일으킴으로써 ASD 특유의 표현형이 발현된다고 추정하는 것이 현재의 질환 발생 모델이다.

5) 치료적 개입

ASD는 발달 전반에 걸친 문제를 가지고 있으므로 특정한 문제점만을 다루거나 특정한 방법만을 사용하기보다는 발달 전체를 촉진할 수 있는 포괄적이고 다각적이며 다학적인 접근방법을 사용해야 한다. ASD에 대한 포괄적 개입은 ① 사회적 의사소통의 결핍, ② 언어발달의 지연과 화용의 문제, ③ 연령에 적절한 놀이기술의 결여, ④ 제한된 관심 범위 및 강박적 반복행동, 상동행동, 공격성과 자해행동

등 부적응적 기능과 행동문제를 모두 포함해야 한다.

ASD의 치료는 가능한 조기에 발견하여 시작해야 한다. 개별치료 프로그램은 개인의 연령, 발달수준 및 언어능력에 따라 개별화되어야 하며, 각 개인의 핵심적 문제와 강점을 동시에 고려하여 계획해야 한다. 또한 치료계획에는 지속적인 부모 교육을 반드시 포함해야 한다(홍강의, 1987). 부모는 아동이 새로운 기술을 습득하는 것을 돕고 그것을 집과 학교, 지역사회에 활용하는 데 적극적인 역할을 하기 때문에 치료에 적극적으로 참여할 수 있도록 도와야 한다.

(1) 심리사회적 치료

① 애착증진치료

자폐아동을 위한 애착증진치료attachment promotion therapy는 아동의 사회성발달의 정상적 과정을 기초로 하여 어머니-아동이 함께 참여함으로써 가정에서도 전략이 일반화되도록 고려된 치료 모델이다(홍강의 · 주세진 · 임숙빈, 2006). 주된 근거는 다음과 같다. 애착은 어머니와 아동이 함께 하는 상호작용을 통해 발달하며, 신체접촉과 같은 감각운동놀이가 애착발달에 효과적이다. 또한 애착발달을 위해 양육자의 적극적인 개입이 중요하고, 양육자가 아동의 특성을 고려하여 민감하게 반응할 수 있도록 구체적인 교육이 필요하며, 애착발달을 위해서 모성 스트레스를 다루는 지지적 접근이 필요하다는 것이다(홍강의 외, 2006).

② 사회기술 및 의사소통기술 훈련

ASD에서 사회성기술의 습득에 초점을 맞춘 치료개입은 반드시 필요한 요소이다. 전형적인 사회기술훈련 프로그램은 구조화되어 있으며 정서와 인식의 구별, 사회적 상황에 사용하는 구체적 기술, 대인관계의 문제해결, 사회적 의사소통, 사회적 유능성 등을 포함하고 있다.

또한 언어치료 등 의사소통기능을 향상하기 위한 개입이 필요하다. 언어가 없거나 언어치료에 잘 반응하지 않는 아동을 위해서는 수화, 의사소통판, 시각적 도구 활용, 그림교환 등 보완적 의사소통을 훈련할 필요가 있다.

(2) 행동치료

행동치료를 통해 ASD 아동에게 사회적 적응과 인지 및 운동기술을 가르칠 수 있음이 입증되었다. 예를 들어, 로바스Lovaas치료법이나 응용행동분석Applied Behavioral Analysis : ABA을 기반으로 하는 집중적인 행동치료 개입은 특히 언어와 적응기능에 의미 있는 효과를 보이는 것으로 보고되고 있다.

로바스치료법
자폐아동을 상대로 강도 높은 일대일 행동치료를 적용하여 스스로 습득하지 못하는 행동 및 언어기능을 훈련하는 치료법이다.

(3) 약물치료

연구마다 차이는 있지만, 점점 더 많은 ASD 환자가 약물치료를 받고 있으며, 나이가 증가할수록 약물치료를 받는 비율이 더 늘어나고 있다. ASD에서 약물치료는 사회적 상호작용의 결핍이나 의사소통문제의 호전보다는, 불안이나 우울, 강박증, 과잉행동, 주의력결핍, 수면문제, 긴장증 등의 동반증상이나 공격성, 자해, 심한 상동행동 등의 과민성과 관련된 문제를 치료목표로 한다.

3. 주의력결핍과잉행동장애

1) 개요

주의력결핍과잉행동장애Attention Deficit Hyperactivity Disorder : ADHD는 주의산만, 과잉행동, 충동성을 위주로 하여 7세 이전에 발병하고, 만성 경과를 밟으며, 가정, 학교, 사회 등 기능영역에 저항을 초래하는 장애를 의미한다.

1950~1960년대에는 산만하고 과잉행동을 보이는 원인으로 두뇌 손상, 미세두뇌 손상minimal brain demage 또는 미세두뇌기능장애Minimal Brain Dysfunction : MBD라 불렀다. 1950년대 말부터 1960년대 초에 걸쳐 뇌 손상에 의한 단일 증후군 개념에 비판이 제기되어 MBD라는 용어는 사라지고, 불명확한 원인론에 입각하기보다는 관찰이 가능하고 정의할 수 있는 것에 근거하여 난독증dyslexia, 언어장애language disorders, 학습장애learning disabilities, 과잉행동hyperactivity 등으로 불렀다. 이

후 DSM-IV에서는 주의력결핍과잉행동장애로 칭하였고 2013년 개정된 DSM-5에서도 비슷한 틀이 유지되고 있다(안동현 · 김붕년, 2014).

2) 증상 및 진단

ADHD 아동의 특징적인 모습을 보면 아주 어려서부터 까다롭거나 과도하게 활발했던 경우가 많다. 예를 들어, 밤낮이 바뀌거나 수없이 넘어지고 다쳐서 애를 먹었다고 하며 대개 '철이 없다, 씩씩하다, 극성맞다, 남자답다' 등의 말을 들으면서 성장하게 된다. 그러다가 유치원이나 초등학교에 다니게 되면서 단체생활을 시작한 후에 증상을 발견하고 주목하게 된다.

수업 중에 가만히 앉아 있어야 하고, 질서나 규칙을 지켜야 하며, 비교적 긴 시간을 집중해서 공부해야 하는 등 제한이 가해지는 경우 매우 곤란을 겪는다. 이러한 시점에서 부모나 교사가 아동의 문제를 인식하게 되고 교사가 먼저 상담을 권유하기도 한다.

(1) 주의산만

아동은 주의력을 지속하는 데 곤란함을 느끼거나, 혹은 무시해야 하는 자극에 주의가 산만inattention해진다. 부모는 이 증상을 가진 아동에 대해 '귀 기울여 듣지 않는다', '끝맺음을 제대로 하지 못한다', '쉽게 산만해진다', '잔소리를 하지 않으면 스스로 하지 않는다', '물건을 잘 잃어버린다', '집중하지 않는다', '자꾸 지시해야만 한다', '일을 끝내지도 않고 딴 일을 벌인다'고 표현한다.

(2) 과잉행동

과잉행동hyperactivity은 흔히 안절부절못함, 꼬무락거림, 불필요한 몸 움직임 등으로 나타난다. 부모는 흔히 아동이 '항상 가만히 있지 않는다', '마치 모터가 달린 것 같다', '지나치게 기어오른다'고 호소한다. 이들 아동은 학교에서 자리에서 벗어나서 돌아다니거나 팔다리를 가만히 두지 않고 흔들어대거나 과제와 관련 없는 다른 것을 가지고 놀거나, 다른 아동에게 말을 걸고 장난하거나 쓸데없는 소리를 낸다.

(3) 충동성

과잉행동은 주의산만과는 구별이 되지만 충동성compulsivity과는 잘 구별되지 않는다. 충동성은 임상적으로 지시가 끝날 때까지 기다리지 않고 재빨리 반응하는 것으로 나타나는데, 대개 부주의한 실수를 초래하는 경우가 많다. 경우에 따라서는 부정적이거나 파괴적이거나 위험한 결과를 초래할 수 있고, 불필요한 위험행동을 하기도 한다. 결과적으로 ADHD 아동은 잘 다치거나 물건을 잘 망가뜨리거나 게임에서 차례를 기다리는 데서 문제를 일으킨다.

ADHD의 진단 기준은 다음과 같다.

DSM-5 ADHD 진단 기준

A. 기능 또는 발달을 저해하는 지속적인 부주의 및 과잉행동-충동성이 (1) 그리고/또는 (2)의 특징을 갖는다.

1. 부주의 : 다음 9개 증상 가운데 6개 이상이 적어도 6개월 동안 발달수준에 적합하지 않고 사회적 · 학업적/직업적 활동에 직접적으로 부정적인 영향을 미칠 정도로 지속됨

   주의점 이러한 증상은 단지 반항적 행동, 적대감 또는 과제나 지시 이해의 실패로 인한 양상이 아니어야 한다. 후기 청소년이나 성인(17세 이상)의 경우에는 적어도 5가지 증상을 만족해야 한다.

- 종종 세부적인 면에 대해 면밀한 주의를 기울이지 못하거나, 학업, 작업 또는 다른 활동에서 부주의한 실수를 저지름(예 : 세부적인 것을 못 보고 넘어가거나 놓침, 작업이 부정확함)
- 종종 과제를 하거나 놀이를 할 때 지속적으로 주의집중을 할 수 없음(예 : 강의, 대화 또는 긴 글을 읽을 때 계속해서 집중하기가 어려움)
- 종종 다른 사람이 직접 말을 할 때 경청하지 않는 것처럼 보임(예 : 명백하게 주의집중을 방해하는 것이 없는데도 마음이 다른 곳에 있는 것처럼 보임)
- 종종 지시를 완수하지 못하고, 학업, 잡일 또는 작업장에서의 임무를 수행하지 못함(예 : 과제를 시작하지만 빨리 주의를 잃고 쉽게 곁길로 샘)
- 종종 과제와 활동을 체계화하는 데 어려움이 있음(예 : 순차적인 과제를 처리하는 데 어려움, 물건이나 소지품을 정리하는 데 어려움, 지저분하고 체계적이지 못한 작업, 시간관리를 잘 하지 못함, 마감시간을 맞추지 못함)
- 종종 지속적인 정신적 노력을 요구하는 과제에 참여하기를 기피하고, 싫어하거나 저항함(예 : 학업 또는 숙제, 후기 청소년이나 성인의 경우에는 보고서 준비하기, 서류 작성하기, 긴 서류 검토하기)

- 과제나 활동에 꼭 필요한 물건들(예 : 학습과제, 연필, 책, 도구, 지갑, 열쇠, 서류 작업, 안경, 휴대폰)을 자주 잃어버림
- 종종 외부 자극(후기 청소년과 성인의 경우에는 관련이 없는 생각들이 포함될 수 있음)에 의해 쉽게 산만해짐
- 종종 일상적인 활동을 잊어버림(예 : 잡일하기, 심부름하기, 후기 청소년과 성인의 경우에는 전화 회답하기, 청구서 지불하기, 약속 지키기)

2. 과잉행동–충동성 : 다음 9개 증상 가운데 6개 이상이 적어도 6개월 동안 발달수준에 적합하지 않고 사회적, 학업적/직업적 활동에 직접적으로 부정적인 영향을 미칠 정도로 지속됨

주의점 이러한 증상은 단지 반항적 행동, 적대감 또는 과제나 지시 이해의 실패로 인한 양상이 아니어야 한다. 후기 청소년이나 성인(17세 이상)의 경우에는 적어도 5가지 증상을 만족해야 한다.

- 종종 손발을 만지작거리며 가만두지 못하거나 의자에 앉아서도 몸을 꿈틀거림
- 종종 앉아 있도록 요구되는 교실이나 다른 상황에서 자리를 떠남(예 : 교실이나 사무실 또는 다른 업무 현장, 또는 자리를 지키는 게 요구되는 상황에서 자리를 이탈)
- 종종 부적절하게 지나치게 뛰어다니거나 기어오름

주의점 청소년 또는 성인에게서 주관적으로 좌불안석을 경험하는 것에 국한될 수 있다.

- 종종 조용히 여가 활동에 참여하거나 놀지 못함
- 종종 '끊임없이 활동하거나' 마치 '태엽 풀린 자동차처럼' 행동함(예 : 음식점이나 회의실에서 장시간 동안 가만히 있을 수 없거나 불편해 함, 다른 사람에게 가만히 있지 못하는 것처럼 보이거나 가만히 있기가 어려워 보일 수 있음)
- 종종 지나치게 수다스럽게 말함
- 종종 질문이 끝나기 전에 성급하게 대답함(예 : 다른 사람의 말을 가로챔, 대화 시 자신의 차례를 기다리지 못함)
- 종종 자신의 차례를 기다리지 못함(예 : 줄 서 있는 동안)
- 종종 다른 사람의 활동을 방해하거나 침해함(예 : 대화나 게임, 활동에 참견함, 다른 사람에게 묻거나 허락을 받지 않고 다른 사람의 물건을 사용하기도 함, 청소년이나 성인의 경우 다른 사람이 하는 일을 침해하거나 꿰찰 수 있음)

B. 몇 가지 부주의 또는 과잉행동–충동성 증상이 12세 이전에 나타난다.

C. 몇 가지 부주의 또는 과잉행동–충동성 증상이 2가지 또는 그 이상의 환경에서 존재한다(예 : 가정, 학교나 직장, 친구들 또는 친척들과의 관계, 다른 활동에서).

D. 증상이 사회적 · 학업적 또는 직업적 기능의 질을 방해하거나 감소시킨다는 명확한 증거가 있다.

E. 증상이 조현병 또는 기타 정신병적 장애의 경과 중에만 발생되지는 않으며, 다른 정신질환(예 : 기분장애, 불안장애, 해리장애, 성격장애, 물질 중독 또는 금단)으로 더 잘 설명되지 않는다.

출처 : APA(2013).

3) 발달과 경과

많은 부모가 걸음마기에 처음으로 과도한 운동 활동을 관찰하지만, 4세 이전에는 정상적인 행동과 이를 구별해 내기는 어렵다. ADHD는 초등학교 기간 동안에 가장 흔히 식별되며, 부주의가 더욱 뚜렷해지고 손상을 유발하게 된다. 장애는 초기 청소년기를 지나면서 상대적으로 안정되나, 일부의 경우에는 반사회적 행동이 새로이 나타나면서 경과가 악화될 수 있다. 대부분의 경우에 과잉행동 증상은 청소년기와 성인기 동안에 약해지지만 좌불안석, 부주의, 계획성 부족과 충동성은 지속된다. 상당수의 ADHD 아동은 성인기까지 상대적인 손상을 나타낸다(안동현 · 김붕년, 2014).

학령 전기에 보이는 주요 양상은 과잉행동이다. 부주의는 초등학생 시기에 더욱 두드러진다. 청소년기에는 과잉행동의 징후예 : 뛰기, 기어오르기는 덜 흔하게 나타나며, 만지작거림이나 내적인 신경과민, 좌불안석 또는 참을성 부족과 같은 증상으로 한정된다. 성인기에 과잉행동은 감소되나, 부주의와 좌불안석에 더불어 충동성이 문제가 된다.

4) 원인

ADHD의 정확한 원인은 아직 명확하게 밝혀져 있지 않다. 부모의 자녀 양육태도, 생애 초기 경험, 사회경제적 여건 등 환경요인이 논의되고 있지만, 그 영향보다는 뇌의 신경생물학적 요인이 더 결정적인 것으로 알려져 있다.

(1) 유전

ADHD는 유전적 소인이 있으며, 아동의 부모나 친척 중에 ADHD를 포함하여 품행장애, 약물남용, 우울장애의 빈도가 높은 것으로 보고된다.

(2) 신경학적 요인

ADHD의 원인으로 대뇌감염, 외상, 임신 혹은 출산 중의 손상이나 합병증과 같은 대뇌 손상에 대하여 연구되어 왔고, 저산소증을 유발하는 손상이 중요하게 거론되어 왔다. 대뇌 가운데 전두엽 그중에서도 전전두엽prefrontal cortex의 손상에 주목해 왔으며, 전두엽은 주의력 유지, 억제, 감정 및 동기조절, 행동의 조직화 능력 등과 관련하여 중요한 기능을 한다. 버클리Barkley의 연구1998에 의하면 ADHD 아동은 작업기억, 계획 세우기, 언어적 유창성, 운동순서 정하기, 그 외 전두엽 기능에서의 어려움과 행동 반응의 억제실패disinhibition가 일관되게 나타난다고 보고되었다.

(3) 사회심리적 요인

과거 초기 연구에서는 부모의 양육방법, 부모의 정신병리 또는 심리적 문제 등 환경적 요인이 제시되었으나, 확실하게 지지받지는 못하였다. 사회심리적 요인은 ADHD의 직접적 원인이라고 할 수는 없지만, 상태를 악화하거나 경과를 지속하는 데 영향을 미칠 수 있다.

(4) 독성물질

일부 ADHD 아동의 혈중 납 농도가 증가되어 있다는 소견이 있었으나, 납에 중독된 아동 대다수가 ADHD 증상이 나타나지 않음에 따라 납중독의 영향은 인정받지 못하고 있다. 임신 중에 지나친 음주와 흡연에 대해서는 태아알코올증후군이 나타날 수 있는데, 이 경우 과잉행동증과 인지장애를 초래할 수 있다고 알려져 있다. 하지만 명확하게 밝혀진 결론이라고 볼 수는 없다.

5) 치료적 개입

ADHD의 치료를 위해서는 진단을 확실히 하는 것이 중요하다. 일반적으로 증상이 경하거나 가정, 학교, 사회를 포함한 주변과의 문제가 심각하지 않을 경우에는 약물치료 없이 환경수정이나 부모상담, 행동수정 등을 우선으로 시행한다. 문제가 비교적 중한 경우에는 약물치료가 우선적이 된다.

(1) 약물치료

부모나 교사에게 약물치료를 권하면 반대하는 경우가 많다. 하지만 ADHD 아동의 상당수에서 약물의 효과가 보고되고 있다. 가장 효과적인 것으로는 중추신경자극제각성제로 암페타민d-amphetamine, 메틸페니데이트MethylPHenidate : MPH, 페몰린pemoline이 있다. 치료 시작 전에 약물의 효과와 한계에 대하여 설명해주고 반드시 적절한 교육 혹은 행동수정 프로그램을 실시하도록 한다.

약물치료 이외에도 다음과 같은 맥락에서 심리, 사회적 치료의 필요성이 대두된다(김세실 · 안동현 · 이양희, 1998).

- ADHD 아동의 20~30%는 약물치료가 제한된다.
- 일부 아동은 약 효과는 뚜렷하지만 틱발생이나 식욕저하 등 약물 부작용으로 사용이 제한될 수 있다.
- 약물을 사용하더라도 효과가 떨어지는 오후, 주말이나 방학 또는 약물 투여 후에 일어나는 문제를 대처하기 위한 방법이 필요하다.
- 부모나 교사가 약물 이외의 방법에 대한 치료를 요구하는 경우가 많다.
- ADHD에 동반된 문제행동, 예를 들어 학습결손이 심각하다든지 혹은 자긍심이 저하되어 있는 것은 약물치료로 호전되기 어렵다.
- 부모-자녀, 형제, 교사 및 또래관계 자체가 약으로 호전되지는 않는다.

따라서 심리, 사회적 치료가 유용하며 구체적으로 소개하면 다음과 같다.

(2) 부모 및 가족상담

부모 및 가족상담parental counseling and family therapy은 ADHD 아동의 치료에서 부모 및 가족을 대상으로 접근하는 방식이다. ADHD 아동의 특성으로 인하여 가정 내에서 부모가 겪는 어려움이 심각한 문제로 인식되면서 부모를 돕는 프로그램들이 적용되고 있다(이동훤 · 이효신, 2012).

부모상담을 통해서는 현실적이고 실현 가능한 목표를 설정하도록 한다. 아동과 대화할 때 가능한 주의 깊게 들으려 하며, 칭찬과 비판의 균형을 적절히 맞추고 일관성 있는 태도를 유지하며, 아동이 일상생활에서 성공을 거두도록 격려한다.

또한 부모훈련에서는 부모로 하여금 또래관계의 중요성을 인식시켜 아동의 사회기능이 호전되도록 한다. 예를 들어, 아동의 적절한 행동을 긍정적으로 강화하기, 일부 행동에 대해 무시하기, 분명하고 효과적으로 지시하기, 토큰을 이용한 행동 수정하기, 타임아웃 효과적으로 사용하기 등을 포함한다.

(3) 인지행동치료

인지행동치료cognitive-behavioral therapy는 증상이 심하지 않거나, 약물치료를 하지 않을 때 시행하는 경우가 많다. 구체적인 방법으로는 모델링, 역할극, 행동적 유관 등을 사용하며 학습과 인지적 문제를 해결하는 기술 등의 실제적인 사회적응에 도움이 되는 특별한 기술과 함께 문제행동에 내재해 있는 인지과정을 훈련한다.

(4) 사회기술훈련

ADHD 아동은 사회성에서 많은 결함을 보이므로 부정적인 또래관계를 감소시키고 친사회적인 행동을 증가시키며, 사회적 정보처리, 일반적인 사회적 행동과 학업 수행을 높일 수 있는 효과적인 사회기술훈련이 필요하다.

(5) 심리치료(정신치료)

ADHD 아동은 정서, 행동장애를 동반하는 경우가 많으므로 자신감이 없으며 대인관계의 갈등으로 인하여 우울감 등 정서적인 문제를 동반하여 나타내기도 한다. 심리치료 자체가 ADHD를 치료하는 것은 아니지만, 수반되는 문제들을 완화시키는 데 도움이 된다.

Discussion **Points**

1 지적장애의 진단 기준은 지능지수와 일상생활 적응수준을 모두 포함하고 있다. 개념, 사회성 및 실행능력 면에서 심각성 수준에 따른 지적장애의 특징을 정리해보시오.

2 지적장애, 자폐성장애아동이 일반학교에서 통합교육을 받을 경우, 일반아동을 대상으로 하는 장애 인식교육이 매우 중요하다. 장애에 대한 인식개선방법에 대해 논의해 보시오.

3 ADHD 아동을 위한 다양한 치료적 개입방법에 대하여 설명하시오.

Mental Health

우울 및 불안장애

Chapter 6

6

우울과 불안은 영아기부터 나타날 수 있는 보편적인 정서이다. 그러나 정도가 지나치거나 장기간 지속되어 삶을 손상시키는 수준까지 이르렀을 때 우울장애 혹은 불안장애라 진단 내린다. 우울장애와 불안장애는 내재화 장애의 주요한 측면으로서 발달적 차원과 임상적 차원 모두에서 중요한 의미를 가진다. 우울장애와 불안장애의 임상적 양상은 아동, 청소년, 성인이 각각 다르고, 매우 다양한 요인들이 상호교류적인 과정을 거쳐 복잡하게 표출된다.

1. 우울장애

1) 개요

우울장애depressive disorder는 불행한 기분의 만연한 경험을 특징으로 하는 기분장애mood disorder를 말하며 흔히 우울증이라 불린다. 누구나 생활 속에서 우울한 기분을 느낄 수 있지만, 이러한 상태가 지속적으로 진행되어 일상생활에 심각한 손상을 줄 때, 그것은 우울장애가 된다. 우울장애에 걸린 아동 및 청소년은 불행한 기분이 오랜 기간 지속되면서 비관적이고 부정적인 생각이 들며, 불면, 식욕감퇴, 피로감, 성욕 및 의욕감퇴 등의 생리적 혹은 행동적 변화가 동반되기 때문에 치료와 관심이 필요하다.

1960년대 이후 우울증을 소아기 질환으로 보기 시작하면서 아동과 청소년의 우울증 진단기술 향상 및 연구의 촉진이 이루어졌다. 2013년에 출간된 DSM-5에서는 생애과정적으로 접근함으로써 연령에 따라 그 증상이 유동적일 수 있음을 설명하였다. 따라서 아동기와 청소년기 우울증을 정의하는 방식이 연령에 따라 달라질 수 있고, 우울의 부수 증상 또한 다르게 나타난다.

예를 들어, 아동의 우울증은 분리불안, 짜증, 학습부진, 과잉행동, 섭식장애 등의 행동적 증상을 보이는 '가면성 우울증masked depression'으로 나타나는 경우가 많고, 청소년의 우울증은 반사회적 행동, 가출, 분노, 불안, 공격성, 자살 등의 부수 증상을 보이기도 한다.

2) 발달단계별 우울

DSM의 우울증 진단 기준에서는 아동, 청소년, 성인 간 큰 차이가 없지만, 아동과 청소년의 우울증 표출방식은 성인과 다르고 연령 간에도 차이가 나타난다. 인지 · 언어능력이 부족한 아동은 발달단계에 따라 성인과 다른 우울증적 행동을 보일 수 있다(Schwartz, Gladstone, & Kaslow, 1998). 발달단계를 고려한 우울 증상의 특징을 요약하면 다음과 같다.

(1) 영아기

우울한 느낌과 문제를 보고할 만한 수준의 인지능력과 언어능력이 아직 발달하지 않은 영아에게서 우울 증상을 명확하게 확인하기는 어렵다. 그러나 영아기 우울은 아동기나 청소년기에 우울장애로 발전할 수 있으므로 관찰 가능한 영아의 우울증 신호를 잘 파악하는 것이 필요하다.

어머니와 분리된 영아들의 특징을 보면 성인의 우울증과 매우 흡사하기 때문에 이를 참고할 수 있다(Bowlby, 1960). 해당 상황에서 영아들은 활동성이 떨어지고 위축되어 있으며, 섭식 및 수면문제, 과민성, 슬픈 표정, 과도한 울음, 반응행동 감소 등의 특징을 보인다.

구체적으로 영아가 드러내는 우울증 신호로는 섭식과 배변훈련 및 수면습관에서 바람직한 성취가 어렵고, 발달과업에서의 지연과 상실을 보이며, 매달리기와 같은 요구적인 행동이 무감동이나 냉담함 같은 무기력한 행동과 번갈아 가며 불규칙적으로 나타날 수 있다. 뿐만 아니라 슬픈 얼굴 표정과 주시혐오gaze aversion와 같은 부정적인 행동을 보일 수 있고, 몸 흔들기와 엄지손가락 빨기와 같은 자기 진정행동self-soothing, 머리 부딪히기와 자기 물기self-biting와 같은 자해적 행동을 나타내기도 한다(Wenar & Kerig, 2005 ; 이춘재 외, 2011에서 재인용).

(2) 유아기

유아기 우울증은 주로 양육자의 잦은 교체, 방임, 무관심 등으로 인한 불안정 애착 형성의 문제와 관련되어 나타난다(고인숙, 2008). 애착의 문제는 분리불안장애, 반응성 애착장애, 반항성 장애 등으로 표현되며, 이로 인해 발달에 장애를 일으키고 무표정과 사회적 위축 및 활동 감소 등의 우울 증상을 보인다.

우울한 유아들은 의기소침함feeling of dysphoria과 무망감feeling of helplessness을 말로 나타내는 대신에 슬픈 표정을 보이는 경향이 있고, 즐거울 수 있는 활동과 성취에 대한 흥미를 상실할 수 있다. 평소 모호한 신체적 증상을 호소하고, 짜증을 내며, 수면문제와 악몽도 보일 수 있다(Wenar & Kerig, 2005 ; 이춘재 외, 2011에서 재인용). 발달적으로는 인지기술과 언어기술의 상실, 사회적 위축과 같은 발달에서의 퇴보가 심해질 수 있다. 우울한 유아는 성마른 기분irritable mood으로 인해 사소한 일에도 감정폭발을 보이기 때문에 양육하는 사람이 매우 힘들어 한다.

(3) 아동기

아동기가 되면 우울증 증상은 성인의 우울증 증상과 비슷해진다. 아동들은 자존감이 낮아지고 자기비난과 죄의식을 나타내며, 우울한 기분이 분명해지는데, 9~12세가 되면 절망감과 낮은 자존감을 말로 표현하기도 한다. 우울증이 있는 아동은 극도로 침울하고 눈물이 많으며, 무기력하고, 피로감, 짜증, 무표정 등을 보인다. 수면 또는 섭식장애, 학업부진, 또래관계의 손상, 집중력 장애, 충동조절의 어려움, 도벽이나 공격성 증가, 반항적 행동, 자해, 두통이나 복통, 불면증 및 활동량의 증가 또는 감소를 나타내기도 한다.

아동기 우울 증상 중 동기 상실은 아동의 사회적 활동과 학교 관련 활동 참여에 대한 흥미를 낮추고, 또래관계와 학업 수행에도 부정적 영향을 주어 등교 거부로 이어지기도 한다.

어떤 아동의 우울증은 싸움, 반항, 공격성, 떼쓰기, 혐오감 등과 같은 외현화 문제행동으로 나타나는 '가면성 우울증'으로 표현되기도 한다. 아동의 연령 변화에 맞춰 적절한 조치가 없으면 증상은 더 심각해지며 생활 전반에서 흥미와 즐거움이 줄어들고 심해질 경우 자살 가능성도 생기게 된다. 우울 증상이 지속되어 장기적인 패턴이 되면 우울과 불안이 혼합되어 나타난다.

(4) 청소년기

청소년기는 성인의 우울증에 가까운 우울증후군이 시작되는 시기이다. 생물학적 · 사회적 · 인지적 발달로 인해 성인의 증상에 훨씬 더 가까워지기 시작하지만, 동시에 여러 면에서 아동기와 비슷하게 우울 증상이 표출되기도 한다. 성인과 비슷한 양상으로는 무가치감, 죄책감, 열등감 등의 부정적 표현이 증가하고, 과다수면이나 체중 변화 등의 생리적 증상이 많으며, 술 남용이나 약물 남용을 유발하기도 한다. 반항성장애나 품행장애 등 일탈행동으로 표현되거나, 극단적으로는 자살을 시도하기도 하나, 직접적으로 자신의 슬픈 감정과 고통을 말로 표현하는 경향도 있다.

성인과는 다른 청소년기 우울증의 특징적 증상들로는 예민한 기분 변화와 부정성negativity이 있는데, 무단결석, 무례함, 학업성취의 하락, 혼자 지내기 등이 수반되기도 한다. 과수면도 어린 아동보다 청소년들에게서 더 자주 나타나는 증상이고(Kovacs, 1996), 섭식행동의 변화, 무분별한 성행동, 자살행동 등도 청소년기의 주요한 우울 증상이다. 청소년기가 되면 우울장애의 발병률이 급증하는데, 청소년 초기보다는 중기나 후기에 많고, 남아보다는 여아에게서 더 많이 나타난다(Peterson, Sarigian, & Kenny, 1991). 사춘기에 우울증이 증가하는 현상은 우울증의 가장 뚜렷한 발달적 경향으로 볼 수 있고, 우울증은 17세와 18세에 정점에 이른다. 또한 청소년기에 우울 증상을 보였던 사람이 성인기에 이르면 아무런 장애를 겪지 않았던 또래보다 성인 초기에 주요 우울장애의 기준에 부합할 가능성이 더 크다(Kandel & Davies, 1986).

3) 증상 및 진단과 분류

(1) 우울 증상

모든 우울장애의 공통 양상은 슬프고, 공허하거나 과민한 기분이 수반되며, 신체적 · 인지적 · 행동적 변화로 인해 일상의 업무 수행과 적응에 영향을 받게 된다.

- 우울한 기분의 만연 : 우울한 기분이 지속되어 매우 슬프고, 절망적이며 비관적이고, 예민하며 짜증이 많아진다. 이유 없이 눈물이 많아지거나, 무감동의 모습을 보이기도 한다.
- 생리기능의 변화 : 식욕장애, 수면장애 등이 유발되어 식욕과 수면시간이 지나치게 늘어나거나 줄어든다. 운동량이나 활동량이 저하되어 자주 처지거나 과도하게 안절부절 하는 등의 태도를 보이는데, 객관적으로도 관찰이 가능한 수준이다.
- 정신운동의 지체 : 몇 시간 동안 아무 말 없이 가만히 앉아 있거나 허공을 바

라보기도 한다. 말소리가 느리고 빈약하며, 묻는 말에 빠르게 답하지 못하기도 한다. 때로는 매우 신경질적이 되어 갑자기 큰 소리로 짜증을 부리고 부적절하게 분노폭발을 보이며, 안절부절 못하는 태도를 보인다.

- 사고의 왜곡 : 부정적 인지도식negative cognitive schemata으로 인해 왜곡된 사고를 하게 되어, 과도하거나 부적절하게 자신에 대한 무가치감이나 죄책감에 시달린다. 자신을 사회나 사람으로부터 고립시키고, 자살을 생각하거나 시도하기도 한다.
- 불안문제의 수반 : 정서적 불안이 수반되기도 하여 분리불안, 신체화 증상, 사회공포증, 일탈행동 등의 다양한 불안장애와 행동문제를 일으킨다.

부정적 인지도식
자기비판적 신념과 태도를 포함한 개인에 대한 부정적 자기상과 일치하는 방식으로 정보처리과정을 인도하는 기억의 안정적 구조이다. 이러한 인지적 도식은 모순되는 증거가 있는데도 경직되고 변화에 저항적이다.

(2) 진단 및 분류

우울증은 기간, 시점, 정도, 증상, 추정되는 원인에 따라 여러 유형의 우울증으로 분류된다. 아동과 청소년의 우울증을 진단할 때는 주로 DSM, 아동용 CDIChildren's Depression Inventory, 부모용 CDI 3가지 기준이 사용된다. 가장 많이 사용되는 DSM-5에서는 우울증을 주요 우울장애, 지속성 우울장애, 파괴적 기분조절장애, 월경 전 불쾌감장애, 물질/약물치료로 유발된 장애, 다른 의학적 상태로 인한 우울장애, 달리 명시된 우울장애, 명시되지 않은 우울장애 등으로 분류하며 분류 준거는 다음과 같다.

① 주요 우울장애

주요 우울장애Major Depressive Disorder : MDD는 다음 중에서 다섯 가지 또는 그 이상의 증상이 2주 연속 지속되어야 하고, 증상 중 적어도 하나는 우울한아동, 청소년은 과민한(irritable) 기분으로 우울한 기분이 대체됨 기분이거나 즐거움의 상실이어야 한다. 증상은 하루 중 대부분, 거의 매일 지속되어 사회적, 직업적, 혹은 다른 중요한 기능영역에서 현저한 고통이나 손상을 초래해야 한다.

DSM-5의 주요 우울장애 진단 기준

A. 다음의 증상 가운데 5가지(또는 그 이상)의 증상이 2주 연속으로 지속되며 이전의 기능상태와 비교할 때 변화를 보이는 경우, 증상 가운데 적어도 하나는 (1) 우울 기분이거나 (2) 흥미나 즐거움의 상실이어야 한다.

주의점 명백한 다른 의학적 상태로 인한 증상은 포함되지 않아야 한다.

- 하루 중 대부분 그리고 거의 매일 지속되는 우울 기분에 대해 주관적으로 보고(예 : 슬픔, 공허감 또는 절망감)하거나 객관적으로 관찰됨(예 : 눈물 흘림)

주의점 아동/청소년의 경우는 과민한 기분으로 나타나기도 함

- 거의 매일, 하루 중 대부분, 거의 또는 모든 일상 활동에 대해 흥미나 즐거움이 뚜렷하게 저하됨
- 체중조절을 하고 있지 않은 상태에서 의미 있는 체중의 감소(예 : 1개월 동안 5% 이상의 체중 변화)나 체중의 증가, 거의 매일 나타나는 식욕의 감소나 증가가 있음

주의점 아동에서는 체중 증가가 기대치에 미달되는 경우

- 거의 매일 나타나는 불면이나 과다수면
- 거의 매일 나타나는 정신운동 초조나 지연(객관적으로 관찰 가능함, 단지 주관적인 좌불안석 또는 처지는 느낌뿐만이 아님)
- 거의 매일 나타나는 피로나 활력의 상실
- 거의 매일 무가치감 또는 과도하거나 부적절한 죄책감(망상적일 수도 있는)을 느낌(단순히 병이 있다는 데 대한 자책이나 죄책감이 아님)
- 거의 매일 나타나는 사고력이나 집중력의 감소 또는 우유부단함(주관적인 호소나 객관적인 관찰 가능함)
- 반복적인 죽음에 대한 생각(단지 죽음에 대한 두려움이 아닌), 구체적인 계획 없이 반복되는 자살 사고, 또는 자살 시도나 자살 수행에 대한 구체적인 계획

B. 증상이 사회적, 직업적 또는 다른 중요한 기능영역에서 임상적으로 현저한 고통이나 손상을 초래한다.

C. 삽화가 물질의 생리적 효과나 다른 의학적 상태로 인한 것이 아니다.

주의점 진단기준 A부터 C까지는 주요 우울 삽화를 구성하고 있다.

주의점 중요한 상실(예 : 사별, 재정적 파탄, 자연재해로 인한 상실, 심각한 질병이나 장애)에 대한 반응으로 진단기준 A에 기술된 극도의 슬픔, 상실에 대한 반추, 불면, 식욕 저하, 그리고 체중의 감소가 나타날 수 있고 이는 우울 삽화와 유사하다. 비록 그러한 증상이 이해될 만하고 상실에 대해 적절하다고 판단된다 할지라도 정상적인 상실 반응 동안에 주요 우울 삽화가 존재한다면 이는 주의 깊게 다루어져야 한다. 이러한 결정을 하기 위해서는 개인의 과거력과 상실의 고통을 표현하는 각 문화적 특징을 근거로 한 임상적인 판단이 필요하다.

D. 주요 우울 삽화가 조현정동장애, 조현병, 조현양상장애, 망상장애, 달리 명시된, 또는 명시되지 않는 조현병 스펙트럼 및 기타 정신병적 장애로 더 잘 설명되지 않는다.

E. 조증 삽화 혹은 경조증 삽화가 존재한 적이 없다.

주의점 조증 유사 혹은 경조증 유사 삽화가 물질로 인한 것이거나 다른 의학적 상태의 직접적인 생리적 효과로 인한 경우라면 이 제외 기준을 적용하지 않는다.

출처 : APA(2013).

- 우울한 또는 과민한
- 흥미나 즐거움의 상실
- 체중이나 식욕의 변화
- 수면장애
- 운동성 흥분 또는 지체
- 피로감 또는 활력 상실
- 무가치한 느낌 또는 죄책감
- 생각하거나 정신을 집중하거나 결정을 내리기가 어려움
- 죽음에 대한 생각 또는 자살 생각이나 행동

② 지속성 우울장애, 기분저하증

만성적 형태의 우울장애로 주요 우울장애의 많은 증상이 덜 심각한 상태로 나타나지만 더 오랜 기간 지속적으로 나타난다. DSM-IV에서의 기분부전장애 대신 DSM-5에서는 지속성 우울장애, 기분저하증persistent depressive disorder, dysthymia이라는 용어가 도입되었다. 우울한 기분이 다음 중 두 가지 또는 그 이상과 함께 적어도 1년간 나타나야 한다. 한편, 이중우울증double depression은 주요 우울장애와 지속적 우울장애가 번갈아 가며 나타나는 것으로, 지속적 우울장애는 대체로 주요 우울장애의 에피소드가 발생하기 전에 나타난다.

- 우울한 또는 과민한 기분
- 식욕부진 또는 과식
- 수면장애
- 활력 부족 또는 피로
- 자아존중감 저하
- 정신집중 또는 의사결정문제
- 절망감

● DSM-5의 지속성 우울장애(기분저하증) 진단 기준

A. 적어도 2년 동안, 하루의 대부분 우울 기분이 있고, 우울 기분이 없는 날보다 있는 날이 더 많으며, 이는 주관적으로 보고하거나 객관적으로 관찰된다.

주의점 아동, 청소년에서는 기분이 과민한 상태로 나타나기도 하며, 기간은 적어도 1년이 되어야 한다.

B. 우울 기간 동안 다음 2가지(또는 그 이상)의 증상이 나타난다.

- 식욕 부진 또는 과식
- 불면 또는 과다수면
- 기력의 저하 또는 피로
- 자존감 저하
- 집중력 감소 또는 우유부단
- 절망감

C. 장애가 있는 2년 동안(아동/청소년에서는 1년) 연속적으로 2개월 이상, 진단 기준 A와 B의 증상이 존재하지 않았던 경우가 없었다.

D. 주요 우울장애의 진단 기준을 만족하는 증상이 2년간 지속적으로 나타날 수 있다.

E. 조증 삽화, 경조증 삽화가 없어야 하고, 순환성장애의 진단 기준을 충족하지 않아야 한다.

F. 장애가 지속적인 조현정동장애, 조현병, 망상장애, 달리 명시된, 또는 명시되지 않은 조현병 스펙트럼 및 기타 정신병적 장애와 겹쳐져서 나타나는 것이 아니다.

G. 증상이 물질(예 : 남용약물, 치료약물)의 생리적 효과나 다른 의학적 상태(예 : 갑상선기능저하증)로 인한 것이 아니다.

H. 증상이 사회적, 직업적 또는 다른 중요한 기능영역에서 임상적으로 현저한 고통이나 손상을 초래한다.

주의점 주요 우울 삽화의 진단 기준은 지속성 우울장애(기분저하증)에는 없는 4가지 증상이 포함되어 있기 때문에, 극소수가 2년 이상 지속되는 우울 증상들을 가지게 되며, 지속성 우울장애의 진단 기준을 만족하지 못한다. 만약 질환의 현 삽화 기간 동안 어느 시점에서든 주요 우울장애의 진단 기준을 모두 만족한다면 주요 우울장애로 진단해야 한다. 그러나 만약 그렇지 않다면 달리 명시된 우울장애 또는 명시되지 않은 우울장애를 진단할 수 있는 근거가 된다.

출처 : APA(2013).

③ 파괴적 기분조절부전장애

파괴적 기분조절부전장애disruptive mood dysregulation disorder는 DSM-5에서 우울장애에 새롭게 포함된 진단으로 아동의 양극성 장애와 관련한 혼란 및 과잉 진단이라는 문제를 다루기 위해 추가되었다. 10세 이전에 나타나고 6세 이전이나 18세 이후에는 이 진단을 내리지 않도록 되어 있다. 증상은 빈번한 폭발극단적 성질폭발, 신체적 공격성 등과 지속적 과민 증상을 보이고, 화난 또는 과민한 기분은 성질폭발이 없을 때도 나타나는데, 거의 매일 같이 하루 종일 나타난다. 양극성 기분장애와 증상이 비슷하지만 파괴적 기분조절장애 아동들은 이후 양극성 장애보다는 단극성 우울장애 또는 불안장애를 일으킬 가능성이 더 높다.

DSM-5의 파괴적 기분조절부전장애 진단 기준

A. 고도의 재발성 분노발작이 언어적(예 : 폭언) 또는 행동적(예 : 사람이나 사물에 대한 물리적 공격성)으로 나타나며, 상황이나 도발 자극에 비해 그 강도나 지속시간이 극도로 비정상적이다.

B. 분노발작이 발달수준에 부합하지 않는다.

C. 분노발작이 평균적으로 일주일에 3회 이상 발생한다.

D. 분노발작 사이의 기분이 지속적으로 과민하거나 거의 매일, 하루 중 대부분의 시간 동안 화가 나 있으며, 이것이 객관적으로 관찰될 수 있다(예 : 부모, 선생님, 또래집단).

E. 진단 기준 A~D가 12개월 이상 지속되며, 진단 기준 A~D에 해당하는 모든 증상이 없는 기간이 연속 3개월 이상 되지 않는다.

F. 진단 기준 A와 D가 세 환경(예 : 가정, 학교, 또래집단) 중 최소 두 군데 이상에서 나타나며 최소 한 군데에서는 고도의 증상을 보인다.

G. 이 진단은 6세 이전 또는 18세 이후에 처음으로 진단될 수 없다.

H. 과거력 또는 객관적인 관찰에 의하면, 진단기준 A~E의 발생이 10세 이전이다.

I. 진단 기준 A를 만족하는 기간을 제외하고 양극성장애의 조증 또는 경조증 삽화의 모든 진단 기준을 만족하는 뚜렷한 기간이 1일 이상 있지 않아야 한다.

주의점 매우 긍정적인 사건 또는 이에 대한 기대로 인해 전후 맥락에 맞게, 발달적으로 적절한 기분의 고조는 조증 또는 경조증의 증상으로 고려되지 않아야 한다.

J. 이러한 행동이 주요 우울 삽화 중에만 나타나서는 안 되며, 다른 정신질환(예 : 자폐 스펙트럼 장애, 외상후 스트레스장애, 분리불안장애, 지속성 우울장애[기분저하증])으로 더 잘 설명되지 않는다.

주의점 이 진단은 적대적 반항장애, 간헐적 폭발장애 또는 양극성장애와 동반이환할 수 없으나, 주요 우울장애, 주의력결핍과잉행동장애, 품행장애, 물질사용장애와는 동반이환할 수 있다. 파괴적 기분조절부전장애와 적대적 반항장애의 진단 기준을 모두 만족시키는 증상을 가진 경우 파괴적 기분조절부전장애만 진단을 내려야 한다. 만일 조증 또는 경조증 삽화를 경험했다면 파괴적 기분조절부전장애의 진단을 내려서는 안 된다.

K. 증상이 물질의 생리적 효과나 다른 의학적 또는 신경학적 상태로 인한 것이 아니다.

출처 : APA(2013).

④ 월경 전 불쾌감장애

월경 전 불쾌감장애premenstrual dysphoric disorder는 월경 전 증후군이나 월경통과는 다르게 임상적으로 의미 있는 현저한 고통이 수반되어야 한다. 필수 증상은 불안정한 기분, 과민성 불쾌감, 불안 증상이며 이러한 증상들은 반복적으로 월경 주기 전에 시작되고 대부분 월경 시작 후에 사라진다. 이러한 증상은 전년도 대부분의 월경 주기에서 나타나야 하고, 월경 시작경에 최고조에 이르며 월경 시작 후 멈추고, 월경 시작 후 며칠간 지속되는 것은 흔하지 않다. 행동 및 신체 증상이 동반되어 월경 전주에 사회적 기능에 현저한 손상이 있어야 한다. 잠정적으로 진단을 확진하기 위해서는 적어도 연속되는 2개월 이상의 일일 증상 기록이 필요하다.

증상의 강도는 주요 우울삽화나 범불안장애와 같은 다른 정신질환에 버금갈 정도로 심각하다. 가족이나 친구들과의 관계에서 문제가 나타날 수 있고, 월경 주기 직전은 자살의 위험이 있는 시기에 해당된다. 진단 기준은 다음과 같다.

DSM-5의 월경 전 불쾌감장애 진단 기준

A. 대부분의 월경 주기에서 월경 시작 1주 전에 다음의 증상 가운데 5가지(또는 그 이상)가 시작되어 월경이 시작되고 수일 안에 증상이 호전되며 월경이 끝난 주에는 증상이 경미하거나 없어져야 한다.

B. 다음 증상 중 적어도 한 가지(또는 그 이상)는 포함되어야 한다.
- 현저하게 불안정한 기분(예 : 갑자기 울고 싶거나 슬퍼진다거나 거절에 대해 민감해지는 것)
- 현저한 과민성, 분노 또는 대인관계에서의 갈등 증가
- 현저한 우울 기분, 절망감 또는 자기비난의 사고
- 현저한 불안, 긴장, 신경이 곤두섬 또는 과도한 긴장감

C. 다음 증상 중 적어도 한 가지(또는 그 이상)는 추가적으로 존재해야 하며, 진단 기준 B에 해당하는 증상과 더해져 총 5가지의 증상이 포함되어야 한다.
- 일상 활동에서 흥미의 저하(예 : 직업, 학교, 또래집단, 취미)
- 집중하기 곤란하다는 주관적 느낌
- 기면, 쉽게 피곤함 혹은 현저한 무기력
- 식욕의 현저한 변화, 즉 과식 또는 특정 음식의 탐닉
- 과다수면 또는 불면
- 압도되거나 자제력을 잃을 것 같은 주관적 느낌
- 유방의 압통이나 부종, 두통, 관절통, 혹은 근육통, 부풀어 오르거나 체중이 증가된 느낌과 같은 다른 신체적 증상

주의점 진단 기준 A~C에 해당하는 증상이 전년도 대부분의 월경 주기에 있어야 한다.

D. 증상이 직업이나 학교, 일상적인 사회 활동과 대인관계를 현저하게 저해한다(예 : 사회 활동의 회피, 직장이나 학교에서의 생산성과 효율성의 감소).

E. 증상은 주요 우울장애나 공황장애, 지속성 우울장애(기분저하증) 혹은 성격장애와 같은 다른 장애로 인해 증상이 단순히 악화된 것이 아니다(이러한 장애 중 어느 것에도 중첩되어 나타날 수는 있다).

F. 진단 기준 A는 적어도 연속적인 2회의 주기 동안 전향적인 일일 평가에 의해 확인되어야 한다(주의점 : 진단은 이러한 확인이 있기 이전에는 잠정적으로 내려질 수 있다).

G. 증상은 물질(예 : 남용약물, 치료약물, 기타 치료)의 생리적 효과나 다른 의학적 상태(예 : 갑상선기능항진증)로 인한 것이 아니다.

출처 : APA(2013).

⑤ 물질/약물로 유발된 우울장애, 다른 의학적 상태로 인한 우울장애

물질/약물치료로 유발된 우울장애substance/medication-induced depressive disorder는 발병 시기, 경과, 물질 사용과 관련된 기타 요인을 고려하여 감별해야 하고, 물질의 사용과 남용, 중독 또는 금단의 상태에서 검사 시 검사의 근거가 있어야 한다. 물질/약물치료로 유발된 우울장애의 진단적 특징은 주요 우울장애와 같은 우울장애의 증상들이 포함된다. 특히, 일부 약물예 : 자극제, 스테로이드, 엘도파, 항생제, 중추신경계 약물, 피부과 약물, 화학요법 약물, 면역학적 약물은 우울기분장애를 유도할 수 있다. 또한 병력, 신체검진 또는 검사 소견에 근거하여 우울장애를 유발할 수 있는 물질 사용 후 1개월 이내에 발병하여야 한다. 일단 물질 사용이 중단되면 우울 증상은 물질/약물치료의 반감기와 금단 증후군의 유무에 따라 보통 수일에서 수주 이내로 완화된다. 만약 증상들이 예상되는 금단기간을 넘어서 4주 이상 지속된다면 우울 증상을 일으키는 다른 원인을 고려해 보아야 한다.

의학적 상태로 인한 우울장애depressive disorder due to another Medical condition는 아직 모두 밝혀지지 않았으며, 임상의의 적절한 판단이 진단의 필수요인이다. 뇌졸중, 헌팅턴병, 파킨슨병 그리고 외상성 뇌손상은 우울장애와 분명한 관계가 있고, 우울장애와 가장 가깝게 관련이 있는 신경내분비적 상태는 쿠싱병과 갑상선기능저하증이다. 현재는 기분장애와 일반적인 의학적 상태 사이의 인과관계 여부를 결정하기 위한 절대적인 지침은 없지만, 몇 개의 지침은 고려할 수 있다. 첫째, 일반적인 의학적 상태와 기분장애의 발병 및 악화 사이에 시간적 관련성이 존재한다는 것을 고려해볼 수 있다. 둘째, 병 자체가 원인이 되어 기분장애의 비전형적인 양상 예 : 비전형적인 발병 연령, 경과 또는 가족력의 부재이 존재한다는 점이다. 진단 기준은 다음과 같다.

DSM-5의 물질/약물치료로 유발된 우울장애 진단 기준

A. 현저하고 지속적인 기분장애가 우세하고 우울 기분이나, 거의 또는 모든 일상 활동에 대해 흥미나 즐거움의 뚜렷한 저하를 보이는 것이다.

B. 병력, 신체검진 또는 검사 소견에 (1)과 (2) 둘 다의 증거가 있다.

- 진단기준 A의 증상이 물질 중독이나 물질 금단 동안 혹은 직후에, 혹은 치료약물 노출 후에 발생
- 수반된 물질/치료약물이 진단 기준 A의 증상을 일으킬 만한 능력이 있음

C. 장애가 물질/약물치료로 유발된 것이 아닌 우울장애로 더 잘 설명되지 않는다. 독립적인 우울장애라는 증거로 다음이 포함될 수 있다.

증상이 물질/치료약물 사용 시작보다 선행한다. 증상이 급성금단 혹은 심한 중독의 중단 이후에도 상당한 기간(예 : 약 1개월) 동안 계속된다. 혹은 물질/약물치료로 유발된 것이 아닌 독립적인 우울장애의 다른 증거(예 : 재발성 비물질/치료약물 관련 삽화의 병력)가 있다.

D. 장애가 섬망의 경과 중에만 발생되지는 않는다.

E. 장애가 사회적, 직업적 또는 다른 중요한 기능영역에서 임상적으로 현저한 고통이나 손상을 초래한다.

주의점 이 진단은 진단 기준 A의 증상이 임상 양상에서 두드러지고 임상적 주목을 보증할 정도로 충분히 심할 때에만 물질 중독이나 물질 금단의 진단 대신에 내려져야 한다.

출처 : APA(2013).

⑥ 달리 명시된 우울장애, 명시되지 않은 우울장애

'달리 명시된'이라는 지정 문구를 사용해 분류되는 우울장애other specified depressive disorder의 예는 3가지이다. 첫째, 반복성 단기우울증으로 2~13일간 지속되는 우울 기분 양상이다. 다른, 적어도 4개 이상의 우울 증상과 함께 1개월에 최소 1회 이상월경 주기와 연관성이 없어야 한다 적어도 12개월 이상 연속적으로 나타나고, 다른 우울장애나 정신병적 장애의 현상을 만족시키지 않아야 한다. 둘째, 단기 우

울 삽화로 우울한 정동 및 주요 우울 삽화 8개의 증상 중 최소 4개의 증상이 임상적으로 현저한 고통이나 손상과 연관되어 나타나고 4일 이상 14일 미만으로 지속되며, 다른 우울장애나 정신병적 장애가 없어야 한다. 셋째, 우울한 정동 및 주요 우울 삽화 8개의 증상 중 최소 1개의 증상이 임상적으로 현저한 고통이나 손상과 연관되어 최소 2주 동안 지속되어 나타나고, 다른 우울장애나 정신병적 장애가 없어야 한다.

명시되지 않은 우울장애unspecified depressive disorder는 우울장애를 가지고 있으면서 우울장애에 속하지 않고, 다른 진단을 내리기에도 불충분한 징후를 포함한다. 몇 가지 명시되지 않은 우울장애로는 불안증, 조증과 경증을 나타내는 혼재성 양상, 즐거움이 상실된 멜랑콜리아 양상 및 기분의 반응성이 환경에 따라 차이가 나고, 체중증가나 식욕증가 혹은 과다수면, 연마비팔 또는 다리가 납같이 무거운 느낌, 거절민감성 등을 보이는 비전형적 양상이 이에 해당한다. 때로는 망상이나 환각을 수반하는 정신병적 양상, 긴장증, 임신기간 중 혹은 분만 후 4주 이내에 발병하는 주산기 발병, 계절성이 동반되는 우울장애가 해당된다.

DSM-5의 다른 의학적 상태로 인한 우울장애 진단 기준

A. 현저하고 지속적인 우울 기분 또는 모든 활동이나 거의 모든 활동에서 현저하게 감소된 흥미나 즐거움이 임상 양상에서 우세하다.
B. 장애가 다른 의학적 상태의 직접적인 병태생리학적 결과임을 지지하는 병력, 신체검진 또는 검사 소견이 있다.
C. 장애가 다른 정신질환으로 더 잘 설명되지 않는다(예 : 스트레스원이 심각한 의학적 상태인 우울 기분 동반 적응장애).
D. 장애가 섬망의 경과 중에만 발생되지는 않는다.
E. 장애가 사회적, 직업적 또는 다른 중요한 기능영역에서 임상적으로 현저한 고통이나 손상을 초래한다.

출처 : APA(2013).

4) 원인

우울증의 원인은 다양하고 역동적이며 교류적이다. 함멘과 루돌프(Hammen & Rudolph, 1996)는 우울증을 포괄적인 발달정신병리학 모델그림 6-1로 설명했는데, 우울증을 유발하는 다양한 요인과 요인 간의 교류를 보여 주고 있다. 생물학적 · 유전적 특성, 대인 간 능력, 가족 경험, 자기와 타인에 대한 인지표상, 생활 스트레스 간 역동적 교류가 일어나면서 우울증이 유발되는 것을 볼 수 있다.

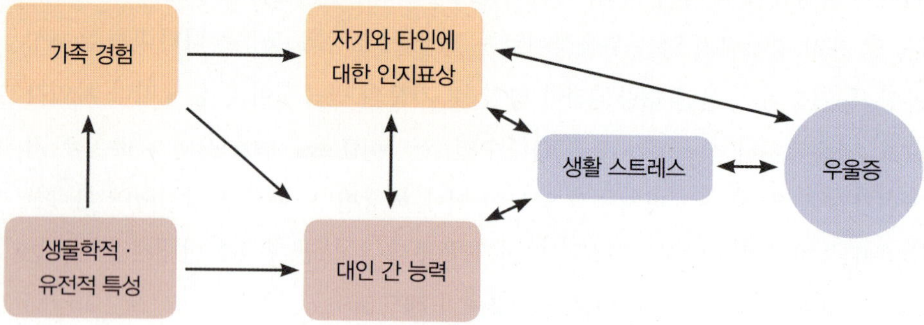

그림 6-1 : 함멘의 아동과 청소년 우울증의 다요인 교류 모델

출처 : Wenar & Kerig(2005) ; 이춘재 외(2011)에서 재인용.

(1) 뇌 기능과 신경화학의 생물학적 영향

우울증의 생물학적 관련 요인들은 성인과 청소년 간에 유사한 부분이 있음과 동시에 연령에 따른 발달적 차이도 존재하는 것으로 나타났다(Garber, 2010). 우울증의 연령에 따른 생물학적 지표가 다르다는 것은, 동일한 우울장애도 연령에 따른 생물학적 특징이 차이의 원인이 될 수 있다는 것을 보여 준다. 또한 달 등(Dahl et al., 1991)은 우울한 아동과 청소년은 정상적인 아동과 청소년에 비해 코르티솔cortisol의 분비가 적은 것을 알아냈는데, 이 역시 생물학적 요인이 우울증에 영향을 미친다는 것을 뒷받침해 준다.

뇌기능과 신경화학적 요인 중에서는 정상적이지 않은 신경화학과 신경내분비계의 조절 이상, 뇌의 구조와 기능 이상이 우울증의 병인이 된다(Miller, 2007). 대표적으로 편도체와 전전두피질의 기능 이상, 노르에피네프린, 세로토닌, 아세틸콜린, 코르티솔의 부적절한 흡수와 파괴 같은 신경내분비계의 조절장애가 우울증에 영향을 미친다. 뇌기능에서는 특정 유형의 사회적 자극에 대한 정서-각성기억이 더 활성화되어 과거의 부정적 사건을 반추하는 경향이 나타나고, 긍정적 정서처리에 더 많이 관여하는 좌반구의 활성화가 낮아지며 우반구가 더 활성화됨으로써 과도하게 부정적인 정서가 유발되기도 한다(Pliazka, 2002).

노르에피네프린
스트레스에 대한 반응으로 가능한 위협으로부터 힘을 얻고, 신체를 준비시키기 위해 부신에서 생성되어 혈류로 방출되는 호르몬으로 노르아드레날린이라고도 한다.

(2) 유전과 기질

유전이 우울증에 영향을 미친다는 것을 지지하는 연구 결과는 많으며, 오코너와 동료들(O'Connor et al., 1998)의 쌍생아 연구에서는 유전 가능성을 48%로 추정했다. 유전은 아동보다 사춘기 이후의 청소년 우울증에 더 큰 영향을 미칠 수 있는 것으로 나타났다(Weissman et al., 1984). 유전은 기질, 인지양식, 스트레스에 대한 반응성 등의 요인들을 통해 환경과 복잡한 상호작용을 하면서 우울증 유발에 영향을 미치게 된다. 우울증 유전자는 생후 초기 불안에 영향을 미치는 유전자와 동일한 유전자로, 스트레스가 많은 생활에서는 중간 정도의 유전적 영향만 있어도 극심한 우울증이 초래된다.

기질적 특성은 환경적 요인과 상호작용하여 우울증 유발에 영향을 주는데, 특히 부모의 양육과 관련이 많다. 우울과 관련하여 정서적 기질은 크게 2가지 측면으로 볼 수 있는데, 부정적 정서성Negative Affectivity : NA과 긍정적 정서성Positive Affectivity : PA이다. 부정적 정서기질은 부정적 자극에 민감하며 경계심이 많고 긴장을 쉽게 하는 특성을 보이고 우울과 불안에 영향을 미치는데, 부정적 정서기질이 높으면 우울과 불안을 쉽게 느낀다. 긍정적 정서기질은 접근, 에너지, 사교성, 보상단서에 대한 민감성 등의 특성을 보이며 우울과 관련이 있어 긍정적 정서기질이 높으면 우울이 낮고 부모의 거부가 아동의 우울증에 미치는 영향도 줄일 수 있다. 기질과 우울증의 관계에서는 기질의 영향력은 따뜻한 양육을 하는 부모의 자녀보다, 엄격하고 일관성 없는 훈육을 하는 부모의 자녀들에게서 더 많이 나타난다. 즉, 엄격하고 일관성 없는 훈육을 하는 부모를 둔 경우 자녀의 부정적 정서기질은

부정적 정서성
짜증, 분노, 슬픔, 죄의식, 열등감 등의 정서상태를 지속하고 그러한 상태가 표현되는 부정적 기분이다.

긍정적 정서성
즐거움, 열정, 활력, 고마움과 같은 정서상태를 지속하고 그러한 상태가 표현되는 긍정적 기분이다.

그 영향이 더 커지지만(Kazdin, Kraemer, Kessler, Kuper, & Offord, 1997), 이와 반대로 긍정적 정서기질은 보호요인으로 작용할 수 있다.

보호요인
건강한 발달을 촉진하고 위험요인의 부정적 결과를 상쇄시키는 요인으로, 부정적 결과에 앞서 개입되어서 부정적 결과가 발생할 가능성을 감소시키는 변인이 된다.

(3) 사회적 · 심리적 영향

① 분리와 상실, 따돌림

주 양육자와 분리된 아기는 우울증 증상과 유사한 행동적, 생물학적 패턴을 보이는데, 이는 분리가 우울증 발생의 일정 부분 원인을 제공한다는 것을 보여 준다. 상실 역시 우울증에 영향을 주는데, 특히 여아의 어린 시절 상실의 경험은 이후에 우울증에 걸릴 위험을 증가시킨다. 분리나 상실은 그 자체로서도 영향을 주지만 부모의 타락수준, 가족의 포근함, 상실 이후의 긍정적 사건의 지속성이 매개적 역할을 하게 된다. 청소년은 친구들에게 따돌림과 무시를 당하거나, 함께할 친구가 없을 때 우울감에 빠지기 쉽다. 즉, 친구의 정서적 · 사회적 지지는 청소년의 우울과 부적인 상관이 있다(Barrera & Garrieon-Jones, 1992).

② 인지적 특성, 사회적 기술 부족, 스트레스

자신과 타인 및 세상에 대한 부정적인 지각과 사고과정에서의 부정적 귀인 및 부정적 설명과 같은 인지적 왜곡이 우울의 원인이 되기도 한다(Kaslow, Rehm, & Siegel, 1984). 더 나아가 잘못된 사건이나 스스로에 대한 통제력이 전혀 없다고 지각하면서 무기력해지고, 무기력이 반복되면 학습된 무기력으로 발전하게 된다(McCauley et al., 1988). 가족의 사회적 지지와 마찬가지로 친구들의 사회적 지지도 아동과 청소년에게 중요한데, 우울한 아동과 청소년은 사회적 기술이 부족하여 친구들로부터 사회적 지지를 이끌어 내지 못하거나 친구를 사귀지 못함으로써 우울감을 경험하게 된다.

우울은 때로 심각한 스트레스뿐 아니라 사소한 스트레스와도 관련이 있다. 이사, 전학, 사고, 질병, 가족자원의 심각한 결핍, 폭력적 환경, 부모의 갈등과 이혼, 이성관계, 친구관계, 상실, 이별, 학업 등의 크고 작은 스트레스가 우울증을 유발하기도 한다.

(4) 부모의 우울증

우울증이 있는 부모의 자녀들은 그렇지 않은 부모의 자녀들에 비해 더 심각한 우울증을 겪을 확률이 높다. 특히, 우울증이 있는 부모의 자녀들은 사춘기 이전에 주요 우울장애를 보이는 비율이 더 높고, 우울증 이외의 장애 비율도 더 높다. 이는 부모가 우울한 경우 자녀에게 무관심하고, 안정적이며 편안한 환경을 만들어 주지 못하기 때문이다. 우울한 엄마와 자녀 간의 상호작용은 발달에 영향을 줄 뿐만 아니라표 6-1, 훗날에 우울장애를 유발하고 영속화하는 단서가 될 수 있는 생물학적 · 신경학적 변화를 생성할 수 있다(Cytryn & McKnew, 1996). 부모의 우울증이 자녀의 심리적 문제로 이어지는 데는 부모와 자녀의 공유된 유전요인, 부모와 자녀의 상호작용, 양육행동, 가족이 놓인 사회적 환경 등 다양한 기제가 영향을 미친다(Burge & Hammen, 1991). 결혼 불화, 높은 스트레스, 낮은 생활수준, 부적

표 6-1 : 우울한 양육이 발달단계별 특징적인 이슈에 주는 영향

발달단계	발달이슈	양육자의 부정적 특성*
영아기	• 애착관계 촉진하기 • 정서적 자기조절발달을 촉진하기	• 덜 민감, 덜 반응적(느리고 덜 유관적) • 호혜적 발성과 정서적 접촉을 덜 함 • 주는 자극의 양이 적고 질이 낮음
걸음마기 아동과 학령 전 아동	• 아동이 발달하는 데 필요한 외적 지지 제공하기 • 사회적 · 정서적 상황을 정확하게 이해하기 • 효율적인 자율적 기능 • 정서적 각성을 일으키는 상황관리능력 • 환경자원들을 조직화하고 협응시키는 능력	• 자녀와 공동 활동을 하면서 상호개입하는 데 시간을 덜 보냄 • 자녀가 사물에 주의집중하는 것을 유지할 수 있도록 격려하기보다는, 시작하고 끝내게 하는 일을 더 자주함 • 엄마의 영향에 대한 자녀들의 저항에 자녀들의 요구를 묵살하거나 덜 효율적으로 주장하거나 강압적 상호 영향을 주는 것으로 반응
학령기 아동과 청소년	• 일반적인 사회적 지지나 스트레스 완충 제공하기 • 아동이 그들의 인지적−지적 환경과 사회적 환경에 초점을 유지하도록 돕기 • 아동들의 행동을 모니터하기 • 일관적인 훈육 제공하기	• 자녀들의 공격적 감정에 대한 반응으로 자신들의 불쾌한 감정을 억제함으로써 자녀의 잘못된 행동을 강화함 • 자녀의 행동에 대해 더 비판적이고, 더 부정적인 평가와 더 낮은 인내심을 보임

* 우울하지 않은 통제집단과 비교함

출처 : Goodman(2003).

절하고 비효율적인 양육 등은 부정적인 영향을 미치는 반면, 가족의 안정성은 부모의 우울이 아동에게 미치는 부정적인 영향을 크게 완화시켜준다.

우울한 엄마를 둔 유아는 우울하지 않은 엄마를 둔 유아에 비해 타액 내 코르티솔의 수준이 더 높고, 전두엽의 전기적 활성화가 덜 일어나며(Dawson et al., 1997), 높은 코르티솔 분비와 비정형적인 전두엽 활성화는 부정적인 정서에 취약요인이 된다(Forbes et al., 2008). 와이즈먼(Weissman et al., 1997)의 10여 년에 걸친 연구 결과를 보면, 우울한 부모의 자녀는 사춘기 이전에 주요 우울장애를 가질 가능성이 증가했을 뿐만 아니라, 공포증, 급성불안장애, 알코올 의존 가능성도 높았다.

가족의 상호작용과 우울증

BOX 6-1

메리는 불안과 우울문제가 심각한 청소년이다. 메리의 어머니는 주요 우울증 진단을 받았다. 메리의 부모는 자주 싸웠는데, 대부분 돈 문제나 아버지의 직장과 관련된 문제였다. 메리의 어머니는 거기서 오는 스트레스와 갈등을 술을 마시는 것으로 대처했으며, 심각한 음주문제를 일으켰다. 메리의 어머니가 우울증 증상을 보이게 된 것은 갈등, 알코올 남용, 그 밖의 스트레스 때문인 것으로 보인다. 메리는 모든 구성원들을 위해 그리고 어머니에 대한 걱정 때문에 자신이 부모의 싸움을 중재해야 한다고 느꼈으며, 자신에게 어머니의 슬픔을 덜어 줄 책임이 있다고 느꼈다. 시간이 지나면서 이러한 갈등과 문제가 메리 자신의 심리적 문제를 일으키게 만들었다.

출처 : Wicks-Nelson & Israel, 정명숙 외(2014). 재인용.

(5) 또래관계

또래관계에서의 문제는 우울증을 일으키고, 우울증을 지속시킨다. 우울증으로 인해 또래관계의 문제가 생기기도 하고, 또래관계의 문제가 우울증을 유발하기도 한다. 특히, 친구들로부터 거부당하거나, 무시당하는 경우 임상적 수준의 문제가 더 많이 생기기 때문에 또래관계에서 생기는 문제의 예방과 대처가 중요하다.

또래관계뿐 아니라 다양한 사회적 관계가 우울증에 미치는 영향은 상호적이고 교류적인 특징을 갖는다. 또래로부터의 낮은 사회적 지지, 지각된 사회적 능력의 부족, 외로움 등은 아동과 청소년 우울증의 중요한 예언요소이다. 또한 우울한 아동과 청소년들은 대체로 친구들과의 관계에서 긍정적인 관계를 이끌어 내지 못하고 문제가 있는 관계를 이끌어 내며, 다른 사람들로부터 호감을 얻지 못하는 것으로 나타났다(Vujeva & Furman, 2011).

5) 치료와 예방

(1) 치료

① 심리치료

대표적인 심리치료로서 인지치료는 우울을 유발하는 왜곡된 사고를 수정하는 효과적인 치료양식이다. 부적응적 인지를 감소시키는 인지 재구조화, 자기강화 기법, 대인관계기술과 문제해결기술을 가르치는 역할놀이 등을 진행한다. 그 밖에 놀이치료, 미술치료, 독서치료, 가족치료 등을 통해 인지, 정서, 행동의 변화와 치료를 꾀하게 된다. 스트레스를 유발하는 생활환경을 변화시키고, 긍정적이고 지지적인 심리적 환경을 만들어 가는 것도 심리치료과정에 포함된다.

② 약물치료

다양한 항우울제는 성인 우울증 환자에게 효과적이나, 아동과 청소년의 경우 약물치료의 효과와 안정성이 아직 확실하게 밝혀지지 않은 상태이다. 따라서 약물 복용 시에는 반드시 의사의 지시에 따라야 하고, 행동 변화에 각별히 주의해야 하며, 치료 초기 및 복용량을 변경할 때에는 세심한 주의가 요구된다. 주로 사용하는 삼환계 항우울제Tricyclic Antidepressants : TCAs로는 이미프라민, 아이트립티란, 데시프라민, 노어트립티린이 있다. 최근에 많이 사용되는 선택적 세로토닌 재흡수 억제제Selective Serotonin Reuptake Inhibitors : SSRIs인 플루오제틴이 있는데, 약물 복용에 따라 있을 수 있는 안절부절하거나 성마름, 위장이나 심장혈관장애, 돌발적 발작과 자살 가능성 등의 부작용에 대해서는 의사에게 확인하는 것이 반드시 필요하다. 미국식품의약국2004은 제약회사들이 항우울제 복용으로 인한 자살위험에 대한 '블랙박스' 경고를 처방약에 부착하라는 결정을 하기도 했다.

③ 병합치료

우울증치료는 약물복용이나 심리치료 한 가지만 진행하는 것보다 병행하는 것이 우울 증상의 호전에 가장 효과적인 것으로 보고되고 있다. 특히, 호전된 증상을 더 오랫동안 유지시켜주고 재발 확률을 낮추는 데 병합치료가 도움이 되는 것으로 나타났다(Kupfer & Frank, 1987). 그러나 심한 우울 증상이 있고 가족 간 갈등과 같은 관계 스트레스를 겪는 경우 자살위험이 높으므로 병합치료 중에도 각별한 주의가 요구되며, 혼자 있는 시간을 최대한 줄이는 것이 필요하다.

(2) 예방

아동과 청소년은 성인처럼 적절하게 대처할 능력이 없기 때문에 가족과 사회의 관심과 관리를 통한 우울증 예방이 필요하다. 아동기에는 온정적이고 긍정적인 부모–자녀 상호작용을 통해 안정적 애착과 즐거움의 경험을 쌓아가는 것이 좋다. 청

상이한 결과 : 조와 프랭크

BOX 6–2

조의 아버지는 주요 우울증 진단을 받았고 친할아버지도 우울증 에피소드를 겪었다. 아버지와 어머니는 둘 다 조에게 관심을 기울이고 자상하게 대했다. 아버지는 우울 증상이 심할 때에도 조에게 관심을 기울였으며 정서적으로 따뜻하게 대했다. 어머니는 아버지를 잘 뒷바라지했으며, 두 사람은 원만한 결혼생활을 하고 있었다. 조는 두 여동생과도 가까운 관계를 맺고 있었다. 사람이 많을 때에는 수줍음을 타기도 했지만 조는 학교에서 공부도 잘하고 인기도 있었다. 그는 명문대학에 진학하였고, 의학을 공부하여 소아과의사가 되었다. 결혼을 했고, 행복한 결혼생활을 했으며, 아이들에게 관심이 많은 자상한 부모노릇을 하였다. 조는 때로는 가벼운 정도에서 중간 정도의 우울 증상과 불안을 느끼곤 하였다. 그러나 증상은 하위 임상수준을 넘어서는 경우가 드물었고, 조는 치료를 받을 필요를 느낀 적이 없었다.

프랭크의 어머니는 주요 우울장애 진단을 받았으며, 외할머니도 우울증이 있었다. 어머니와 아버지는 프랭크가 열 살 때 이혼하였다. 몇 년간 격렬한 부부싸움을 하고 난 후였다. 어머니와 아버지는 둘 다 아이들에게 정서적인 반응을 보이지 않는 편이었다. 또 부부싸움에 프랭크와 여동생을 끼워 넣었다. 프랭크는 여동생과 곧잘 싸웠고 한 번도 가깝게 지내본 적이 없었다. 프랭크는 유치원에서 아주 공격적이고 다루기 힘든 아이였다. 청소년기에는 상습적으로 비행을 저질렀고, 고등학교를 중퇴하였다. 성인이 되었을 때 우울장애로 진단받았으며, 대인관계는 혼란스러웠고 대부분 오래가지 못했다.

출처 : Wicks-Nelson & Israel, 정명숙 외(2014). 재인용.

소년기에는 심리적 손상에 영향을 줄 만한 위험요인은 줄이고, 심리적 손상을 차단하거나 심리적 건강을 촉진할 수 있는 보호요인을 늘리는 기회를 제공하는 것이 필요하다.

2. 불안장애

불안장애anxiety disorder는 아동기, 청소년기에 가장 흔하게 나타나는 정신병리 중 하나이다. 일시적인 공포fear나 불안anxiety은 정상적인 발달과정 중에 누구에게나 나타날 수 있는 증상이지만, 지나친 공포나 불안은 학교생활이나 대인관계에 상당한 기능장애를 불러일으킨다. 자신의 안전이나 안녕에 위협을 주는 어떤 자극에 대한 반응으로 나타나는 불안과 공포는 생리적, 행동적, 정서적, 인지적 차원의 어려움을 수반한다.

공포
현재의 위험이나 생명을 위협하는 위험의 발생에 대한 경고 반응으로 회피를 지향하는 강한 경향성과 교감신경체계의 발동이 특징이다.

불안
강한 부정적 정서, 긴장의 신체적 증상, 미래의 위험이나 재난에 대해 걱정하는 예측이 특징적인 기분상태이다.

투쟁/도피 반응
지각된 위험이나 위협에 대한 즉각적인 반응으로, 위험의 근원에 맞서거나(fight) 그 상황을 피함으로써(flight) 잠재적 위험으로부터 자신을 보호하기 위해 노력하는 것이다.

1) 개요

불안은 특정한 상황으로 인해 자신이 위협을 받는다고 지각함으로써 발생하는 불편한 감정 반응으로, 위험에 대한 적응적 반응이라고 할 수 있다. 유사한 개념으로서 공포는 현재 위협에 대한 즉각적인 반응으로 불안을 동반하고 도피flight와 투쟁fight의 욕구를 갖게 한다. 불안은 공포보다는 일반적이고 모호한 정서로 구체적 자극이 없는 경우도 많고, 의지와 상관없이 불안이 상상, 예상이 되면 높은 수준의 걱정과 통제결여의 불편함이 유발되기도 한다.

불안과 공포로 인한 반응 양상은 복잡하다. 위협이 지각되면서 행동적 반응으로는 도주, 목소리 떨림이 나타난다. 인지적 반응으로는 무섭다는 생각과 자신을 비난하는 생각이 들고, 생리적 반응으로는 심장박동과 호흡의 변화, 근육 긴장, 복통 등이 나타난다. 불안과 공포가 과도하여 적응의 문제를 일으키게 되면 불안장애로 발전하게 된다.

지나친 불안과 공포로 인한 불안장애는 생리적 각성과 발작의 병리를 보이고, 사회적응과 대인관계에 상당한 기능장애를 불러일으킨다. 불안장애는 불안의 정도가 과도하거나, 지속된다는 점, 지속기간이 길다는 점에서 일시적인 스트레스로 인한 것과 발달과정 중에 경험하는 정상적인 불안 및 공포와는 다르다. 불안장애는 어린 시절부터 발생될 수 있고, 아동청소년의 불안장애 유병률 범위가 2.4~17%에 이른다(Costello, Mustillo, Eekanli, Keeler, & Angold, 2003). 아동청소년기의 불안은 공병 진단의 위험을 증가시키고(Verduin & Kendall, 2003), 학업성적과 또래관계에도 어려움을 초래한다(Woodwand & Fergusson, 2001). 불안장애의 증상들은 불안, 공포, 회피행동을 일으키는 대상과 상황, 이와 관련된 인지적 특징에 따라 구분된다.

2) 발달단계별 불안

신체적 · 심리적 안정과 안녕을 방해하는 위협은 모든 연령에 걸쳐 공통된 걱정거리이다. 그리고 위협으로 인한 불안과 공포의 내용은 성장하고 발달하면서 변화

표 6-2 연령에 따른 불안요인과 증상

연령	불안요인	증상
0~6개월	지지의 상실, 큰 소음	놀람, 울음
6~12개월	주 양육자와의 분리, 낯선 사람, 지지의 상실, 갑작스럽거나 뜻하지 않은 대상, 어렴풋한 대상	울음, 위축, 두려움
1~2세	부모로부터의 분리와 상실, 낯선 사람	분리불안장애
2~4세	가면, 어두움, 동물, 소음, 부모로부터의 분리, 배변	분리불안장애, 퇴행
5~7세	동물, '나쁜' 사람들, 어두움, 부모로부터의 분리, 신체적 상처, 초자연적인 것(예 : 유령, 마녀), 천둥과 번개, 어두움, 혼자 있거나 혼자 자는 것, 낯선 환경	특정 공포증 부적응적 행동 외상 후 스트레스 증후군
7~12세	학교에서의 발표나 시험, 학교성적, 신체적인 상처, 낮은 운동능력, 사회적인 걱정, 천둥, 번개, 죽음, 혼자 있기, 놀림	시험 불안 신체화 증상 학교 공포증
12~19세	또래 거부, 사회적 평가, 성취평가, 개인적 외모, 학교나 정치적 문제, 불확실한 미래, 동물들, 초자연적인 현상, 자연적인 재해, 불안정한 현실	사회공포증 광장공포증 공황공포증

된다. 6~9개월경 낯선 사람에 대한 두려움에서 시작해서, 어두움과 상상 속 대상에 대한 두려움이 생기게 되고, 점진적으로 사회불안이나 실패에 대한 두려움도 생기게 된다(Gullone, 2000 ; Miller, Narrett, & Hampe, 1974). 각 연령에 따른 불안요인과 증상은 표 6−2와 같다.

3) 증상 및 진단

(1) 불안 증상

불안은 여러 가지 증상이 포함된 복합적인 반응이다. 복합적 반응으로서 불안 증상은 신체체계, 인지체계, 행동체계의 세 가지 상호관계적 반응체계를 통해 표현된다(Barrios & Hartman, 1977). 불안장애를 겪는 아동들의 경우 한 가지 이상의 증상이 뚜렷하게 나타나는데, 그 증상이 어떻게 작동하는지 세 가지 범주 차원에서 그 특징을 파악하는 것이 중요하다.

① 인지적 특징

다양한 정보 중에서 위협적 단서에 주목하고, 모호한 정보를 자신을 위협하는 것으로 해석하는 주의편향attention bias을 보인다. 지속적인 주의편향은 불안이 지속되게 하는 심리적 체계를 구축하고, 자신과 타인 그리고 세상에 대해 왜곡된 가정들을 갖게 한다. 자신에 대한 과도한 기대감, 공포스러운 결과에 대한 조건적 신념, 자신에 대한 부정적 신념 등이 해당된다.

자신에 대한 과도한 기대감은 "난 항상 ~~해야 한다."는 것으로 자신이 무엇인가를 늘 어떻게 해야 한다는 생각에 얽매여서 자유롭지 못하다. 공포스러운 결과에 대한 조건적 신념은 "만약 내가 ~~하면 ~~하게 될 거야."하는 것으로 자신이 어떤 행동을 하거나 어떤 모습을 보이면 공포스러운 결과가 나타날 거라는 신념을 갖는다. 자신에 대한 부정적 신념은 "나는 정말 이상해.", "사람들은 나를 이상하게 보고, 아무도 나를 좋아하지 않고 싫어할 거야."와 같은 신념을 보인다. 이러한 인지적 편향은 사회적 공포로도 발전할 수 있다.

주의편향으로 인해 만들어진 왜곡된 심리적 체계와 가정은 부적절한 생각과 태도를 만들어 자신을 고통스럽게 하고 적응을 어렵게 한다. 두렵고 다칠 것 같은 생각, 무능력하고 부적절하다는 생각, 상처에 대한 생각, 괴물이나 무서운 동물에 대한 생각이나 상상, 집중하기 어려움, 사랑하는 사람을 해친다는 생각, 자기비난이나 비평, 텅 비거나 잊어버림, 미쳐가고 있다는 생각, 오염에 대한 생각, 바보스럽게 보인다는 생각 등의 주관적인 감정을 일으키는 생각들이다.

② 신체적 특징

심장박동 및 호흡이 급격히 변하고, 소름이 돋거나 근육이 긴장되는 등의 자동적 각성이 일어나고, 입이 마르거나 소변이 자주 마려운 생리적 변화가 초래되기도 한다. 얼굴이 붉어지거나 싸늘해지며, 메스꺼움을 느끼고, 두통과 호흡곤란, 배변, 구토, 위장 불편, 감각마비, 몽롱함, 근육긴장, 피곤 등이 수반되기도 하면서 상당한 피로감을 유발하고 탈수된 느낌을 주기도 한다.

③ 행동적 특징

소리를 지르거나 도망치기와 눈감기, 입술 떨림, 눈 마주침 회피, 울음, 비명 지르기, 침 삼킴, 손톱 깨물기, 손가락 빨기, 안절부절, 꽉 다문 입, 떨리는 목소리, 얼굴이 씰룩거림, 꼼지락거림, 말 더듬기, 손가락 빨기 등의 방어적 행동이 나타난다. 이러한 투쟁이나 도피 반응과 함께 발 구르기, 과도한 움직임, 성마름과 같은 공격성을 보이기도 하고, 꾀병 부리기와 같은 회피 반응을 보이기도 한다.

(2) 진단 및 분류

① 분리불안장애

분리불안장애
부모와 떨어지거나 집에서 멀어지는 것에 대해 연령에 부적절하고 과도하며, 조절할 수 없는 불안을 보이는 불안장애의 한 유형이다.

분리불안장애Separation Anxiety Disorder : SAD의 주요 특징은 애착 대상과의 분리에 대한 과도한 공포와 불안으로, 자신이 애착 대상으로부터 분리되는 것뿐 아니라 혹시 애착 대상에게 나쁜 일이 생길 것에 대한 두려움이 지속되는 것이다. 연령이 증가하면 불편한 신체 증상을 직접 호소하고, 부모의 질병과 사고를 걱정하며, 밖에 나가지 않으려 자해행동으로 위협하기도 한다. 이 위협은 대개 분리를 회피하기 위한 수단이다. 유아기나 아동기에 발생하는 분리불안과는 달리 청소년기의 분리불안은 보다 심각한 문제의 전조 증상일 가능성이 있으므로 발생 초기에 전문가의 도움을 얻는 것이 바람직하다. 진단 기준은 다음과 같다.

DSM-5의 분리불안장애 진단 기준

A. 애착 대상과의 분리에 대한 공포나 불안이 발달수준에 비추어 볼 때 부적절하고 지나칠 정도로 발생한다. 다음 중 3가지 이상이 나타나야 한다.
- 집 또는 주 애착 대상과 떨어져야 할 때 과도한 고통을 반복적으로 겪음
- 주 애착 대상을 잃거나 질병이나 부상, 재앙 혹은 죽음 같은 해로운 일들이 그에게 일어날 것이라고 지속적으로 과도하게 걱정함
- 곤란한 일(예 : 길을 잃거나, 납치당하거나, 사고를 당하거나, 아프게 되는 것)이 발생하여 주 애착 대상과 떨어지게 될 것이라고 지속적으로 과도하게 걱정함
- 분리에 대한 공포 때문에 집을 떠나 학교, 직장 혹은 다른 장소로 외출하는 것을 지속적으로 거부하거나 거절함
- 집이나 다른 장소에서 주 애착 대상 없이 있거나 혼자 있는 것에 대해 지속적으로 과도하게 두려워하거나 거부함
- 집에서 떠나 잠을 자는 것이나 주 애착 대상 곁이 아닌 곳에서 자는 것을 지속적으로 과도하게 거부하거나 거절함
- 분리 주제와 연관된 반복적인 악몽을 꿈
- 주 애착 대상과 떨어져야 할 때 신체 증상을 반복적으로 호소함(예 : 두통, 복통, 오심, 구토)

B. 공포, 불안, 회피 반응이 아동/청소년에서는 최소한 4주 이상, 성인에서는 전형적으로 6개월 이상 지속되어야 한다.

C. 장애가 사회적, 직업적 또는 다른 중요한 기능영역에서 임상적으로 현저한 고통이나 손상을 초래한다.

D. 장애가 다른 정신질환으로 더 잘 설명되지 않는다. 예를 들어, 자폐증에서 변화에 대한 저항으로 인해 집 밖에 나가는 것을 회피하는 것, 정신병적 장애에서 분리에 대한 망상이나 환각이 있는 경우, 광장공포증으로 인해 믿을 만한 동반자 없이는 밖에 나가기를 거부하는 경우, 범불안장애에서 건강문제나 다른 해로운 일이 중요한 대상에게 생길까 봐 걱정하는 것, 질병불안장애에서 질병이 발생할까 봐 걱정하는 것

출처 : APA(2013).

② 선택적 함구증

선택적 함구증
집이나 그 외 다른 상황에서는 말할 수 있음에도 불구하고 사회적 상황에서 말하기를 거부하거나 말하지 못하는 것이다.

선택적 함구증selective mutism은 집 이외의 특정 상황에서 사람들의 말에 답을 하지 못하거나 먼저 말을 꺼내지 못하여 사회적 상호작용을 하지 못하게 되는 것이다. 과도한 부끄러움, 고립과 위축, 매달리기, 강박적 특징, 분노발작, 사소한 반항 행동 등이 생길 수 있다. 말하기를 거부하기 때문에 학교수업과 평가에 어려움이 생기고, 말을 해야 하는 놀이에 참여하는 것과 친구들과 함께 활동하거나 대화하기가 어렵다. 환경과 유전적 영향 간 복잡한 상호작용으로 인해 유발되며, 대체로 2.5~4세에 발병한다. 진단 기준은 다음과 같다.

DSM-5의 선택적 함구증 진단 기준

A. 다른 상황에서는 말을 할 수 있음에도 불구하고 말을 해야 하는 특정 사회적 상황(예 : 학교)에서 일관되게 말을 하지 않는다.
B. 장애가 학습이나 직업상의 성취 혹은 사회적 소통을 방해한다.
C. 이러한 증상이 최소 1개월 이상 지속된다(학교생활의 첫 1개월에만 국한되지 않는 경우).
D. 사회적 상황에서 필요한 말에 대한 지식이 부족하거나, 언어가 익숙하지 않은 것으로 인해 말을 하지 않는 것이 아니다.
E. 장애가 의사소통장애(예 : 아동기 발병 유창성장애)로 더 잘 설명되지 않고, 자폐 스펙트럼 장애, 조현병 또는 다른 정신병적 장애의 경과 중에만 발생되지는 않는다.

출처 : APA(2013).

쉿, 비밀이에요

BOX 6-3

6세인 케이샤(Keisha)는 유치원에서 선생님이나 친구들에게 말을 하지 않은지 2년이 되었다. 2년 전, 케이샤는 유치원에 머무르는 데 어려움이 있었고 울지 않고 유치원에 있게 된지는 두 달 남짓 되었다. 친구들에게 말을 하지 않지만, 상호작용을 하고 있고 학업 활동에도 참여한다. 케이샤는 집에서는 가족들에게 말을 하지만, 밖에서 다른 사람들이 있는 경우에는 가족들에게도 말을 하지 않는다. 케이샤는 자신이 말을 하지 않는 이유는 모르지만, 무섭다고 엄마에게 말하였다. 케이샤의 엄마는 케이샤가 수줍음과 걱정이 많다고 하였다.

출처 : Mash & Wolfe(2009) ; 송영혜 외(2012)에서 재인용.

③ 사회불안장애

사회불안장애social anxiety disorder가 있는 경우 사회적 상황에서 부정적으로 노출될 것과 다른 사람에게 피해를 줄 것에 대한 염려와 공포, 불안을 느낀다. 자신이 가지고 있는 부정적인 속성에 초점을 맞추며, 다른 사람의 반응을 사실과 다르게 해석하여 자신을 비판하고, 안절부절 못하거나 얼굴을 붉히고, 땀을 흘리거나 질병이나 복통을 호소한다. 이처럼 다른 사람들이 자신을 이상하게 보거나, 자신을 좋아하지 않는 것에 대한 염려가 심하여 일상생활과 학업, 대인관계에 어려움을 겪게 된다. 대체로 낮은 자존감, 슬픔, 외로움을 보고하는데, 1~2%의 아동과 3~4% 청소년에게서 발생하며 청소년의 평생 유병률은 9%로 추정되고, 청소년 중기와 후기가 전형적인 발병 연령이다. 진단 기준은 다음과 같다.

DSM-5의 사회불안장애(사회공포증) 진단 기준

A. 타인에게 면밀하게 관찰될 수 있는 하나 이상의 사회적 상황에 노출되는 것을 극도로 두려워하거나 불안해 한다. 그러한 상황의 예로는 사회적 관계(예 : 대화를 하거나 낯선 사람을 만나는 것), 관찰되는 것(예 : 음식을 먹거나 마시는 자리), 다른 사람들 앞에서 수행을 하는 것(예 : 연설)을 들 수 있다.

주의점 아이들에서는 성인과의 관계가 아니라 아이들 집단 내에서 불안해 할 때만 진단해야 한다.

B. 다른 사람들에게 부정적으로 평가되는 방향(수치스럽거나 당황한 것으로 보임, 다른 사람을 거부하거나 공격하는 것으로 보임)으로 행동하거나 불안 증상을 보일까 봐 두려워한다.

C. 이러한 사회적 상황이 거의 항상 공포나 불안을 일으킨다.

주의점 아동의 경우 공포와 불안은 울음, 분노발작, 얼어붙음, 매달리기, 움츠러듦 혹은 사회적 상황에서 말을 하지 못하는 것으로 표현될 수 있다.

D. 이러한 사회적 상황을 회피하거나 극심한 공포와 불안 속에 견딘다.

E. 이러한 불안과 공포는 실제 사회 상황이나 사회문화적 맥락에서 볼 때 실제 위험에 비해 비정상적으로 극심하다.

F. 공포, 불안, 회피는 전형적으로 6개월 이상 지속되어야 한다.

G. 공포, 불안, 회피는 사회적, 직업적 또는 다른 중요한 기능영역에서 임상적으로 현저한 고통이나 손상을 초래한다.

H. 공포, 불안, 회피는 물질(예 : 남용약물, 치료약물)의 생리적 효과나 다른 의학적 상태로 인한 것이 아니다.

I. 공포, 불안, 회피는 공황장애, 신체이형장애, 자폐 스펙트럼 장애와 같은 다른 정신질환으로 더 잘 설명되지 않는다.

J. 만약 다른 의학적 상태(예 : 파킨슨병, 비만, 화상이나 손상에 의한 신체 훼손)가 있다면, 공포, 불안, 회피는 이와 무관하거나 혹은 지나칠 정도다.

※ 다음의 경우 명시할 것

수행형 단독 : 만약 공포가 대중 앞에서 말하거나 수행하는 것에 국한될 때

출처 : APA(2013).

사회적 공포증
남에게 보여지거나 혹은 부끄러운 일이 발생할 수 있는 사회적 상황 혹은 수행요구에 대한 현저하고 지속적인 두려움이다.

청소년 사회공포증 : 자기에게 집중되고 자기비판적인 사고

BOX 6–3

등교하는 첫날이다. 사회적 공포증이 있는 두 학생, 크리스틴(Kristin)과 제니퍼(Jennifer)가 학교 운동장에서 서로 가까이에 앉아 있다. 이들은 이전에 만난 적이 없다.

크리스틴 자신에게 : (나는 여기에 앉아 있을 수가 없어. 내가 안녕이라고 말하면 바보처럼 보일거야)

제니퍼에게 : 안녕, 여기에 처음 왔니?

제니퍼 자신에게 : (안 돼, 나에게 말 걸지 마. 무슨 말을 해야 할지 잘 모르겠어)

크리스틴에게 : 아니, 작년부터 여기에 있었어.

제니퍼 자신에게 : (그래 아무도 나를 알아보지 못했지).

크리스틴 자신에게 : (내가 그녀를 알아보지 못하다니 바보처럼 보일거야. 지금은 어떻게 해야 하지?)

제니퍼에게 : 우리가 만난 적이 없구나. 나는 크리스틴이야.

제니퍼 자신에게 : (언제 종이 울리지?)

크리스틴에게 : 나는 제니퍼야. 나는 너를 본 적이 있어.

제니퍼에게 : 그래, 너는 자습실에 있었니? 홀트(Holt)씨도 있었는데?

크리스틴 자신에게 : (거기에서 내가 아팠던 것을 그가 기억하지 않았으면 좋겠다. 내가 왜 거기에 갔었지?)

제니퍼 자신에게 : (그녀가 그렇게 사교적이라면 나는 그녀와 이야기할 수 없어. 일년 내내 혼자 앉아 있는 나를 얼간이 바보로 생각할거야)

크리스틴에게 : 그래, 나도 거기에 있었어. 나는 지금 가야 돼.

제니퍼 자신에게 : (여기에서 벗어나야 돼. 더 이상 여기에 있을 수가 없어)

크리스틴 자신에게 : (오 맙소사. 그녀가 기억을 하면 나를 이상하다고 생각할거야. 정말 당황스럽군. 내 얼굴이 빨개졌을 거야)

제니퍼에게 : 다음에 보자.

크리스틴 자신에게 : (끝나서 기쁘다)

출처 : Eric J. Mash, David A. Wolfe(2009) ; 송영혜 · 김귀남(2011)에서 재인용.

④ 공황장애

공황장애Panic Disorder : PD는 예기치 못한 공황발작이 반복적으로 일어나는 증상이다. 공황발작은 극심한 공포와 고통이 갑작스럽게 발생하여 만성적이 되기도 하고, 몇 년간 증상이 없다가 나타나거나 증상이 소거되기도 한다. 공황장애는 아동에게는 매우 드물고, 청소년기에 발생하는 경우가 있는데, 사춘기 발달 시점과 관련이 있으며(Hayward et al., 1992), 이는 사춘기의 신체적 변화가 영향이 있는 것으로 본다. 공황발작이 있는 청소년들은 발작이 일어난다는 사실이 너무 싫고, 발작에 대한 생각이 머리에 가득차서 무엇인가를 부숴버릴 것 같은 걱정이 들기도 하며, 도움을 구할 수 없는 상황을 회피하게 되어 대인관계와 학업에 심각한 손상을 입기도 한다. 공황장애의 진단 기준은 다음과 같다.

DSM-5의 공황장애 진단 기준

A. 반복적으로 예상하지 못한 공황발작이 있다. 공황발작은 극심한 공포와 고통이 갑작스럽게 발생하여 수분 이내에 최고조에 이르러야 하며, 그 시간 동안 다음 중 4가지 이상의 증상이 나타난다.

주의점 갑작스러운 증상의 발생은 차분한 상태나 불안한 상태에서 모두 나타날 수 있다.

- 심계항진, 가슴 두근거림 또는 심장박동 수의 증가
- 발한
- 몸이 떨리거나 후들거림
- 숨이 가쁘거나 답답한 느낌
- 질식할 것 같은 느낌
- 흉통 또는 가슴 불편감
- 메스꺼움 또는 복부 불편감
- 어지럽거나 불안정하거나 멍한 느낌이 들거나 쓰러질 것 같음
- 춥거나 화끈거리는 느낌
- 감각 이상(감각이 둔해지거나 따끔거리는 느낌)
- 비현실감(현실이 아닌 것 같은 느낌) 혹은 이인증(나에게서 분리된 느낌)
- 스스로 통제할 수 없거나 미칠 것 같은 두려움
- 죽을 것 같은 공포

주의점 문화 특이적 증상(예 : 이명, 목의 따끔거림, 두통, 통제할 수 없는 소리 지름이나 울음)도 보일 수 있다. 이러한 증상들은 위에서 진단에 필요한 4가지 증상에는 포함되지 않는다.

B. 적어도 1회 이상의 발작 이후에 1개월 이상 다음 중 한 가지 이상의 조건을 만족해야 한다.
- 추가적인 공황발작이나 그에 대한 결과(예 : 통제를 잃음, 심장발작을 일으킴, 미치는 것)에 대한 지속적인 걱정
- 발작과 관련된 행동으로 현저하게 부적응적인 변화가 일어난다(예 : 공황발작을 회피하기 위한 행동으로 운동이나 익숙하지 않은 환경을 피하는 것 등).

C. 장애는 물질(예 : 남용약물, 치료약물)의 생리적 효과나 다른 의학적 상태(예 : 갑상선기능항진증, 심폐질환)로 인한 것이 아니다.

D. 장애가 다른 정신질환으로 더 잘 설명되지 않는다(예 : 사회불안장애에서처럼 공포스러운 사회적 상황에서만 발작이 일어나서는 안 된다. 특정공포증에서처럼 공포 대상이나 상황에서만 나타나서는 안 된다. 강박장애에서처럼 강박 사고에 의해 나타나서는 안 된다. 외상후 스트레스장애에서처럼 외상성 사건에 대한 기억에만 관련되어서는 안 된다. 분리불안장애에서처럼 애착 대상과의 분리에 의한 것이어서는 안 된다).

출처 : APA(2013).

4) 원인

불안장애는 다양한 위험요인이 복잡한 상호작용의 경로를 거쳐 발달한다 그림 6-2. 동일한 불안장애를 가진 아동이라 할지라도 불안의 발생과 발달경로가 각기 다르고, 동일한 위험요인을 가졌다고 하더라도 발달경로에 따라 다른 불안장애를 보이기도 한다.

의도적 통제
의도적 통제는 반응성의 조절에 해당하는 능력으로, 반응성은 환경 자극에 의해 즉각적, 자동적, 무의식적으로 유발되는 행동 및 정서 반응을 의미하며, 반응성의 조절은 자신의 목표와 사회적 규범에 따라 반응성을 조절하는 자발적, 계획적, 의식적 과정을 의미한다.

(1) 유전, 기질, 뇌기능, 신경화학의 생물학적 영향

불안장애의 신경생물학적 기제의 경로를 이해하기는 복잡하지만, 초기발달과 아동의 불안장애를 이해하고 예방하는 데 도움이 되고 있다.

부모에게 불안장애가 있을 때 자녀에게 불안장애가 있을 위험이 높다. 쌍생아 연구에서도 유전적 요소가 환경의 영향과 더불어 불안과 관련된 장애의 발달에 영향을 주는 것으로 보고되고 있다. 그러나 아동이 성장함에 따라 유전적 영향은 상대적으로 낮아지고 환경의 영향, 특히 가정환경의 영향을 많이 받게 된다.

기질적으로는 높은 부정적 정서성Negative Affectivity : NA, 낮은 의도적 통제Effortful Control : EC, 행동억제Behavioral Inhibition : BI 성향이 불안에 영향을 준다. 부정적 정서

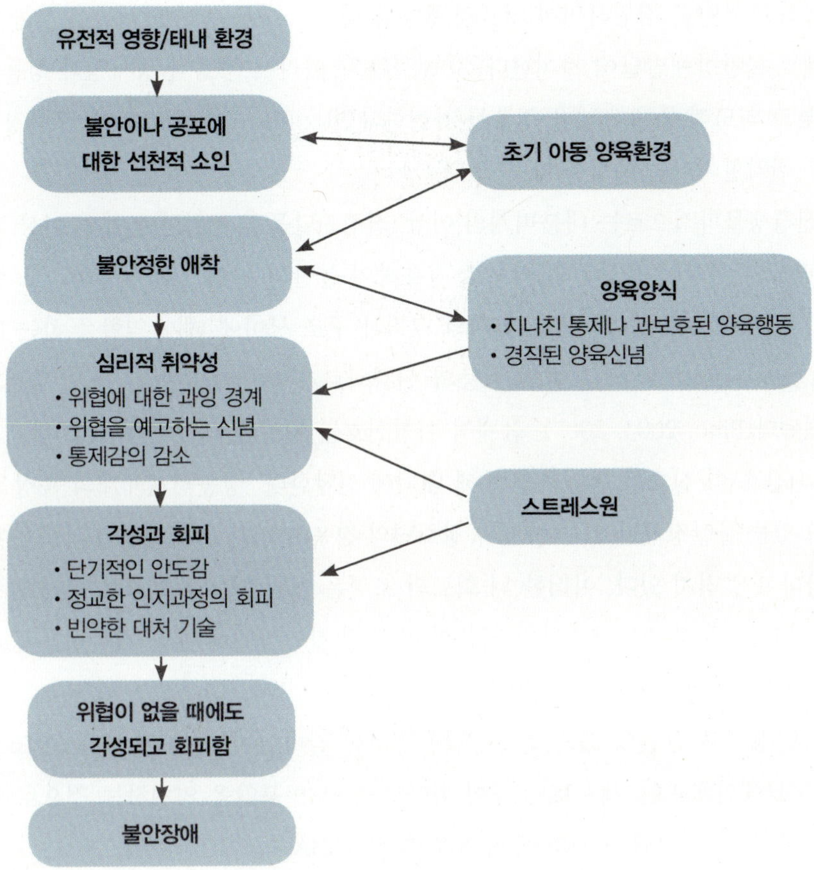

그림 6-2 불안장애의 잠재적 발달경로

출처 : Eric J. Mash, David A. Wolfe(2009) ; 송영혜 · 김귀남(2011)에서 재인용.

성이 높으면 불안의 발달수준이 높아 부정적인 자극에 주의를 기울이고 그러한 자극에 강하게 반응한다. 의도적 통제는 반응성의 조절에 해당하는 능력으로, 반응성은 환경 자극에 의해 즉각적, 자동적, 무의식적으로 유발되는 행동 및 정서 반응을 의미한다. 반응성의 조절은 자신의 목표와 사회적 규범에 따라 반응성을 조절하는 자발적 · 계획적 · 의식적 과정을 의미한다(Eisenberg & Spinrad, 2004). 낮은 의도적 통제 성향을 가지고 있으면 환경 자극에 대한 과도한 반응을 조절하기 어려워 불안장애로 발전할 가능성이 높아진다. 행동억제는 불안과 관련된 단서에

행동억제
행동억제는 불안과 관련된 단서에 반응하여 불안을 경험하면서 지금하고 있는 행동을 멈추고 다른 불안 단서들을 찾는 동기체계로 불안장애 발달에 기여한다.

반응하여 불안을 경험하면서 지금의 행동을 멈추고 다른 불안 단서들을 찾는 동기 체계로 불안장애발달에 기여한다(Gray, 1987). 따라서 부정적 정서성과 행동억제가 높고 의도적 통제가 낮을 경우를 가정한다면(Lonigan et al., 2004), 불안장애에 매우 취약할거라는 예상을 할 수 있다.

신경전달물질
시냅스에서 일어나는 신경의 충격을 한 신경세포로부터 다른 신경세포로 전달하는 화학물질을 말한다. 세로토닌, 도파민, 노르에피네프린 등이 그 예이다.

신경생물학적으로는 내분비계의 이상, 신경전달물질 분비와 조절의 이상, 대뇌와 편도의 이상이 복합된 방식으로 작용하여 불안의 원인으로 작용하기도 한다. 뇌간과 피질, 전두엽의 피질, 그 외의 피질하 구조 사이에 매개 역할을 하는 HPA축시상하부-뇌하수체-부신피질, 변연계 등의 신경회로가 잠재적 위협과 공포 조건화와 관련된다(Pine, 2003, 2007). 잠재적 위험신호는 뇌간에 의해 감독되고 감지되는데, 뇌간은 이 신호를 변연계를 통해 대뇌에 전달한다. 행동억제체계의 특징을 가지고 있는 불안장애가 있는 아동과 청소년의 경우 이러한 뇌체계에서 과반응이 나타난다고 알려져 있다. 이러한 뇌 회로의 조절은 어릴 때 스트레스로 인해 형성될 수 있고, 이후의 스트레스와 두려움의 발달 및 불안장애에 대한 취약성을 증가시킬 수 있다(Bergman et al., 2007).

뇌 회로
뇌의 한 부분을 다른 한 부분으로 연결하는 군집된 신경들로 만들어진 통로이다.

불안장애와 관련이 있는 신경전달물질로는 감마아미노부티르산GABA, 코르티솔, 노르에피네프린, 세로토닌 등이 있다. GABA는 불안을 억제하는 것으로 알려졌는데, 불안한 사람은 뇌의 특정 부위에서 GABA수준이 낮은 것으로 나타났다. 코티솔은 스트레스와 위협을 받을 때 방출되며 코티솔에 장기간 노출되면 뇌 부피 감소와 같은 뇌발달에 영향을 주는 신경독소가 야기된다(Weems & Silverman, 2008). 노르에피네프린은 공포 반응, 부주의, 충동성, 위험 추구와 관련이 있고, 세로토닌은 불안과 공황장애발달에 중요한 역할을 하는 것으로 알려졌다.

(2) 심리사회적 환경

위험요인
부정적 결과에 앞서 존재하여 부정적 결과를 발생시킬 가능성을 증가시키는 요인으로, 행동문제가 일어날 가능성을 높이는 변인이 된다.

심리사회적 요인은 불안장애에 영향을 미치는 위험요인의 하나로서, 불안에 취약한 아동과 청소년이 불안장애를 일으키는 다양한 경험에 노출될 때 불안장애가 촉진된다. 심리사회적 환경에서 고전적 조건 형성을 통한 학습, 다른 사람이 두려워하는 것을 관찰하면서 나타나는 모방을 통한 학습, 언어적 위협 정보 전달을 통한 학습방식으로 두려움과 공포가 학습된다. '자라보고 놀란 가슴 솥뚜껑보고 놀란다'는 속담처럼 위협적 사건에 노출된 후 그에 따르는 회피 반응이 고전적 조건형성에 해당된다. 또한 부모가 특정 대상이나 상황에 대해 두려워하는 반응을 관찰함으로써 아이도 동일한 반응을 모방학습하게 된다. 어떤 상황이나 대상이 위협적이라는 정보를 전달받은 아이는 위협적 정보를 받지 않거나 긍정적 정보를 제공받는 아이에 비해 그 대상에 노출되었을 때 심박수가 더 높게 나타난다(Field & Schora, 2007).

부모의 양육방식을 통해서도 불안장애가 발달된다(Degnan et al., 2010). 부모의 양육방식이 불안장애발달에 미치는 영향은 양육과정의 초기부터 시작된다(Main, 1996). 출생 직후부터 유아의 요구에 민감한 양육을 하면, 부정적인 각성이 과도하게 강력해지기 전에 감소됨으로써 유아가 자신의 정서를 조절하는 법을 배우게 된다. 침투적intrusive, 과보호적overprotective, 과잉통제적overcontrolled인 양육을 받은 아이일수록 두려워하는 행동을 더 많이 보인다. 이러한 양육은 아동의 통제감과 적응적 문제해결 및 대처양식발달에 부정적인 영향을 미친다. 반대로 불안한 아동은 부모의 과보호적이고 침투적인 반응을 불러일으킬 수도 있다.

불안정한 애착도 불안장애를 일으키는 위험요인으로 알려져 있다(Dadds, 2002). 특히, 분리불안은 불안정한 애착 및 부모의 상실과 관련이 있다. 또래관계 역시 아동과 청소년의 불안발달에 영향을 미친다(Degnan et al., 2010). 위축되고 억제된 아동은 인기 없는 아이로 평가받아 또래로부터 거부, 배척을 받을 수 있다. 또래로부터 거부나 배척을 받은 경험이 많은 아이는 불안수준이 높다(Klima & Repetti, 2008).

5) 치료

불안장애는 사회적 상황에서 심각한 부적응적 행동을 유발하여 많은 고통을 야기하기 때문에 치료가 절실하고 중요하다.

(1) 인지치료

인지치료는 아동과 청소년의 불안장애에 효과적인 치료방법으로 많은 지지를 받고 있다. 인지치료에서는 불안한 상황보다 그 상황에 대한 개인의 지각이 더 중요하다고 본다. 즉, 불안을 느끼는 상황에 직면했을 때 자동적으로 떠오르는 왜곡되고 역기능적인 사고로 인해 불안이 야기된다고 보고, 왜곡되고 역기능적인 사고를 인식하여 합리적인 사고로 전환하게 한다. 인지치료에서는 불안 각성 신호를 인지하고, 불안 각성과 관련된 인지적 과정을 이해하게 하며, 불안을 관리하는 전략과 기술을 적용할 수 있게 한다.

아동청소년의 불안에 대한 인지치료의 대표적인 한 모형으로 캔달의 코핑 캣 프로그램(Coping Cat Program ; Kendall & Hedtke, 2006)이 있다. 이 프로그램은 'FEAR두려움'란 약자를 인용하여 아동청소년들이 배울 수 있는 네 가지 기술로 구성되어 있으며 불안을 조절하는 효과적인 방법을 안내하고 있다. 그 내용은 다음과 같다.

① F(Feeling) : 두려움을 느끼는가?

- 불안한 감정을 인식하고 그것을 다른 감정과 구별한다.
- 불안한 감정이 생길 때 나타나는 신체적 반응을 파악한다.
- 불안으로 일어난 신체적 반응이 생길 때 이완하는 방법을 배운다.

② E(Expect) : 나쁜 일이 생길 거라 예상되는가?

- 불안을 경험하게 하는 생각들을 파악한다.
- 불안할 때 '혼잣말'을 하는지 살펴보고, 혼잣말 내용을 명료화한다.
- 부정적 자기평가, 완벽주의, 타인의 평가에 대한 염려, 실패에 대한 염려를 하고 있는지 파악하고 그것이 정말 실제 상황이 될 가능성이 얼마인지 판단한다.

③ A(Action/attitude) : 대처 전략을 개발하는 것

- 불안을 감소시킬 수 있으며, 실행이 쉬운 전략을 배운다.
- 다른 사람들은 불안한 상황에서 어떻게 하는지 관찰하고 따라해 본다.
- 마음이 편해지는 작은 소품을 가지고 다니거나, 불안한 상황에서 응급으로 대처하는 방법이 적힌 해결카드를 가지고 다닌다.

④ R(Results/rewards) : 결과와 보상

- 위의 3가지를 잘 수행했을 때 스스로에게 보상을 해주도록 한다.
- 완벽한 성공은 아니더라도, 시도한 것만으로도 보상을 준다.
- 숙달되는 데에는 시간이 걸린다는 점을 상기한다.

(2) 약물치료

약물의 효과와 부작용에 대한 연구는 지속적으로 진행되고 있는데, 최근에는 세로토닌 재흡수 억제제플루복사민, 플루옥세틴, 세르트랄리가 효과적인 것으로 나타났다. 삼환계 항우울제tricyclic antidepressants, 벤조디아제핀benzodiazepines 등의 항불안제도 쓰이고 있다. 그러나 부작용도 있기 때문에 아동과 청소년 불안치료에서 약물 사용은 첫 번째 선택일 수 없으며, 증상이 심각할 때 사용하는 것이 좋고 심리치료와 병행하는 것이 필요하다.

(3) 이완훈련

이완훈련은 아동과 청소년에게 불안에 대한 생리적 반응 및 근육 반응을 의식하도록 해주고, 이러한 반응을 통제하는 기술을 가르쳐 불안에서 벗어나게 해준다. 이완기술은 불안을 극복하게 할 만한 단서가 될 수 있는 단어나 심상을 이용하여 도움을 주는 것으로, 전문가의 도움을 받으면서 동시에 일상생활에서도 실행하는 것이 필요하다. 이완훈련 전후에는 10점 척도를 이용하여 이완 전에는 어떤 수준의 긴장수준이었고, 이완 후에는 어느 수준의 긴장수준인지 체크하여 모니터링하게 한다.

이완을 위해서는 횡경막으로 숨쉬는 복식호흡의 기술을 필요로 하며 이는 몸과 뇌를 고요하게 하는 데 매우 효과적이다. 간단하게는 복식호흡을 하면서 이완을 돕는 '이완 단어'나 '이완훈련 대본'을 만들어 활용할 수 있다. 불안한 상황에서 이완 단어를 말하면서 호흡을 하면 불안을 감소시킬 수 있는데, '침착! 릴렉스!'와 같은 단어를 천천히 마음속으로 말하면서 복식호흡을 하면 된다. 이완대본을 이용하는 방법은 충분히 복식호흡을 한 뒤, 몸의 근육을 조이거나 푸는 상상을 하는 대본을 만들어 그 이미지를 그려 가는 것이다. 예를 들어, 손으로 껍질 벗긴 레몬을 쥐어짜는 이미지를 그린다면 손의 근육을 실제로 움직이는 효과를 볼 수 있다. 반대로 화창한 가을에 푸른 하늘을 보고 누워 있는데, 어디선가 따스한 햇살이 머리에서 얼굴로 다음은 목으로, 어깨로, 가슴으로, 배로, 엉덩이로, 다리로, 발로 천천히 스며드는 상상을 하면 근육이 이완되는 경험을 할 수 있다. 이밖에 다양한 이완 프로그램들이 많고 전문가의 코칭을 통해 보다 전문적인 도움을 받을 수 있다.

(4) 다양한 심리치료

정서의 이해와 조절은 아동의 유능성과 적응에 매우 중요하다(Eisenberg, Spinard, & Eggum, 2010). 정서 지식이 낮은 아동은 2년 후 사회적 문제와 위축을 보이는 경향이 있고, 정서조절은 적응적이고 유능한 발달에 필수적이며 노력을 필요로 하는 통제의 한 측면이다(Moffitt et al., 2011). 정서는 생애 초기부터 나타나는데, 생후 2개월이면 사회적 미소가 나타나고, 8개월 된 아기들은 다른 사람의 정서표현을 보고 결정하는 사회적 참조가 가능하며, 2~3세 아동들은 기본정서를 명명하고 정서표현을 일정하게 통제하기도 한다. 2~5세에는 정서와 인지의 연계발달이 이루어지는데, 발달과정에서 이러한 발달이 제대로 이루어지지 않았거나, 심리적 외상이나 유전적 성향으로 인해 불안은 정서, 신체 및 적응에 부정적 영향을 미치게 된다.

그러므로 다양한 심리치료를 통해 모든 불안장애치료에서 기본이 되는 불안의 특성과 치료방법에 대한 교육, 불안의 원인 탐색과 자신의 불안 증상 모니터링 및 불안 대처기법을 익히고 훈련한다. 더 나아가 불안장애로 인한 심각한 정서, 신체, 행동의 어려움을 놀이치료, 모래놀이치료, 미술치료, 음악치료 등을 통해 치료하게 된다.

Discussion **Points**

1 나를 자주 괴롭히는 감정은 무엇인가? 우울? 불안? 분노?

2 당신이 주요 우울장애로 진단받고 약물치료와 심리치료 중에서 하나를 선택해야 하는 상황이라면 어떤 선택을 하겠는가? 그러한 선택을 한 이유는 무엇인지 쓰시오.

3 주변에 우울한 친구가 있다고 가정한다면 당신이 그 친구를 어떻게 대하는 것이 우울을 회복하는 데 도움이 될 것 같은지 서술하시오.

4 불안으로 인해 힘들었던 경험으로는 무엇이 있었는지 쓰시오.

5 그 불안을 이겨낼 수 있었는가? 이겨냈다면 어떻게 이겨낼 수 있었는지 쓰시오.

6 만약 다시 그 상황에 처하게 된다면 어떤 도움이 가장 필요할 것 같은지 쓰시오.

Mental Health

파괴적, 충동조절 및 품행장애

Chapter 7

7

'파괴적, 충동조절 및 품행장애'는 DSM-5에서 새로 추가된 범주로, 여기에는 '적대적 반항장애', '간헐성 폭발장애', '품행장애', '반사회성 성격장애', '병적 방화', '병적 도박' 그리고 '달리 명시된/명시되지 않은 파괴적, 충동조절 및 품행장애'가 포함된다. 이는 정서 및 행동에 대한 자기조절문제와 관련이 있는 장애들이 모여 있는 범주로, 다른 사람의 권리를 침해하고(예 : 공격성, 재산 파괴), 사회적 규준을 무시하며 권위자나 성인과 현저한 갈등을 유발한다는 점에서 특징적이다. 일반적으로 여성보다는 남성에게서 더 빈번하게 나타나고, 성인기에 처음 발생하기보다는 아동기나 청소년기에 발병하는 경우가 많다(APA, 2013).

'파괴적, 충동조절 및 품행장애' 중 적대적 반항장애와 품행장애는 아동 · 청소년기의 여러 전형적인 행동문제와 연결되어 있지만 문제행동의 정도와 빈도, 지속성, 다양한 상황에 만연된 정도, 손상의 정도가 심하여 정상발달과정으로 받아들일 수준을 훨씬 넘어서는 경우에 진단된다.

1. 적대적 반항장애

1) 개요

걸음마기 아동은 세상에 대한 호기심 가득한 열망과 새로 습득한 자신의 능력을 바탕으로 주변 탐색을 시작하지만 이러한 자율과 주도성의 노력은 곧 성인과 갈등을 빚게 된다. 사회화과정 속에서 발생하는 성인과 걸음마기 아동 간 대결은 보편적 현상으로, 이 시기가 큰 문제 없이 잘 지나갈 때 아이는 자신을 통제하고 자율성을 확신할 수 있는 건강한 아동으로 자라나겠지만 정상적인 발달이 실패하여 일탈이 발생한다면 건강한 자기주장의 요구는 극단적인 반항행동이 되어 이후 아동의 성장과 성인들과의 관계를 방해한다(Wernar & Kerig, 2011).

적대적 반항장애Oppositional Defiant Disorder : ODD는 DSM-5의 '파괴적 충동조절 및 품행장애' 범주에 속하는 장애 중 하나로(APA, 2013) 지속적으로 분노와 과민한 기분을 보이고, 부모나 선생님과 같은 권위적인 대상에게 적대적 행동을 하는 것을 특징으로 한다. '미운 두 살terrible twos'이라고 불리는 정상적인 행동이 적대적 반항장애행동이 되는 것은 걸음마기 이후 비순응행동의 빈도와 행동의 지속성으로 결정된다(APA, 2013).

다음은 한 어머니가 토로한 반항장애아동의 사례이다.

반항장애아동의 사례

BOX 7-1

권투선수들은 실제 싸움에 들어가기 전에 몸을 움직여 상대를 꾀어내거나, 괴롭히기 위해 상대 앞에서 팔과 주먹을 흔들며 준비하죠. 예, 그게 바로 ○○예요! 그 아이를 보면 언제나 권투선수가 떠올라요. 그 아이는 늘 논쟁하려 하고, 뭔가 무례하고 고약한 말을 함으로써 사람들을 화나게 하려고 해요. 아니면 그는 완전히 당신을 무시하거나 당신이 요구하는 것과 정반대의 것을 하거나, 그런 일을 계속 하거나… 세상에, 결국 그 아이와 싸우게 될 때까지 계속해요…. 이건 정말 슬픈 일이에요. 아세요? 왜냐하면 그 아이는 괴물이 아니라 내 아들이거든요.

출처 : 경기도 교육청(2012).

2) 증상 및 진단

(1) 증상

① 인지 · 행동적 특성

- 적대적 반항장애아동이 보이는 권위자에 대한 비협조적인 태도, 반항적이고 적대적인 행동들은 일상생활에 심각한 악영향을 미친다.
- 그들은 자주 분노를 표현하고 어른의 규칙이나 요구를 거부하며 고의로 다른 사람들을 화나게 한다. 예를 들어, 지시를 해도 종일 빈둥거리고 꾸물대다가 듣지 못했다고 주장하여 간혹 청력검사가 의뢰되기도 하지만 이는 청력의 문제가 아닌, 들은 것을 제대로 이행하려 하지 않으려는 불복종 때문이다.
- 적대적 반항장애아동들은 문제가 자신에게 있다는 것을 인정하지 않는다. 오히려 자신의 실수를 타인이나 외부 환경 탓으로 돌리고 규칙에 대해 항상 질문하거나 토를 달거나 도전하기도 한다.
- 증상이 비교적 가벼운 경우에는 문제행동이 가정에만 국한되어 학교에서는 그저 수동적으로 저항하거나 비협조적으로 보일 뿐이지만 더 심해지면 교사나 학원 강사 등 부모 이외의 다른 권위자에게도 반항행동을 보이게 된다.
- 문제행동이 만성화되면 결국 대인관계나 학업 수행에 장애가 생긴다. 적대적 반항장애아동들은 학교에서 요구하는 과제, 시험, 조별 활동 등에 부정적이고 반항적인 태도를 보여 지능이 평균수준임에도 불구하고 학교 성적은 이에 미치지 못하는 경우가 많다.

② 정서 · 사회적 특성

- 부정적 기분문제가 수반되지 않고 행동문제만 보이는 경우가 종종 있지만 전형적인 적대적인 반항장애아동들은 행동문제에 더해 분노/과민한 기분 증상을 함께 나타낸다.
- 이들은 우울하고 자존감이 낮은 경우가 많다.
- 쉽게 좌절하고 인내심이 부족할 뿐 아니라 분노 폭발이 잦다.
- 사회적 정보를 부정확하고 왜곡된 방식으로 해석하여 적대적인 상호작용을

하는 경우가 잦으며, 이에 친구가 적고 대인관계 문제가 뚜렷하다.

(2) 진단 기준

DSM-5의 진단 기준에서 적대적 반항장애는 3개의 군집화가 나고 짜증스러운 기분/논쟁적이고 반항적인 행동/보복심으로 나누어 기술된다(APA, 2013). 발달과정에서 타인과는 다른 자기self를 형성하기 위해 어느 정도의 반항성과 부정성은 필요하지만 아동의 연령, 발달의 정도나 정신적 성숙도보다 과도하게 적대적인 태도를 보이거나 사회, 가정, 학교생활에 영향을 미친다면 심각한 문제라 할 수 있다.

적대적 반항장애의 행동특징들은 일반적인 발달과정에서도 나타날 수 있기 때문에 특정 아동이 이에 해당하는지 결정하기 위해서는 다음의 사항을 고려해야 한다.

표 7-1 : 적대적 반항장애와 타 장애의 비교

구분	비교
품행장애	• 두 장애 모두 성인이나 권위자와의 갈등을 초래하는 품행(conduct)의 문제들과 관련됨 • 적대적 반항장애는 품행장애에 비해 심각도가 덜하고 다른 사람의 기본권을 침해하거나 지속적인 거짓말, 공격성, 도둑질과 같은 주요 사회적 규범과 규칙의 위반은 없음 • 또한 적대적 반항장애에서의 일탈행동은 부모와 가족환경에 더 한정되어 있으나 품행장애의 일탈행동은 가족 외 또래, 교사, 다른 사람에게 더 자주 행해짐 • 적대적 반항장애는 품행장애에 비해 정서조절의 문제(예 : 분노, 과민한 기분)를 포함하는 경우가 많음
ADHD (주의력결핍 과잉행동장애)	• 아동의 경우에는 ADHD의 증상으로 적대적 행동이 관찰될 수 있음 • 특히, ADHD가 있는 아동 · 청소년 및 성인집단에서 모두 적대적 반항장애의 비율이 상당히 높아 거의 50%에 이른다는 보고가 있음(Hindshaw & Lee, 2003). 이는 아마도 기질적 위험요인을 공유하기 때문인 것으로 추정됨(APA, 2013) • ADHD에 적대적 반항장애를 추가적으로 진단하기 위해서는 타인에게 짜증을 내거나 반항하는 것이 지속적인 노력이나 주의를 유지해야 하는 상황 혹은 가만히 앉아 있는 것이 요구되는 상황에서만 나타나는 것이 아니라는 점이 중요함
내면화 장애	• 적대적 반항장애를 가진 사람들은 분노/과민한 기분 증상으로 인해 불안장애나 주요 우울장애를 함께 보일 가능성이 높음(Hinshaw & Aderson, 1996) • 그러나 증상이 이러한 기분장애 기간에 국한해서 나타난다면, 별도로 적대적 반항장애가 진단되어서는 안 됨
지적장애 (지적발달장애)	• 지적장애가 있는 사람들의 경우, 이들이 보이는 반항행동이나 부정적 정동이 정신연령이 동일하거나 지적장애의 심각성이 유사한 개인들이 일상적으로 보이는 문제행동보다 현저하게 심각할 때에만 적대적 반항장애의 진단을 내릴 수 있음

출처 : APA(2013) ; Wernar & Kerig(2011).

DSM-5의 적대적 반항장애 진단 기준

A. 분노/과민한 기분, 논쟁적/반항적 행동 또는 보복적 양상이 적어도 6개월 이상 지속되고, 다음 중 적어도 4가지 이상의 증상이 존재한다. 이러한 증상은 형제나 자매가 아닌 적어도 한 명 이상의 다른 사람과의 상호작용에서 나타나야 한다.

- **분노/과민한 기분**
  1. 자주 욱하고 화를 냄
  2. 자주 과민하고 쉽게 짜증을 냄
  3. 자주 화를 내고 크게 분개함
- **논쟁적/반항적 행동**
  4. 권위자와의 잦은 논쟁, 아동이나 청소년의 경우는 성인과 논쟁함
  5. 자주 적극적으로 권위자의 요구나 규칙을 무시하거나 거절
  6. 자주 고의적으로 타인을 귀찮게 함
  7. 자주 자신의 실수나 잘못된 행동을 남의 탓으로 돌림
- **보복적 특성**
  8. 지난 6개월 안에 적어도 두 차례 이상 악의에 차 있거나 앙심을 품음

주의점 진단에 부합되는 행동의 지속성 및 빈도는 정상 범위 내에 있는 행동과 구별되어야 한다. 다른 언급이 없다면 5세 이하 아동의 경우에는 최소한 6개월 동안 거의 매일 상기 행동이 나타나야 한다. 5세 이상 아동의 경우에는 6개월 동안 일주일에 최소한 1회 이상 상기 행동이 나타나야 한다(진단 기준 A 8). 이런 빈도에 대한 기준은 증상을 기술하기 위한 최소 기준을 제공한 것일 뿐이며, 반항적 행동이 동일한 발달수준에 있고 성별이나 문화적 배경이 같은 다른 사람들에게서 전형적으로 관찰되는 것보다 더 빈번하고 강도가 높은지와 같은 다른 요인들도 고려해야 한다.

B. 행동장애가 개인 자신에게 또는 자신에게 직접적으로 관련이 있는 사회적 맥락(예 : 가족, 또래집단, 동료) 내에 있는 상대방에게 고통을 주며 그 결과 사회적, 학업적, 직업적 또는 다른 중요한 기능영역에서 부정적인 영향을 준다.

C. 행동은 정신병적 장애, 물질사용장애, 우울장애 또는 양극성장애의 경과 중에만 국한해서 나타나지 않는다. 또한 파괴적 기분조절부전장애의 진단 기준을 충족하지 않아야 한다.

※ **현재의 심각도 명시할 것**

- 경도 : 증상이 한 가지 상황(예 : 집, 학교, 직장, 또래집단)에서만 나타나는 경우다.
- 중등도 : 증상이 적어도 2가지 상황에서 나타나는 경우다.
- 고도 : 증상이 3가지 이상의 상황에서 나타나는 경우다.

출처 : APA(2013).

• 지난 6개월 동안 진단 역치를 넘어서는 4개 이상의 증상이 존재하는가?
• 그 행동은 연령, 성별, 문화적 조건이 같은 다른 사람들에게서 전형적으로 관찰되는 것보다 더 지속적이고 빈번한가?

예를 들어, 학령 전 아동은 매주 분노발작을 보일 수 있다. 이들의 분노발작이 적대적 반항장애로 진단되려면 이 같은 행동이 지난 6개월 동안 거의 매일 관찰되어야 한다. 또한 증상이 가정 외에 얼마나 만연되어 나타나는가가 심각도의 지표가 된다는 점을 고려할 때 아동이 가정 외에 다양한 상황이나 대인관계에서 반항행동을 보이는지를 평가하는 것은 매우 중요하다.

3) 발달 및 유병률

(1) 발달

적대적 반항장애는 생후 8년에 걸쳐 점진적으로 발병하며 진단적으로 가장 안정적일 뿐 아니라 회복률 또한 낮은 편이다(Lahey, McBurnett, & Loeber, 2000).

① 영유아기

적대적 반항장애아동은 영아기에 까다롭고 달래기 힘든 경우가 많다. 발달적으로 어느 정도의 반항적인 태도가 정상으로 간주되는 걸음마기 및 학령 전기에도 가족 내 말다툼이 심각한 힘겨루기power struggle로 번지기도 한다. 이 같은 반항적인 행동은 먹기, 잠자기, 대 · 소변훈련 시에 많이 발생하며 이때 매우 심각한 분노발작temper tantrum을 보인다.

② 아동 · 청소년기

적대적 반항장애의 첫 증상은 보통 취학 전에 나타나며 초기 청소년기 이후에 처음 발병하는 경우는 드물다. 이들이 자라면서 방을 정돈하는 것, 씻는 것, 제 시간에 잠자리에 드는 것, 말대꾸하는 것, 숙제하는 것과 관계된 갈등이 자주 발생하는데, 이 아이들에게는 매 순간 이기는 것이 가장 중요해 보인다.

적대적 반항장애는 품행장애보다 발달적으로 선행하는 경향이 있고, 특히 아동기 발병 품행장애는 어린 시절 적대적 반항장애의 모습을 먼저 나타낸다. 그러나 적대적 반항장애가 있는 아동 및 청소년이 모두 품행장애가 되는 것은 아니며 적대적 반항장애는 품행장애뿐만 아니라 불안장애, 우울장애로도 발전할 수 있다. 대개 적대적 반행장애의 반항적이고, 논쟁적이거나 보복적인 증상은 품행장애의 위험요인으로, 분노 및 과민한 기분 증상은 정서장애의 위험요인으로 알려졌다.

③ 예후

연구 결과에 의하면(Moffitt, 2006) 적대적 반항장애 중 약 25%의 아동은 증상에서 벗어나고 50%의 아동은 지속적으로 적대적 반항장애의 모습을 보이며 나머지 25%는 품행장애로 발전한다. 품행장애로 발전하는 적대적 반항장애아동의 가장 큰 특징은 공격성으로, 이들은 자주 싸우고 훔치는 행동을 보였다. 또한 부모가 반사회적인 경향이 있거나 혼란스러운 가정환경인 경우 이후 경과는 그다지 좋지 않은 것으로 알려졌다. 종합하면, 적대적 반항장애아동의 지적 능력, 우울증이나 ADHD 등의 공병, 술이나 담배 등의 물질 사용 유무 및 적절한 가정환경과 부모의 태도 등이 예후에 중요한 영향을 미쳤다(Wicks-Nelson & Israel, 2015).

(2) 유병률

적대적 반항장애의 유병률은 대략적으로 1~11%이며, 평균 유병률은 약 3.3%로 추정된다(APA, 2013). 연구 집단의 크기나 성性, 사회경제적 지위에 따라 연구결과들 간 차이가 있지만 적대적 반항장애는 미국 내 임상에 의뢰되는 아동들의 문제 중에서 가장 자주 보고되며(Wernar & Kerig, 2011), 임상에 의뢰된 청소년의 1/3이 진단된다는 연구 결과도 있다(Rey, 1993).

4) 원인

적대적 반항장애를 가진 사람들은 본인이 화를 잘 내거나 반항적이라고 생각하기보다는 이것이 부당한 요구나 환경에 대한 자연스러운 반응이라고 합리화한다. 물론 적대적 반항장애아동은 적대적인 양육을 경험했을 수 있다(Geller &

Johnson, 1995). 이때 부모가 아동의 행동 때문에 아이를 부정적으로 대하게 된 것인지 부모의 비난과 명령이 자녀의 문제행동을 유발했는지 혹은 이 두 요인이 복합적으로 작용했는지를 정확히 판단하는 것은 불가능하다. 장애가 개인의 특성 때문에 유발되었는지 혹은 개인이 경험한 부적응적인 상호작용에 의한 것인지를 구별하기 어렵고 진단을 내리는 데 있어 잠재적 유발요인의 기여도를 엄밀히 구분하는 것이 크게 중요하지 않을 수 있지만 중재와 치료적 조치를 위해서는 이에 대한 주의 깊은 고찰이 필요하다.

(1) 개인 내적 원인

- 정서조절문제높은 정서적 반응성, 낮은 좌절 인내력와 관련된 기질적 요인
- 불안정한 애착
- 유전적, 생리적 원인으로 다양한 신경생물학적 표시자예 : 낮은 심박률과 피부 전도도, 감소된 기저 코르티솔 반응성, 전전두 피질 및 편도체 이상
- 내적 충동에 대한 통제력 결여. 각성상태 조절능력 부족, 과잉 귀인의 경향
- 과거와 현재의 관련성을 잘 깨닫지 못한다. 특히, 즐거운 경험을 잘 기억하지 못하며 미래에 대한 예측능력이 떨어질 뿐 아니라 경험을 통해 배우지 못한다.
- 새로운 도전, 새로운 경험을 통해 자신의 세계를 넓게 확장시키는 능력, 목표 지향적인 행동이 어렵다.
- 건설적인 활동이나 대안을 마련하는 데 무능하여 좌절 경험 시 분노를 발산하는 방법만을 알고 있다.

(2) 개인 외적 원인

- 가족의 불화
- 가정환경이 지나치게 엄격하거나 부모의 비일관적이고 방임적인 양육
- 부모의 감독소홀, 무관심, 규율부재의 문제
- 가족의 낮은 사회경제적 지위

코르티솔
코르티솔이란 콩팥의 부신피질에서 분비되는 호르몬으로, 주로 외부의 스트레스와 같은 자극에 맞서 몸이 최대의 에너지를 만들어 낼 수 있도록 하는 과정에서 분비된다. 코르티솔은 스트레스에 대한 방어기전으로 심폐 활동을 증진시켜 더 민첩하고 빠르게 행동할 수 있게 하고 혈당을 상승시켜 더 명확하게 판단할 수 있도록 돕지만, 스트레스 상황이 지속적으로 악화되면 혈당과 혈압이 상승하고 면역계가 약해져 노화와 질병이 촉진된다.

귀인
한 개인이 타인의 행동이나 특정 사건의 원인을 어떻게 생각하는가에 대한 신념을 일컫는다.

5) 치료

(1) 심리치료

치료자와 내담자 간의 치료동맹은 성공적인 치료의 기초이다. 치료자는 아동이 내면의 불안과 정서적 어려움을 해결하여 적대적이고 반항적인 행동을 줄이고 감정조절능력을 향상시키도록 정서적인 지지와 토대를 마련해준다. 치료과정을 통해 아동은 분노와 갈등을 다루는 방법을 배우고 긍정적인 방식으로 스트레스를 해소하는 법, 위험하고 공격적인 방식이 아닌 다른 해결책이 있다는 것을 경험한다. 점차 힘으로 타인을 조종하려 하지 않고 편안하면서 친밀한 관계를 형성하고 자기조절력과 안전감이 향상되면서 또래나 다른 성인들과의 관계도 개선된다.

(2) 인지행동치료

인지행동치료를 통해 문제해결능력을 기르고 의사소통의 해법을 찾도록 돕는다. 행동치료는 아동이 공격성을 제어하고 행동을 조절하는 데 도움을 준다. 사회적으로 용인되는 행동, 적절한 말과 행동을 할 때 긍정적인 피드백과 적절한 보상을 제공한다. 인지치료를 통해서는 사회적 의사소통기술, 긍정적 사회행동기술 등을 또래들과 연습한다.

- 문제해결 기술훈련 : 문제를 정확히 정의하고 다양한 해결책을 찾아낸 후 각 해결책의 결과를 예상하여 스트레스를 처리하는 가장 적절한 방법을 발견하도록 돕는 방법으로, 상황에 접근하는 방법을 강조하고 사고과정에 초점을 맞춘다.
- 대인관계에서 생기는 문제를 단계적으로 가르치기
- 조직화된 과제 사용게임, 학습 활동, 실제 사례 등 : 치료과정에서 배운 문제해결기술을 직접 실습해보도록 한다. 치료자는 연습, 역할극, 모델링, 재강화 등 여러 방법을 적극적으로 사용한다.

행동치료기법의 예

BOX 7–2

① 무시하기 : 아동의 문제행동이 단지 성인의 관심을 끌기 위한 행동이라면 조금 여유를 가지고 무시하면서 지켜보기

② 타임아웃(고립) : 바람직하지 못한 행동을 한 뒤 의도치 않은 정적 강화의 기회를 차단하는 방법

- 실시 전, 문제가 되는 행동을 구체적으로 정하고 어떤 행동에 대해 어떤 절차로 실시할 것인지 아동과 미리 협의
- 공포를 유발시키는 곳을 피하고 보상을 받을 수 없는 곳으로 선정. 방 한 구석에 의자를 놓고 하는 것이 바람직함
- 5세인 경우 10분을 넘지 않아야 함
- 중간에 말을 걸지 말아야 하며, 끝난 후 간단하게 설명해주고 다독여줌
- 타임아웃의 장점은 과격한 공격적인 행동이 일어나는 경우에 그 행동을 제지할 수 있고, 벌을 받는 아동은 타임아웃 시간 동안 스스로의 행동을 반성할 수 있는 기회를 제공한다는 점

③ 권리박탈 : 미리 문제행동을 구체적으로 정해 놓고 박탈될 권리를 함께 결정

→ 예 : 친구 집에 놀러가지 못하게 하기, 좋아하는 TV 방송 못 보게 하기, 게임 못하게 하기, 용돈 지급하지 않기

④ 차별강화 : 고치려고 하는 문제행동 이외에 다른 바람직한 행동을 집중적으로 칭찬하거나 보상해 줌으로써 문제행동은 감소시키고, 바람직한 행동을 교육시키는 효과

→ 예 : 교실에서 교사의 허락 없이 자리를 자주 뜨는 학생에게 자리에 얌전히 앉아 있을 때 적극적으로 칭찬해주는 것

⑤ 토큰강화법 : 조건강화의 원리를 이용하는 기법으로 물질적, 사회적 보상을 직접 제공하는 대신 구매력을 가진 상징적인 표나 점수 등의 토큰을 주는 강화체제

- 아동의 행동을 간편하게 강화할 수 있고, 포화현상 제고
- 바람직한 목표행동과 최종 강화물 사이에 시간적 지연을 메우는 역할을 하기 때문에 행동의 강도를 계속 유지시킬 수 있고, 아동에게 만족을 지연시키는 습관을 길러줄 수 있음

출처 : 강영심(2004) ; 남정우(2008).

(3) 집단치료

비슷한 문제를 가진 아동 · 청소년을 모아 집단을 구성한다. 또래집단에 의한 격려와 지지, 피드백이 주어지고 집단응집력을 경험할 수 있을 뿐만 아니라 타인의 경험과 느낌을 간접 체험할 수 있는 기회를 갖는다. 이는 사회적 기술을 직접 연습하고 증진시키는 장으로서도 기능한다.

(4) 부모교육

자신의 자녀가 적대적 반항장애인지 걱정되는 부모는 반드시 전문가를 찾도록 한다. 이것이 자녀를 '나쁜 아이'로 낙인찍고 이후에 행하게 되는 비효율적인 양육의 악순환을 깨는 중요한 첫 걸음이라고 할 수 있다. 자녀에 대한 이해를 바탕으로 기질과 환경에 맞는 양육방법을 교육받는다.

(5) 가족치료

현재 문제행동을 나타내는 아동뿐 아니라 가족 전체가 치료에 참여한다. 지금까지 가족들이 문제에 어떻게 대처해왔는지, 무심코 아이의 행동을 보상하지는 않았는지 파악하고 그 과정에서 드러나는 잘못을 바로 잡는다. 적절하고 바람직한 태도와 행동을 강화하고 동시에 아동으로 인해 가족들이 받는 스트레스도 함께 다룬다. 때로는 가족원들의 정신적 어려움이 발견되기도 하는데, 이때는 반드시 개인치료를 병행한다.

2. 품행장애

1) 개요

우리는 학교에서 잦은 지각과 무단결석 그리고 교사에 대한 불손한 언행 및 규칙 위반을 하는 아동 · 청소년을 쉽게 볼 수 있다. 거짓말, 사기, 공격적 행동 등의 아동 · 청소년문제는 이제 더이상 놀랄 만한 일도 아니다. 이들은 '문제아' 혹은 '비행청소년'이라 불리며 주변 사람들에게 심각한 피해를 끼치고 지속적으로 갈등을 일으키는 등 품행conduct에서의 문제를 보인다. 실제로 2014년 현재 소년사범은 7만 7,594명으로 전체 범죄자 중 무려 4.1%를 차지했다(대검찰청, 2015).

이들이 보이는 품행문제는 비단 본인뿐 아니라 주변 사람들에게 심각한 피해를 주고 막대한 사회적 비용을 발생시킨다는 점에서 특별한 관심을 기울일 필요가 있

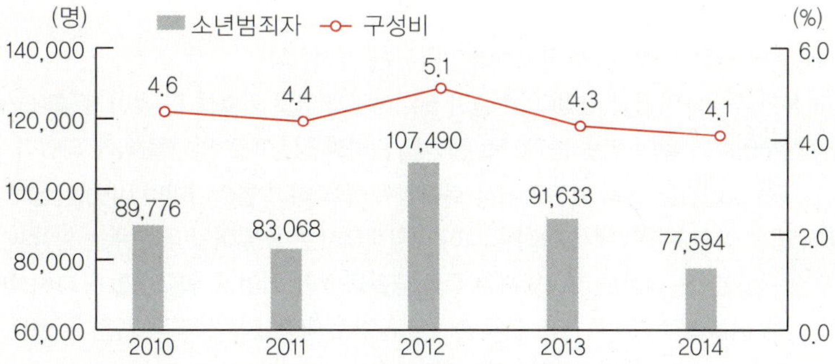

그림 7-1 : 소년범죄자 현황

출처 : 대검찰청(2015).

다. 또한 아동 · 청소년기 범죄는 성인범죄에까지 이어져 심각한 사회문제를 일으킬 수 있으므로 이에 대한 해결책 역시 시급하다. 세계보건기구WHO에서는 청소년 비행을 행동장애의 하나로 간주하여 품행장애Conduct Disorder : CD라는 용어를 사용하고 있으며 미국정신의학회(APA)에서도 환경에 대한 반응이라는 관점에서 청소년 비행을 하나의 질병으로 분류하고 있다(APA, 2013).

다음은 전형적인 품행장애의 사례이다.

품행장애 사례

BOX 7-3

15세 소녀 민주는 1년 동안 연락이 되지 않았다. 12살 때부터 안 좋은 친구들과 어울려 지내면서 일찍 담배와 술을 마시고, 학교 공부는 등한시했다. 엄마와 아빠는 이혼을 해서 민주는 한동안 할머니와 살다가 나중에 엄마와 살게 되었는데, 엄마는 곧 재혼을 했고 새아빠와 의붓 언니, 남동생 사이에서 민주는 서서히 겉돌게 되었다. 친구들과 어울려 다른 아이의 돈을 뺏다가 걸려서 학교 선생님에게 엄마가 불려가기도 했는데, 엄마는 이 이야기를 듣고 집으로 돌아와 민주를 심하게 때리면서 "네가 친아빠를 닮아서 손버릇이 안 좋다"는 폭언을 하기도 했다.

그일 다음날 민주는 처음 집을 나가서 이틀간 친구 집을 전전하다가 엄마에게 붙잡혀 돌아왔다. 돌아와 더 심한 체벌을 받고 나서 한동안은 잠잠한 듯 했다. 중학교에 진학해서도 민주는 좋아지지 않고 공부는 거의 하지 않은 채 동네의 비슷한 언니들과 어울려 늦게까지 돌아다니고, 주말에는 거의 집에 들어오지 않는 생활을 하다가 결국 어느 날 짐을 싸서 가출을 하며 연락이 끊어졌다. 엄마가 핸드폰으로 연락을 했으나 가입해지가 된 상태였다. 실종신고를 냈지만 추적이 되지 않은 상태로 일 년을 보내다가 부모에게 연락이 왔다. 민주가 심한 복통으로 근처 병원의 응급실에 실려가 보호자가 필요하여 연락이 온 것이었다.
검진 결과 자궁외 임신과 심한 자궁내막염이 있었다. 수술이 끝나자마자 바로 가출을 할 것이 분명해보여 걱정이 된 부모가 정신과와 산부인과가 같이 있는 병원으로 전원을 원하여 정신과로 입원을 하게 되었다. 입원 후 면담을 해보니 민주는 그동안 가출을 해서 유흥가에서 호객행위 등을 하고 돌아다니며 비슷한 십대 가출 청소년들과 집단생활을 하였고, 이후 유흥가에서 나이를 속이고 취직해서 돈을 벌어왔다. 민주는 항생제 치료가 모두 끝나는 시기까지 입원을 한 후 외박을 다녀와서 가족과 생활을 하게 되었고, 학교생활도 다시 하기로 약속을 하고 퇴원했다. 이전에 어울리던 아이들과는 모두 관계를 끊기로 약속했다. 그러나 처음 두 번은 외래를 왔으나 그 후 방문하지 않게 되었고, 한 달 후 어머니가 무단결석에 대해 해명을 할 진단서를 위해 찾아왔는데, 민주는 다시 학교를 가지 않고 예전에 알던 언니들과 인터넷을 통해 다시 연락이 되면서 결국 집을 나가서 현재 연락이 되지 않는다며 답답함을 호소하였다.

출처 : 국가정보포털(http://health.mw.go.kr).

2) 증상 및 진단

(1) 증상

① 인지 · 행동적 증상

- 품행장애가 있는 사람들은 사람이나 동물 등 자신보다 약한 존재를 신체적으로 위협하거나 잔인하게 대한다. 이들은 자주 싸움을 걸고, 다른 사람에게 심각한 신체적 상해를 입힐 수 있는 무기를 사용하기도 하는데, 신체적인 폭력은 폭행, 강간, 살인과 같은 심각한 형태로 발현되기도 한다.
- 이들은 고의로 다른 사람의 물건이나 기물을 파괴하고 방화를 저지르거나 피해자 몰래 그들의 물건을 훔치는 행동을 한다.
- 최근에는 문자나 SNS를 통해 협박을 하거나 악성 루머를 퍼트리는 등의 사이버불링cyber bullying을 하기도 한다.
- 가정, 학교, 직장 등에서 자주 심각한 규칙위반을 보인다. 이들은 부모가 말려도 13세 이전부터 자주 밤늦은 시간까지 집에 들어오지 않거나 무단결석을 하거나 가출하기도 한다. 단, 가출행동이 신체적 또는 성적 학대의 직접적인 결과로 인해 발생된 것이라면 이는 품행장애의 행동으로 보지 않는다.

사이버 불링
사이버(cyber)와 '괴롭히기, 왕따시키기'라는 뜻의 불링(bullying)이라는 단어의 합성어로, SNS, 카카오톡과 같은 모바일 메신저 등의 사이버공간 상에서 이루어지는 언어폭력과 왕따를 말한다. 불링은 자신을 방어할 수 없는 대상에게 두려움과 심리적 고통, 혹은 상해를 의도적이고 반복적으로 일으키는 것을 뜻하며 힘의 불균형을 특징으로 한다.

- 모호한 상황에서 타인의 의도를 실제보다 더 적대적이고 위협적으로 판단하기 때문에 오해나 갈등이 생겼을 때 폭력을 이용하여 해결하고자 하거나 자기 방식을 강요하는 것이 정당하고 당연한 일이라고 생각한다. 잘못을 자책하는 일도 있지만 대부분은 남의 탓을 하거나 행동의 불가피성을 강변한다.
- 장기적인 목표를 갖기보다는 즉흥적으로 행동하고 무모하며 자극을 추구하는 경향과 충동성을 특징으로 한다. 음주, 약물 등의 순간적인 쾌락에 몰두한다.

② 정서 · 사회적 증상

- 품행장애가 있는 사람들은 자존감이 낮고, 내면적으로 우울하다.
- 이들은 매사 과민할 뿐 아니라 좌절을 인내하지 못하고 분노발작을 보인다. 동시에 처벌이나 타인의 감정에 대해서는 둔감성을 나타내기도 한다.
- 사회적으로 적절하게 관계 맺지 못하고, 의사소통능력이 떨어지기 때문에 의미 있는 인간관계를 맺지 못하지만 종종 그룹의 리더가 되어 폭력집단을 만들거나 자신보다 강한 보스를 존경하고 따르는 경우도 있다.
- 대인관계와 관련된 갈등 상황에서 적절한 문제해결능력이 부족하고 공감하거나 타인의 관점에서 사고하지 못한다.

(2) 진단 기준

품행장애는 연령에 적합한 사회적 규범을 파괴하고 다른 사람의 기본권을 침해하는 행동을 반복적 · 지속적으로 보이는 장애로, DSM에서 품행장애를 정의하기 위해 사용하는 15개의 진단 기준은 다음의 4가지 범주로 구분된다(APA, 2013).

- 사람과 동물에 대한 공격
- 재산 파괴
- 사기 또는 절도
- 중대한 규칙 위반

품행장애로 진단되기 위해서는 이 중 3가지 이상의 행동이 지난 12개월 동안 존재해야 하며, 적어도 한 개 이상의 행동은 지난 6개월 동안 나타나야 한다. 또한 이러한

DSM-5의 품행장애 진단 기준

A. 다른 사람의 기본적 권리를 침해하고 연령에 적절한 사회적 규범 및 규칙을 위반하는 지속적이고 반복적인 행동 양상으로, 지난 12개월 동안 다음의 15개 기준 중 적어도 3개 이상에 해당되고, 지난 6개월 동안 적어도 한 개 이상의 기준에 해당된다.

- **사람과 동물에 대한 공격성**
  1. 자주 다른 사람을 괴롭히거나 위협하거나 협박함
  2. 자주 신체적인 싸움을 검
  3. 다른 사람에게 심각한 신체적 손상을 입힐 수 있는 무기 사용(예 : 방망이, 벽돌, 깨진 병, 칼, 총)
  4. 다른 사람에게 신체적으로 잔인하게 대함
  5. 동물에게 신체적으로 잔인하게 대함
  6. 피해자가 보는 앞에서 도둑질을 함(예 : 노상강도, 소매치기, 강탈, 무장강도)
  7. 다른 사람에게 성적 활동을 강요함
- **재산 파괴**
  8. 심각한 손상을 입히려는 의도로 고의로 불을 지름
  9. 다른 사람의 재산을 고의적으로 파괴함(방화로 인한 것은 제외)
- **사기 또는 절도**
  10. 다른 사람의 집, 건물 또는 자동차를 망가뜨림
  11. 어떤 물건을 얻거나 환심을 사기 위해 또는 의무를 피하기 위해 거짓말을 자주 함(즉, 다른 사람을 속임)
  12. 피해자와 대면하지 않은 상황에서 귀중품을 훔침(부수거나 침입하지 않고 상점에서 물건 훔치기, 문서 위조)
- **심각한 규칙 위반**
  13. 부모의 제지에도 불구하고 13세 이전부터 자주 밤늦게까지 집에 들어오지 않음
  14. 친부모 또는 양부모와 같이 사는 동안 밤에 적어도 2회 이상 가출, 또는 장기간 귀가하지 않는 가출이 1회 있음
  15. 13세 이전에 무단결석을 자주 함

B. 행동장애가 사회적, 학업적 또는 직업적 기능영역에서 임상적으로 현저한 손상을 초래한다.

C. 18세 이상인 경우, 반사회성 성격장애의 기준에 부합되지 않는다.

※ 다음 중 하나를 명시할 것

- 아동기 발병형 : 10세 이전에 품행장애의 특징적인 증상 중 적어도 한 개 이상을 보이는 경우다.
- 청소년기 발병형 : 10세 이전에는 품행장애의 특징적인 증상을 전혀 충족하지 않는 경우다.
- 명시되지 않는 발병 : 품행장애의 진단 기준을 충족하지만, 첫 증상을 10세 이전에 보였는지 또는 10세 이후에 보였는지에 대한 정보가 없어서 확실하게 결정하기 어려운 경우다.

※ **다음의 경우 명시할 것**

- **제한된 친사회적 정서** : 이 명시자를 진단하려면 적어도 12개월 이상 다양한 대인관계나 사회적 장면에서 다음 중 적어도 2개 이상의 특징을 보여야 한다. 이러한 특성은 해당 기간 동안 그 개인의 대인 관계적 · 정서적 기능의 전형적인 형태를 반영해주며, 몇몇 상황에서만 가끔 발생하는 것이 아니다. 따라서 명시자를 평가하기 위해서는 다양한 출처에서 정보를 얻는 것이 필수적이다. 자기보고뿐만 아니라 그 개인을 장기간 동안 알고 있는 사람들(예 : 부모, 교사, 동료, 친척, 또래)의 보고를 반드시 고려해야 한다.
- **후회나 죄책감 결여** : 본인이 잘못을 저질러도 나쁜 기분이나 죄책감을 느끼지 않는다(붙잡히거나 처벌을 받는 상황에서만 양심의 가책을 표현하는 경우는 배제해야 한다). 자신의 행동으로 인한 부정적인 결과에 대해 일반적인 염려가 결여되어 있다. 예를 들면, 다른 사람을 다치게 하고도 자책하지 않거나 규칙을 어겨 발생하는 결과에 대해 신경을 쓰지 않는다.
- **냉담, 즉 공감의 결여** : 다른 사람의 감정을 무시하거나 신경 쓰지 않는다. 다른 사람들은 이들을 차갑고 무정한 사람으로 묘사한다. 심지어 자신이 다른 사람에게 상당한 피해를 주는 경우에도, 자신이 타인에게 미치는 영향보다는 자기 자신에게 미치는 영향에 더 신경을 쓴다.
- **수행에 대한 무관심** : 학교나 직장 또는 다른 중요한 활동에서 자신이 저조한 수행을 보이는 것을 개의치 않는다. 심지어 충분히 예상 가능한 상황에서도 좋은 성과를 보이기 위해 필요한 노력을 기울이지 않으며, 전형적으로 자신의 저조한 수행을 다른 사람의 탓으로 돌린다.
- **피상적이거나 결여된 정서** : 피상적이거나, 가식적이고, 깊이가 없는 정서(예 : 행동과 상반되는 정서표현, 빠른 정서 전환)를 제외하고는 다른 사람에게 자신의 기분이나 정서를 드러내지 않는다. 또는 얻고자 하는 것이 있을 때만 정서를 표현한다(예 : 다른 사람을 조종하거나 위협하고자 할 때 보이는 정서표현)

※ **현재의 심각도를 명시할 것**

- **경도** : 진단을 충족하는 품행문제가 있더라도 품행문제의 수가 적고, 다른 사람에게 가벼운 해를 끼치는 경우(예 : 거짓말, 무단결석, 허락 없이 밤늦게까지 집에 들어가지 않는 것, 기타 규칙 위반)다.
- **중등도** : 품행문제의 수와 다른 사람에게 끼치는 영향의 정도가 '경도'와 '고도'의 중간에 해당되는 경우(예 : 피해자와 대면하지 않는 상황에서 도둑질하기, 공공기물 파손)다.
- **고도** : 진단을 충족하는 품행문제가 많거나, 또는 다른 사람에게 심각한 해를 끼치는 경우(예 : 성적 강요, 신체적 잔인함, 무기 사용, 피해자가 보는 앞에서 도둑질, 파괴와 침입)다.

출처 : APA(2013).

행동문제는 사회적, 학업적 혹은 직업적 기능영역에서 현저한 손상을 초래한다.

품행장애의 하위 유형은 장애의 발병 연령에 의해 구분된다. 아동기 발병형과 청소년기 발병형은 한 가지 이상의 행동이 10세 이전에 시작되었는지에 근거하며 발병연령에 대한 정보가 불충분할 경우에는 '명시되지 않는 발병'으로 표시한다.

그리고 품행문제의 종류와 다른 사람에게 미친 상해의 정도에 따라 경도, 중등도, 고도로 심각성을 명시한다. 또한 품행장애로 진단받은 아동·청소년이 제한된 친사회적 정서예 : 후회나 죄책감 결여, 냉담, 즉 공감의 결여, 피상적이거나 결여된 정서를 보이는지도 명시해야 한다(APA, 2013).

표 7-2 : 품행장애와 타 장애의 비교

구분	비교
우울증	• 일반적인 성인기 우울증과는 달리 청소년기 우울 증상은 반항적인 행동이나 공격적 언행, 짜증 등으로 표현됨 • 품행장애와 우울증은 함께 진단될 수 있고, 사회·문화적, 경제적, 환경적인 위험요소의 일부를 공유하기 때문에 비슷한 부분이 많음 • 그러나 겉으로 드러난 행동특성은 품행장애와 비슷해 보이지만 반복적이고 오랜 기간 동안 지속되는 품행장애의 문제행동과는 달리 우울증으로 인해 발생한 문제행동은 일시적이며, 기분의 고저에 따라 변화하는 경향이 있음
물질 관련 장애	• 일반 학생들에 비해 품행장애 청소년들에게서 술, 담배와 같은 습관성 물질에 대한 의존성이 비교적 이른 시기에 관찰됨 • 물질에 대한 의존성은 바람직한 사회기술이나 문제해결방법의 습득을 방해하기 때문에 이후 품행장애 경과에 부정적 영향을 미치게 됨 • 술이나 담배 등 물질 사용문제가 한 번 시작되면 품행장애의 문제행동들을 지속시키는 데 중요한 요소로 작용
청소년기 격동 (adolescent turmoil)	• 사춘기에는 이차 성징이 일어나 호르몬이 변화하고 빠른 신체적 성장이 일어나 신체·심리·사회적인 측면에서 급격한 변화가 발생. 이에 적응하는 과정에서 문제행동이 일어날 수 있음 • 정체성(identity)을 재정립해야 하는 발달적 과업까지 대두됨. 부모가 정해진 기준을 부정하고 자신만의 정체성을 확립하기 위해 분투 • 부모보다는 또래집단의 규준을 중요시하고, 집단에 속하기 위해 원치 않는 행동을 시행하기도 함. 이 과정 중 음주, 흡연, 가출, 폭력 등의 문제가 발생하기도 함 • 청소년기의 발달상 정상적인 일탈이나 일시적인 반항행동과 품행장애는 구별되어야 함 • 오퍼와 샙신(Offer & Sabshin, 1984)은 청소년 격동을 보이는 아이들 대부분은 결국 본인의 자리로 돌아가기 때문에 이 시기 문제행동을 보이는 청소년 모두를 품행장애로 진단해서는 안 되고 이들이 청소년기의 격동을 평탄하게 잘 마치고 본인의 자리로 돌아올 수 있도록 돕는 것이 무엇보다 중요함을 지적하였음
ADHD	• ADHD는 품행장애와 흔하게 공존하고 이런 경우 예후는 더욱 좋지 않음 • 아동기에 산만함이나 학습에 문제가 있던 아이가 청소년기로 진행하면서 본격적인 품행장애로 진행하는 경우가 많음
특정학습장애	• 일부 청소년들에게 있어 학습문제는 학교생활에 좌절감을 느끼게 하고, 적대적인 태도와 나쁜 행동을 유발 • 읽기나 다른 언어적 기술 등의 학업 성취가 연령과 지능수준에서 기대되는 것과 비교하여 낮다면 특정 학습장애나 의사소통장애의 부가적인 진단이 타당할 수 있음

출처 : APA(2013).

3) 발달과 유병률

(1) 발달

품행장애는 취학 전과 같이 어린 시기에도 나타날 수 있지만 보통 아동 중기에서 청소년기 사이에 그 증상이 현저하게 드러난다. 일반적으로 초기에는 덜 심각한 행동에서 시작하여예 : 가게에서 물건 훔치기, 거짓말 점점 더 행동의 수위가 높아지는 경향이 있다예 : 강도, 강간 등. 물론 이에는 개인차가 있고 어린 나이에 큰 피해를 주는 심각한 행동에 관여하는 경우도 있다.

품행장애는 정학이나 퇴학, 직장 내 적응의 어려움, 법적 문제, 계획하지 않은 임신, 사고 혹은 싸움으로 인한 상해 등의 위험을 높인다. 이에, 정상적인 학교생활이나 가족생활을 유지하기 어렵고 종종 이른 나이에 성적 행동, 흡연, 음주, 물질 사용 및 치명적 사고를 경험하기도 한다. 또한 불법적인 사건에 휩쓸려 형사처벌을 받는 경우도 흔하다.

품행장애의 발병 연령은 예후에 큰 영향을 미치며 품행장애는 이에 근거하여 2가지 아형subtype으로 구분된다. 많은 연구들에서 품행장애가 이른 나이에 시작되고, 문제행동의 종류가 많을수록, 그리고 문제행동의 빈도가 잦을수록 이후 경과는 좋지 않으며, 심한 품행장애는 우울장애, 불안장애, 알코올 중독 등과 같은 다른 정신질환과 공병될 가능성 또한 높은 것으로 나타났다(Babinski, Harsough, & Labert, 1999 ; Fergusson & Woodward, 2000 ; Loeber & Farrington, 2000).

① 아동기 발병형

아동기 발병형childhood-onset 품행장애는 10세 이전에 품행장애의 특징적인 증상 중 적어도 한 가지 이상을 보이는 경우를 일컫는다. 모핏(Moffitt, 1993)은 이를 '전 생애에 걸쳐 지속되는 반사회적인 행동'이라고 명명했을 정도로 장애의 양태는 안정적이다. 아동기 발병형의 대부분은 남아이며, 외현적 공격성, 신체적 폭력과 관계가 있고 신경생리학적 결함, 주의집중력 문제, 충동성 그리고 부진한 학업 성적 등 다양한 문제행동들을 동반한다. 이들은 흔히 사춘기 이전에 품행장애의 다른 기준들도 충족시킬 뿐 아니라 청소년기 발병형에 비해 예후가 좋지 않다

(Shaw, Bell, & Gelliom, 2000).

② 청소년기 발병형

청소년기 발병형adolescence-onset 품행장애는 아동기 발병형에 비해 상대적으로 공격적인 행동이 적고, 정상적인 또래관계를 맺기도 한다. 남성에게 주로 나타나는 아동기 발병 품행장애와는 달리 남성과 여성에게서 비슷하게 나타나며 상대적으로 공병하는 질환이나 가족의 기능장애가 적다(Fergusson, Lynskey, & Horwood, 1996). 이들의 행동은 또래집단에서 지위를 차지하기 위해 타인의 반사회적 행동을 모방하는 '사회적인 흉내 내기'의 결과인 경우가 많아 성인이 되어 합법적인 방법으로 지위를 획득할 기회가 생기면 일반적으로 그들의 품행문제도 사라진다.

(2) 유병률

연간 유병률은 2~10% 범위로 추정되며, 중앙값은 4%다. 품행장애의 유병률은 인종이나 민족에 걸쳐서 상당히 일관적으로 나타난다. 유병률은 아동기에서 청소년기로 갈수록 증가하며, 여성보다는 남성에서 더 높다(APA, 2013). 그러나 품행장애에 대한 DSM의 정의가 신체적 공격성과 같은 '남성적' 공격성 표현을 강조하고 있기 때문에 여아의 품행장애는 과소평가되었을 수도 있다(Waschbusch & King, 2006).

품행장애가 있는 남성은 자주 싸움, 도둑질, 공공기물 파손, 학교 규율문제를 보이고 여성은 거짓말, 무단가출, 물질 사용 및 성매매와 같은 문제를 더 나타냈다. 또한 남성이 신체적 공격성 및 관계적 공격성타인과의 사회적 관계에 피해를 주는 행동을 모두 보이는 반면, 여성의 경우는 상대적으로 관계적 공격성을 더 많이 보이는 경향이 있었다(Crick & Grotpeter, 1995).

4) 원인

품행장애는 다양한 요인들로부터 발생할 뿐만 아니라 이러한 영향요인들 간의

사회적인 흉내 내기의 결과
이춘재와 곽금주(1999)에 의하면 공격성은 싸움, 무분별함, 무례함, 불순종, 비협조성, 분노폭발, 파괴적 행동 등이 포함되는 '비사회화된 공격성 또는 공격적 행동'과 나쁜 친구 사귀기, 비행을 일삼는 친구들에 대한 충성, 도벽, 방화, 무단결석, 거짓말하기 등의 '사회화된 폭력 또는 비행'으로 나눌 수 있는데, 청소년 발병형 품행장애아들이 보이는 공격성은 일반적으로 후자에 속한다.

관계적 공격성의 예
- 놀이나 활동을 할 때 특정 아동을 의도적으로 따돌리기
- 화를 내고 또래집단에서 배제시키기
- 시키는 대로 하지 않으면 싫어할 거라고 말하기
- 악의적인 말이나 거짓말을 해서 다른 아동들이 그 아동을 싫어하게 만들기(Wicks-Nelson & Israel, 2015)

복잡한 상호작용에 의해 발달한다(Weyandt, Werdi, & Swentosky, 2011). 다양한 품행장애의 병인을 개인 내적 원인과 개인 외적 원인으로 구분하여 살펴보겠다.

(1) 개인 내적 원인

① 유전적 요인

가족의 각 세대 안에서 그리고 세대를 거쳐 이어지는 품행 관련 행동들은 유전적 영향의 잠재적 중요성을 시사한다(Wicks-Nelson & Israel, 2015). 품행장애 아동의 부모를 포함하는 가까운 가족구성원들에게서 심한 알코올 사용장애, 우울장애나 양극성장애, ADHD 또는 품행장애 과거력이 좀 더 많이 발견되었다. 그러나 대부분의 연구자들은 유전만으로 품행장애의 원인을 모두 설명할 수 없으며, 환경요인과 기타 생물학적 요인들이 동시에 작용한다고 본다(Jaffee, Caspi, Moffitt, Dodge, Rutter & Taylor, 2005).

② 신경학적 요인

품행장애가 있는 사람이 그렇지 않은 사람과 비교하여 전기피부반응피부전도과 심장박동과 같은 생리학적 측정치에서 차이를 보였다(Weyandt, Verdi, & Swentosky, 2011). 이들은 휴지기에 심박률이 느리고 전반적으로 자율신경계의 각성수준이 낮았다. 자율신경계의 낮은 각성수준은 자극의 추구와 행동 통제 부족, 처벌에 대한 반응성 감소를 초래한다.

③ 뇌의 구조적 · 기능적 요인

품행장애가 없는 사람과 비교해서, 정서조절이나 정서처리와 관련된 뇌 영역, 특히 뇌의 복측전전두피질ventral prefrontal lobe과 편도체amygdala를 포함한 전두측두엽-변연계 회로에서 구조적이고 기능적인 차이가 있는 것이 관찰되었다(Cappadocia, Destrocher, Pepler, & Schroeder, 2009).

④ 인지적 요인

자기 통제를 내면화하지 못하고 반성적인 능력이나 자기 관찰능력이 부족할 뿐 아니라 사회적 조망수용능력의 부재로 사회적으로 적절한 행동에 대해 알지 못하고 환경적 유혹에 쉽게 굴복한다.

(2) 개인 외적 원인

① 부모 개인특성

부모가 우울증이나 반사회적 성격장애, 알코올 문제가 있거나 범죄 경력, 실직 상태, 가족 내 특정 정신병리예 : 물질사용장애가 있는 경우 자녀는 품행장애에 취약하게 된다.

② 양육태도

자녀에 대한 부모의 양육태도가 비일관적이고, 부모가 자녀를 지속적으로 거부와 방임, 신체적 또는 성적으로 학대했거나 방치, 유기했던 경험 등이 아동의 품행장애와 관계가 있다.

③ 가정환경

가정환경 자체가 혼란스럽고 폭력적일 때 자녀는 충동 억제에 대한 역할 모델을 경험하지 못한다. 항상 싸우고 폭언하는 부모를 보면서 감정을 통제하고 문제를 해결하는 성숙한 모델을 내재화하지 못한 채 낮은 자존감을 갖게 된다. 이러한 환경에서 아동은 타인의 정서를 공감하는 능력을 발달시키기 어렵다.

④ 지역사회

아동이 속해 있는 지역사회의 환경 역시 중요하다. 사회・경제적으로 하위수준에 속해 사회적 지지망이 결여된 상태, 사회적 인프라가 부족하고 비행집단에 연루되거나 이웃의 폭력에 쉽게 노출될 수 있는 경우에 품행장애의 위험이 높아진다.

⑤ 사회문화적 요인

음주에 대해 허용적인 사회분위기 속에서 청소년기에 일찍 술을 마시기 시작하는 것과 공격적이고 일탈행동을 하는 것 간에 의미 있는 연관성이 있다. 술과 습관적 약물 그 자체가 품행장애를 일으키는 것은 아니지만 위험요인임은 분명하다.

5) 치료

품행장애에 대해서는 한 가지 만능적인 치료법이 있는 것이 아니며 다양한 방법을 동원하는 복합적인 치료법이 권장된다(문장원, 2001).

(1) 심리치료

공격적 행동의 바탕이 되는 갈등과 심리적 과정에 초점을 맞추어 치료가 진행된다. 가족구성원에 대한 아동의 의식, 무의식적 감정을 탐구하여 문제해결을 추구하거나 책임회피 성향이 강한 청소년의 경우에는 현실치료기법이나, 아들러Adler 학파의 치료기법을 사용하기도 한다. 개인 심리치료를 통해 치료자와의 관계를 경험하면서 자신의 행동에 관한 통찰을 갖고 새로운 양식을 탐색하며 행동적 변화를 추구한다.

(2) 약물치료

품행장애에만 선택적인 치료효과를 보이는 약물은 아직 없지만 공격성이 뚜렷한 경우에는 약물요법이 도움이 된다. 특히, 주의력결핍과잉행동장애, 특정 학습장애나 우울증과 같은 질환이 동반될 경우에는 이에 대한 적절한 약물치료를 병행하는 것이 필요하다. 물론 품행장애는 생물학적, 정서적, 사회적 스트레스가 복잡하게 얽혀 생기는 경향이 있으므로 약물치료뿐 아니라 기타 개인치료나 가족치료 등을 함께 시행해야 한다.

(3) 사회성훈련

사회성훈련사회기술훈련은 품행장애아동들의 문제해결능력을 키우는 데 중점을 둔다. 사회성훈련을 통해 문제가 무엇인지 발견하고, 행동에 따르는 결과를 깨달으며 어려운 상황에 대처할 수 있는 방법들을 깊이 생각할 수 있게 된다. 품행장애가 있는 아이들은 대부분 외로워하고 주변에 있는 성인들로부터 소외감을 느끼기 때문에 이들이 다른 사람들, 특히 어른들에 대한 불신을 줄이고, 마음을 터놓고 격려와 도움을 구할 수 있도록 하는 노력도 함께 진행된다.

(4) 부모교육

부모교육을 통해 대처하기 힘든 자녀의 까다로운 행동을 적절하게 다루고, 효과적으로 한계설정을 하도록 부모를 훈련시킨다. 부모는 자녀가 따를 수 있는 규칙을 정하고, 강화와 처벌 그리고 타협의 방법을 배울 뿐 아니라 부모 자신이 겪는 정서적 어려움에 대한 상담을 받을 수도 있다. 이를 통해 가족들 간 긍정적인 관계를 위한 명확한 의사소통을 확립하며 문제 발생 시 건설적인 해결방안을 마련할 수 있다. 역기능적인 가정의 경우에는 공적 · 사회적 지원이 추가적으로 요구될 수도 있다.

(5) 지역사회의 지지

아동과 가족에 대한 지역사회의 지지 역시 품행장애의 치료에 있어 중요하다. 지역사회는 아동 · 청소년이 폭력에 노출되지 않고 건강하게 생활하도록 안전한 학교환경을 조성한다. 또한 강력하면서도 단단한 지지구조를 만들어 충동적이고 자기조절능력이 떨어지는 그들에게 안정적 체계를 제시해야 한다.

만약 부모가 우울증이나 부부갈등, 알코올문제 등이 있을 때에는 이에 대한 치료를 병행하는 것이 품행장애치료의 효과를 높이는 데 필수적이다. 덧붙여 가정환경이 아동에게 위해하다고 판단될 정도로 혼란스럽다면 아이를 가정과 분리하여 쉼터나 다른 주거지로 옮기는 것도 문제의 악순환에서 벗어나는 데 도움이 될 것이다.

화 다스리기

BOX 7-4

1) 화를 적절하게 다스리려면

- 일단은 참는다. 냉정을 찾을 때까지 참는다('마음을 가라앉히고'를 활용, 연습해 본다).
- 화가 난 이유를 차분히 생각해본다(다른 친구들도 이런 경우에 화를 낼 것인지 생각해본다).
- 화가 난 사실에 대해 지금 이 자리에서 상대에게 말하는 것이 좋은지 아니면 나중에 조용히 말하는 것이 좋은지를 판단한다.

2) 마음을 가라앉히고

- 화내는 것을 잠시 멈추고 속으로 이렇게 말한다.
  - '마음을 가라앉히자.', '마음을 가라앉히자….'
- 심호흡을 크게 한다.
  - 속으로 다섯을 세면서 코로 크게 숨을 들이쉰다(입은 다문다).
  - 이 상태에서 잠시 2~3초간 멈춘다.
  - 속으로 다섯을 세면서 입으로 크게 숨을 내뿜는다.
- 화가 가라앉을 때까지 여러 차례 반복한다.

3) 상대와 대화할 때 유의해야 할 점

- 화가 난 사실을 상대에게 이야기하되 인격을 공격하거나 비난하지 않는다.
- 차분한 어조로 말한다.
- 화나게 만든 그 행위에 대해서만 말하고 과거의 잘못한 일까지 꺼내어 말하지 않는다.
- 나중에 후회할 말과 행동은 하지 않는다.
- 이렇게 하는 것이 결국 잘하는 일이라고 생각하면서 상대와 타협할 수 있는 방법을 찾는다.

Discussion **Points**

1 집단과 더 넓은 사회를 유지하기 위해 친사회적 행동이 중요한 이유는 무엇일까?

2 테러조직과 같은 극단적인 집단적 반사회성의 사회 · 문화적인 원인과 맥락에 대해 생각해 보시오.

3 우리나라에서는 형벌법령에 저촉되는 행위를 한 10세 이상 14세 미만의 소년을 촉법소년이라고 하여 형사처벌을 하고 있지 않다. 그러나 최근 강력범죄자의 연령이 점점 낮아지면서 이에 대한 회의론이 일고 있다. 과연 언제부터 아동에게 법적인 책임을 물을 수 있을까? 이에 대해 논의해 보시오.

Mental Health

외상 및 스트레스 관련 장애

Chapter 8

8

외상 및 스트레스 관련 장애는 명백하게 외상성 또는 스트레스성 사건에 대한 노출로 인해 장애를 나타내는 것을 말한다. DSM-5에 제시된 외상 및 스트레스 관련 장애 중 아동과 관련해 더 관심을 기울여야 하는 것으로 반응성 애착장애, 탈억제성 사회적 유대감 장애, 외상 후 스트레스 장애를 들 수 있다.

반응성 애착장애의 경우, DSM-IV에서는 반응성 애착장애를 억제형(inhibited type)과 탈억제형(disinhibited type) 의 두 가지 아형으로 분류하였다. 하지만 탈억제형은 애착을 형성하지 못했던 아동뿐만 아니라 선택적 애착을 형성했던 아동에게서도 관찰되어 억제형과 서로 본질적으로 다른 특성을 지니고 있음을 보여 주었다. 그리고 세계보건기구의 국제질병분류인 ICD-10에서도 반응성 애착장애와 탈억제 애착장애를 다른 질환으로 분류하고 있다. 따라서 DSM-5에서는 반응성 애착장애는 우울증 증상과 위축된 행동을 가진 내재화 장애로, 탈억제성 사회관계장애는 탈억제성 행동을 가진 외재화 장애로 보고 별개의 질환으로 분류하였다(정성훈 · 신윤오, 2014).

따라서 이 장에서는 반응성 애착장애와 탈억제성 사회적 유대감 장애에 대해 각각 살펴보고, 외상 후 스트레스 장애에 대해 살펴볼 것이며, DSM-5에서 장애로 분류되지는 않았지만, 임상적으로 주의를 기울여야 하는 상태로 제시한 아동학대에 대해 알아보도록 할 것이다.

1. 반응성 애착장애

1) 개요

애착은 영아와 양육자 간의 친밀하고 강한 정서적 유대관계로 전생애를 통해 아동발달에 큰 영향을 미친다. 이 같은 애착은 생후 첫 3년 정도의 기간이 민감기로 이 시기에 주 양육자 또는 가까운 사람들에게 애착을 형성하게 된다. 하지만 이 시기에 주 양육자와의 안정적 애착 형성에 실패할 경우 사회적 관계 형성에 있어서 심각한 문제를 일으키게 되고 신체적 · 지적 · 정서적인 발달에 차질을 빚게 되는데, 이를 반응성 애착장애reactive attachment disorder라고 하며, 주로 아동이 생후 9개월부터 5세 이하일 때 발생한다.

반응성 애착장애를 나타내는 아동은 주 양육자에게 애착을 나타내지 않거나 미발달되어 있다. 하지만 이 장애의 아동이 선택적 애착을 형성할 수 있는 능력이 없는 것은 아니고, 발달 초기에 애착을 발달시키는 기회가 제한되어 선택적 애착행동을 나타내는 데 실패한 것으로 보인다. 일반적으로 주 양육자에게 애착을 형성한 아동은 자신이 위험하거나 정신적 고통이 있을 때 양육자를 찾고 이들로부터 안락, 지지 돌봄이나 보호를 얻으려고 애쓰는 선택적 애착행동을 나타낸다. 하지만 반응성 애착장애아동은 이런 노력을 보이지 않을 뿐만 아니라, 양육자가 보살펴주는 행동에 대해서도 최소한의 반응만을 보여 주며, 일상적인 상호작용과정에서도 긍정적 감정표현이 미약하거나 없기도 하다(APA, 2013). 또한 정서적으로 둔하고 사회 제반에 반응하는 것을 회피하거나 잘하지 못하고 스스로 감정을 조절하는 데 심각한 어려움을 보이며 슬픔, 과민 또는 공포의 부정적인 감정을 내보이기도 한다. 수용시설의 아동들과 방임을 경험한 아동들에게서 이런 증상을 나타내는 예들을 찾아볼 수 있다(Zeanah, 2000).

2) 증상 및 진단

반응성 애착장애아동은 사회적 상호작용에서 현저하게 결함이 나타나고, 특정 애착 대상에게 위안, 지지, 보호, 애정을 바라는 행동을 거의 또는 최소한으로 나타내는 식으로 주 양육자에게 선택적 애착행동 양상을 나타내지 않는다. 그리고 정서조절능력이 손상되어 설명할 수 없는 공포, 슬픔, 흥분과 같은 부정적인 감정을 때때로 나타내기도 한다(정성훈 · 신윤오, 2014). 이 외에도 식욕부진, 우울, 발

DSM-5의 반응성 애착장애 진단 기준

A. 성인 보호자에 대한 억제되고 감정적으로 위축된 행동의 일관된 양식이 다음의 2가지 모두로 나타난다.

- 아동은 정신적 고통을 받을 때 거의 안락을 찾지 않거나 최소한의 정도로만 안락을 찾음
- 아동은 정신적 고통을 받을 때 거의 안락에 대한 반응이 없거나 최소한의 정도로만 안락에 대해 반응함

B. 지속적인 사회적 · 감정적 장애가 다음 중 최소 2가지 이상으로 나타난다.

- 타인에 대한 최소한의 사회적 · 감정적 반응성
- 제한된 긍정적 정동
- 성인 보호자와 비위협적인 상호작용을 하는 동안에도 설명되지 않는 과민성, 슬픔 또는 무서움의 삽화

C. 아동이 불충분한 양육의 극단적인 양식을 경험했다는 것이 다음 중 최소 한 가지 이상에서 분명하게 드러난다.

- 성인 보호자에 의해 충족되는 안락과 자극, 애정 등의 기본적인 감정적 요구에 대한 지속적인 결핍이 사 회적 방임 또는 박탈의 형태로 나타남
- 안정된 애착을 형성하는 기회를 제한하는 주 보호자의 반복적인 교체(예 : 위탁 보육에서의 잦은 교체)
- 선택적 애착을 형성하는 기회를 고도로(심각하게) 제한하는 독특한 구조의 양육(예 : 아동이 많고 보호자 가 적은 기관)

D. 진단 기준 C의 양육이 진단 기준 A의 장애행동에 대한 원인이 되는 것으로 추정된다(예 : 진단 기준 A의 장애는 진단 기준 C의 적절한 양육 결핍 후에 시작했다).

E. 진단 기준이 자폐 스펙트럼 장애를 만족하지 않는다.

F. 장애가 5세 이전에 시작된 것이 명백하다.

G. 아동의 발달 연령이 최소 9개월 이상이어야 한다.

※ **다음의 경우 명시할 것**

지속성 : 장애가 현재까지 12개월 이상 지속되어 왔다.

※ **현재의 심각도를 명시할 것** : 반응성 애착장애에서 아동이 장애의 모든 증상을 드러내며, 각각의 증상이 상대적으로 높은 수준을 나타낼 때 고도로 명시한다.

출처 : APA(2013).

정동
급격히 일어나는 일과적이고 비교적 강력한 감정을 뜻한다.

육부진, 발달지수의 저하 등 신체적인 증상 및 발달상의 문제를 나타내고, 특히 인지와 언어발달의 지연이 두드러지며, 동반해서 나타나는 경우가 많다. 또한 위축되고 호기심이 적어 외부환경에 무관심하며, 다른 사람의 지시를 잘 따르지 않고, 사람보다는 사물에 더 집착하는 행동을 나타낸다.

반응성 애착장애아동이 눈 맞춤도 잘 안 되고 말도 잘 안 하며 혼자 고립된 세계에 갇혀 타인과 관계 맺는 것을 거부하며(강미현, 2009), 긍정적 감정표현이 어렵고, 인지 및 언어에서 나타내는 발달적 지연과 같은 행동특성들을 나타내는 것을 보면 자폐 스펙트럼 장애아동과 증상이 비슷하다. 하지만 반응성 애착장애아동은 자폐 스펙트럼 장애아동처럼 심각한 의사소통장애와 상동행동은 보이지 않는 경우가 많아 이 둘 간의 감별진단에 주의를 기울여야 한다.

상동행동
의미를 가지지 않는 이상한 행동을 반복적으로 되풀이하는 신체행동을 말한다.

또한 양육자에게 선택적 애착행동을 나타내기 이전의 어린 영아에게는 애착 형성에 대해 알 수 없기 때문에 반응성 애착장애는 적어도 연령이 9개월이 넘어야 진단이 가능하다.

3) 발달 및 유병률

생후 약 7~9개월이 되면 대부분의 유아들은 낯선 사람에게 낯가림을 나타내고 양육자와의 분리에 대해 불안을 나타내며 양육자에게 선택적 애착행동을 보이게 된다. 하지만 반응성 애착장애아동은 9개월이 지나도 양육자에게 애착행동을 나타내지 않거나 최소한의 애착행동만을 나타내며 이런 임상적인 특성이 5세까지 비슷한 양상으로 지속된다. 아동마다 인지 및 운동능력에서 개인차가 있어 나타내는 행동방식에는 차이가 있을 수 있지만, 선택적 애착행동을 거의 나타내지 않거나 최소한으로 나타낸다는 점에서는 일반적인 아동과 분명하게 차이가 있다. 높은 연령의 아동에게서 반응성 애착장애가 나타나는지에 대해서 알려진 바가 없고, 그 양상도 어린 연령의 아동과 어떻게 차이가 나는지 아직은 잘 모르고 있어 5세 이상의 아동에게 반응성 애착장애 진단을 내릴 때는 주의를 기울여야 한다(APA, 2013).

이 장애는 심각한 사회적 방임과 같은 양육환경의 문제를 개선하고 회복하려는 노력이 이루어지지 않을 경우 이후 최소 몇 년 이상 지속될 수 있다. 하지만 반응성 애착장애아동은 자폐 스펙트럼 장애아와 달리 사회성발달에 대한 잠재적 능력을 지니고 있기 때문에 정상적인 양육환경이 제공된다면 이후 정상적으로 발달할 가능성도 높다.

한편, 반응성 애착장애의 유병률에 대해서는 정확하게 알려진 것이 없으나 다른 장애에 비해 드물게 발견되는 것으로 알려져 있다. 반응성 애착장애는 주로 위탁 보육이나 탁아기관에 맡겨지기 전에 심각한 방임상태에 있었던 아동들에게서 발견되는데, 이처럼 심각한 방임을 경험한 아동집단에서도 반응성 애착장애는 약 10% 미만으로 발생하는 것으로 알려져 있다(APA, 2013).

4) 원인

반응성 애착장애의 원인은 대부분 양육자의 부적절한 양육과 정서적 문제 또는 빈번한 양육자의 교체 등에서 찾아볼 수 있다.

이 장애를 나타내는 아동은 어머니의 산후 우울증이나 장기 입원 등으로 적절한 보살핌을 받지 못하거나, 부모의 양육기술 부족 또는 부모의 정신지체로 인해 제대로 양육하지 못하는 사회적 방임상태를 자주 경험한다. 구체적으로 아동에 대한 관심 결여, 부적절한 양육, 가혹한 처벌, 심리적인 학대나 방임 또는 유아의 기본적인 신체요구에 대한 지속적인 무시, 반복되는 가해나 불충분한 영양 제공 등을 들 수 있다. 그리고 어머니가 미성년이거나 사회적으로 고립되어 있을 때, 정서적 · 사회적으로 어려움이 있거나 자아상실감 등을 경험할 때 자녀를 양육하는 데 문제를 더 많이 나타낸다.

다른 한편, 반응성 애착장애의 발생은 아동 개인의 문제가 작용하기도 한다. 학대나 방임 등의 애착외상을 경험한 아동이 모두 반응성 애착장애를 나타내는 것은 아니어서 아동의 특성과 부모의 양육행동이 상호작용하고 있는 것으로 볼 수 있다(권석만, 2014). 저체중아나 미숙아로 태어나거나, 발달장애 또는 시청각장애를 갖고 태어나거나 까다로운 기질 등을 나타낼 경우, 양육자는 양육의 어려움을 경험하게 되고 이것이 학대나 방임으로 이어져 안정적인 애착관계를 발달시키는 데 장해를 초래해 반응성 애착장애를 발생시킬 수 있다.

이 외에도 부모가 아동을 양육할 수 없어 위탁해서 양육하거나 시설에서 양육하는 과정에서 양육자의 매우 빈번한 교체나 주 양육자의 부재가 반응성 애착장애를 일으킬 수 있다.

5) 치료 및 예후

반응성 애착장애는 뇌기능이 정상적이고 대부분 양육환경과 양육자의 양육행동에 문제가 있어서 발병하게 된 것이므로 적절한 교육적 중재와 정상적 양육환경이 제공되면 증상이 빠르게 호전되어 표정과 감정이 살아나고 타인의 행동을 따라하는 모방을 나타내기 시작하며 그에 따라 애착을 형성하기 시작한다. 따라서 조기에 발견하면 예후가 좋고 완치가 가능하다.

반응성 애착장애의 치료는 애착관계 개선을 위해 아동을 대상으로 한 치료와 양육자를 대상으로 하는 관계개선을 위한 치료 및 교육 등을 들 수 있다. 아동을 대상으로 한 치료는 언어적 능력에 제한을 지닌 어린 아동이 흥미를 갖고 몰입할 수 있는 놀이치료가 효과적이다. 양육자를 대상으로 한 치료나 교육으로는 애착에 관한 일반적인 지식과 반응성 애착장애의 진단과 치료에 관한 자료들을 사용해 교육하거나 아동의 발달적 연령에 적합한 민감한 반응을 강조하는 상호작용 개선 훈련, 가족치료, 양육자–아동 양자치료 등의 방법을 사용할 수 있다. 그리고 위기 개입, 양육환경 개선, 발달적 지침교육 등 어린 아동을 양육하는 데 관련된 다양한 영역의 통합적 접근이 유용하다(Lieberman & Zeanah, 1999).

선호하는 애착 대상이 없는 영유아에게 가장 먼저 이루어져야 하는 개입은 양육자와의 안정적 애착관계를 형성할 수 있도록 도와주어야 하는데, 무엇보다 영유아가 양육자에게 정서적 안정감을 느끼고 신뢰할 수 있도록 양육자가 민감하게 반응하고 정서적으로 지지나 위안이 되어 주는 행동을 나타낼 수 있도록 변화하는 것이 필요하다.

(1) 아동을 대상으로 한 치료

- 개별 놀이치료 : 놀이치료자와의 놀이를 통해 아동이 타인과 관계를 맺을 수 있

는 능력을 길러주고 언어 및 인지기능 향상 및 정서적 안정을 제공할 수 있다.

- 부모 또는 주 양육자와의 놀이치료 : 놀이치료실이 아닌 일상생활에서 다른 사람, 그중에서도 주 양육자와 안정적 애착을 형성해야 하므로, 놀이치료에 주 양육자를 참여하게 하거나, 일정한 교육을 실시한 후 주 양육자로 하여금 아동과 놀이치료시간을 갖게 하는 것도 애착 형성에 도움이 된다.
- 언어치료 : 언어발달 지체와 의사소통기능에 문제를 나타내는 반응성 애착장애아동에게는 의사소통기술 습득과 함께 놀이를 통해 눈짓, 몸짓 등 비언어적 의사소통능력이 향상되도록 언어치료를 제공한다.
- 인지치료 : 초기에는 놀이를 통해 자연스럽게 인지발달에 필요한 자극을 제시해 주고 이에 대해 아동이 관심을 가지면 아동의 상태에 맞추어 자극을 제공한다.
- 학습치료 : 언어와 인지발달의 지연으로 인해 학령기에 들어서면 학습에 어려움이 있지만 자세한 설명과 반복 학습으로 인해 구조적인 교육환경에 적응하는 것을 도와줄 수 있다.

(2) 양육자를 대상으로 한 치료(이혜련, 2003)

- 부모교육 : 부모를 대상으로 애착에 관한 일반적 지식과 반응성 애착장애에 대한 지식과 정보를 교육한다.
- 양육상담 : 주 양육자가 자주 바뀔 경우 안정적 애착 형성에 어려움이 발생하므로 안정적으로 양육을 제공할 수 있는 주 양육자를 선정하고, 아동의 발달에 적합한 자극을 제공하며 안정적으로 돌봄을 제공할 수 있는 치료적 양육환경을 조성하게 한다. 또한 반응성 애착장애아동의 부적응적 반응 및 행동특성을 이해하고 이들을 점진적으로 적응적 형태로 변화하도록 구체적 양육방법을 교육하며 일상생활에 적용하도록 훈련한다.
- 정신치료 : 주 양육자인 부모의 심리적인 문제로 인해 아동과 안정적 애착을 형성하지 못했을 수도 있으므로, 부모를 대상으로 한 정신치료를 실시한다.
- 가족치료 : 아동의 부모인 부부간 갈등 또는 가족원들 간의 역기능적 가족관계가 아동의 애착 형성에 장해로 작용한 경우 부부를 대상으로 하는 부부치료 또는 가족이 함께 참여하는 가족치료의 실시가 요구된다.

2. 탈억제성 사회적 유대감장애

1) 개요

탈억제성 사회적 유대감장애disinhibited social engagement disorder는 반응성 애착장애와 달리 아동이 선호하는 애착을 선택하는 데 실패할 때 나타난다. 아동은 일반적으로 생후 2~4세경에는 낯선 성인들과의 관계에서 전형적으로 사회적으로 조심하는 행동경향을 나타낸다. 하지만 탈억제성 사회적 유대감장애를 나타내는 아동은 이런 행동들이 결핍되어 있으며, 낯선 사람에게도 무분별하게 접근하거나 안락을 구하는 행동을 보인다(Zeanah, 2000).

2) 증상 및 진단

탈억제성 사회적 유대감장애를 나타내는 아동의 주요한 특성은 낯선 이에게 그 문화에서 사회적으로 허용하는 범위를 벗어나 과도하고 부적절하게 친숙한 행동을 나타내는 것이다. 이 장애 역시 아동이 선택적 애착을 형성할 수 있는 시기 이후라야 이상 징후를 알아차릴 수 있기 때문에 아동의 연령이 최소한 9개월 이상이어야 한다(APA, 2013).

반응성 애착장애와 마찬가지로 이 장애도 심한 사회적 방임에 노출되었을 때 나타나는 경향이 있으므로, 적절한 양육적 돌봄을 경험하지 못해 인지 및 언어의 지연, 상동증, 영양실조 같은 징후를 나타내기도 한다. 이 장애의 경우, 한 가지 특징적인 것은 장애의 원인이 되는 사회적 방임의 상태가 개선되고 방임의 징후가 전혀 감지되지 않을 때에도 이 장애로 인해 나타내는 행동특성들이 여전히 지속되는 경우가 많다. 또 다른 한편으로는 양육자와의 애착에 문제가 없는 경우에도 탈억제성 사회적 유대감장애를 나타내기도 한다(APA, 2013).

DSM-5의 탈억제성 사회적 유대감장애 진단 기준

A. 아동이 낯선 성인에게 활발하게 접근하고 소통하면서 다음 중 2가지 이상으로 드러나는 행동 양식이 있다.
- 낯선 성인에게 접근하고 소통하는 데 주의가 약하거나 없음
- 과도하게 친숙한 언어적 또는 신체적 행동(문화적으로 허용되고 나이에 합당한 수준이 아님)
- 낯선 환경에서 성인 보호자와 모험을 감행하는 데 있어 경계하는 정도가 떨어지거나 부재함
- 낯선 성인을 따라가는 데 있어 주저함이 적거나 없음

B. 진단 기준 A의 행동은 (주의력결핍과잉행동장애의) 충동성에 국한되지 않고, 사회적으로 탈억제된 행동을 포함한다.

C. 아동이 불충분한 양육의 극단적인 양식을 경험했다는 것이 다음 중 최소 한 가지 이상에서 분명하게 드러난다.
- 성인 보호자에 의해 충족되는 안락과 자극, 애정 등의 기본적인 감정적 요구에 대한 지속적인 결핍이 사회적 방임 또는 박탈의 형태로 나타남
- 안정된 애착을 형성하는 기회를 제한하는 주 보호자의 반복적인 교체(예 : 위탁 보육에서의 잦은 교체)
- 선택적 애착을 형성하는 기회를 고도로(심각하게) 제한하는 독특한 구조의 양육(예 : 아동이 많고 보호자가 적은 기관)

D. 진단 기준 C의 양육이 진단 기준 A의 장애행동에 대한 원인이 되는 것으로 추정된다(예 : 진단 기준 A의 장애는 진단 기준 C의 적절한 양육 결핍 후에 시작했음).

E. 아동의 발달 연령이 최소 9개월 이상이어야 한다.

※ **다음의 경우 명시할 것**

지속성 : 장애가 현재까지 12개월 이상 지속되어 왔다.

※ **현재의 심각도를 명시할 것** : 탈억제성 사회적 유대감장애에서 아동이 장애의 모든 증상을 드러내며, 각각의 증상이 상대적으로 높은 수 준을 나타낼 때 고도로 명시한다.

출처 : APA(2013).

3) 발달 및 유병률

나이가 어린 아동이 자신을 주로 돌보는 양육자와 낯선 이를 구분할 수 있는 인지적 발달이 이루어지면 낯가림을 나타내고 낯선 이를 경계하거나 조심스럽게 대한다. 그런데 탈억제성 사회적 유대감장애를 나타내는 아동은 생후 9개월이 지나서도 낯선 이에게 무분별하게 친숙한 행동을 나타내고 경계심을 보이지 않는다. 이런 장애가 아동기 중반까지 계속 이어지면 아동은 언어적 · 신체적으로 과도하

게 친숙한 행동특성을 나타낸다. 아동기에는 성인에게 관심을 구하는 행동을 자주 보이고, 아동 중기에는 언어와 신체적으로 과도하게 친밀한 행동을 보이며 감정을 거짓으로 표현하는 태도를 나타내기도 한다. 청소년기에는 무분별한 행동이 또래관계에도 확장되어 건강한 청소년에 비해 더 피상적인 또래관계를 형성하고, 또래갈등을 더 많이 나타낸다(정성훈 · 신윤호, 2014 ; APA, 2013).

탈억제성 사회적 유대감장애를 나타내는 아동은 성인 또는 또래와 상호 관계를 맺는 능력에 손상을 나타내고, 때로는 인지적 지연, 언어적 지연 또는 상동증이 같이 나타나기도 한다. 어떤 경우에는 이 장애아동에게서 주의력결핍과잉행동장애가 동시에 진단되기도 한다(APA, 2013).

상동증
정신적 · 신경적 이상으로 같은 말이나 동작을 반복하거나 오래 지속하는 증상을 뜻한다.

탈억제성 사회적 유대감장애의 유병률에 대한 정확한 정보는 없지만, 이 장애의 유병률은 드문 것으로 보인다. 대개 심각한 방임상태에 노출되었다가 이후 위탁보육이나 탁아기관에서 자란 소수의 아동에게서 나타난다(APA, 2013). 또한 아동이 양육기관이나 수용시설에서 빈번한 양육자의 교체와 선택적 애착 대상을 발달시키기 위한 기회를 제한당하는 경험을 할 경우 이처럼 무분별하게 사회성을 보이는 탈억제성 애착장애를 나타낼 수도 있다(Zeanah, 2000). 고위험집단에 속한 아동들 중 단지 20% 정도가 이 장애를 나타내는 것으로 알려져 있다(APA, 2013).

4) 원인

위에서도 말한 바와 같이 탈억제성 사회적 유대감장애는 심각한 사회적 방임이 원인이 되는 것으로 알려져 있다. 하지만 심각한 방임을 경험한 아동이라고 해서 모두 이 장애를 나타내는 것은 아니다. 한편, 2세가 지나서 사회적 방임을 처음 경험하는 경우에는 이 장애를 나타내는 아동들을 발견할 수 없는 것으로 보아 더 어린 연령에서 경험하는 사회적 방임이 탈억제성 사회적 유대감장애를 일으키는 데 주요한 원인으로 작용하고 있는 것을 알 수 있다(APA, 2013).

애착을 형성하는 시기에 부적절한 양육이나 방임과 같은 동일한 결핍을 경험한 아동들이 어떤 아동은 반응성 애착장애가 되고 어떤 아동은 탈억제성 사회적 유대감장애가 되는 이유에 대해 일부 학자들은 아동의 선천적 기질의 차이라고 보기도 한다. 반응성 애착장애아동의 경우 선천적으로 내향성과 예민한 기질을 가지고 태어나 애착 결핍에 대해 회피적 반응을 나타내는 경향을 보인 반면, 탈억제성 사회적 유대감장애아동의 경우 기질적으로 외향적이고 자극 추구적이어서 애착 결핍에 대해 무분별한 사회성과 충동적 행동을 나타내는 경향을 보이는 것으로 추정한다(Lemelin, Tarabulsy, & Provost, 2002 ; 권석만, 2014에서 재인용).

5) 치료 및 예후

탈억제성 사회적 유대감장애의 치료법은 반응성 애착장애의 경우와 큰 차이가 없다. 다만, 탈억제성 사회적 유대감장애는 무분별한 애착 추구행동으로부터 벗어나 주요 애착 대상에게만 선택적 애착행동을 나타낼 수 있도록 변화되어야 하므로 한 명의 양육자와 친밀한 애착관계를 형성하도록 초점을 맞출 필요가 있다(권석만, 2014).

양육의 질이 개선될 경우 탈억제성 사회적 유대감장애 아동의 증상이 개선될 수는 있지만, 일부 아동은 정상적인 양육환경 속에서 생활하더라도 청소년기까지 이 장애의 징후가 지속적으로 나타나기도 한다.

3. 외상후 스트레스장애

1) 개요

외상후 스트레스장애Posttraumatic Stress Disorder : PSD는 충격적인 외상적인 사건을 직접적 혹은 간접적으로 경험한 후 다양한 심리적 부적응 증상을 나타내는 것을 말한다. 생명의 위협이나 신체적 상해의 위협을 느낄 정도의 충격적인 사건을 경험하면 사건이 종료된 후에도 그로 인한 심리적 상처가 오랫동안 남아 정상적으로 생활하는 데 지장을 초래한다. 나이가 어린 아동은 기억능력의 부족과 같은 인지적 한계로 인해 외상적인 사건의 영향을 받지 않을 것이라고 생각해왔으나, 최근 들어 아동도 외상을 경험하는 것으로 보고 아동의 외상후 스트레스장애에 대해 관심을 갖기 시작했다(권석만, 2014 ; 이소영 · 심세훈, 2014).

PTSD는 1980년 처음으로 DSM-III에서 공식적인 분류체계에 포함되었고, DSM-IV와 DSM-IV-TR에서는 불안장애로 분류되었다가, DSM-5에서는 외상 및 스트레스 관련 장애에 속하게 되었다(이소영 · 심세훈, 2014).

2) 증상 및 진단

PTSD 증상은 외상을 경험하는 개인마다 다르게 나타난다. 공포를 재경험하거나 공포에 기초를 둔 정서나 행동 증상으로 인해 계속 고통을 겪는 경우가 있고, 불쾌한 기분이나 쾌감을 느끼지 못하는 부정적 인지로 인해 어려움을 겪기도 한다. 또 다른 경우에는 작은 자극에도 매우 과민하게 반응해 분노를 폭발하거나 심하게 놀라는 식으로 과각성상태에 있기도 하고, 어떤 경우는 멍하거나 의식, 기억, 환경에 대한 지각 등이 붕괴되어 나타나는 해리dissociation 증상을 보이기도 하는 등 다양한 형태로 나타난다. DSM-IV에서는 재경험, 회피/무감각, 각성수준의 증가와 같은 3가지 핵심 증상이 제시되었으나, DSM-5의 진단 기준에서는 재경험, 회피, 인지 및 기분의 부정적 변화, 각성수준의 증가의 4가지 핵심 증상으로 변경되었다(이소영 · 심세훈, 2014).

해리
자기 자신, 시간, 주위 환경에 대한 연속적인 의식이 단절되는 현상이다.

PTSD의 주요한 네 가지 증상을 요약하면 다음과 같다(권석만, 2014 ; APA, 2013).

첫째, 외상성 사건에 대한 고통스러운 기억을 떠올리고 싶지 않아도 반복적으로 재경험하거나, 외상성 사건과 관련된 꿈을 꾸거나, 외상성 사건과 유사한 단서에 노출되었을 때 강한 심리적 고통이나 과도한 생리적 반응을 나타내기도 한다. 어린 아동의 경우는 외상적 사건의 주제를 표현하는 놀이를 반복적으로 재현하면서 외상적 사건을 재경험하는 증상을 나타내기도 한다.

둘째, 외상적 사건의 경험이 고통스럽기 때문에 이에 대한 자극을 회피하는 증상으로, 사건을 떠오르게 하는 기억, 생각, 감정을 떠올리지 않으려고 노력한다.

외상적 사건과 관련된 장소, 활동, 사람이나 대화 등을 지속적으로 기피하는 증상을 나타낸다.

셋째, 외상성 사건과 연관되어 인지 또는 기분의 부정적 변화가 시작되거나 악화된다. 외상성 사건의 중요 부분을 기억하지 못하거나, 자신, 타인 및 세상에 대해 과도한 부정적 신념을 갖거나 부정적 감정이 지속되기도 하고, 외상적 사건의 원인이나 결과를 인지적으로 왜곡해 자신이나 타인을 책망하기도 한다.

넷째, 외상적 사건 후 각성과 반응성의 현저한 변화가 나타난다. 사소한 자극에 심하게 놀라거나, 과민 반응 또는 분노폭발, 무모하거나 자기파괴적 행위, 지나친 경계, 집중의 어려움, 수면장애 등을 나타낸다.

외상적 사건을 경험하고 위의 네 가지 증상들이 1개월 이상 나타나 일상적인 생활에 심각한 장해가 나타날 때 PTSD로 진단된다.

아동은 아직 인지적 · 사회적으로 발달하는 과정에 있고 표현방식이 미숙하기 때문에 PTSD를 경험했을 때 아동이 나타내는 증상은 성인의 증상과 비교해 차이가 있다. 아동은 성인과 달리 외상의 경험을 잊어버리기 힘들어 외상을 부인하거나 억압하는 것이 힘들다. 그리고 아동은 외상을 겪게 되면 바로 증상을 나타내는 편이다(김순진 · 김환, 2009). DSM-5에서도 6세 이하 아동의 PTSD 진단 기준을 따로 제시하고 있는데, 6세 이상의 아동, 청소년 및 성인에 비해 어린 연령의 아동은 재경험, 회피, 각성수준의 증가와 같은 증상은 유사하게 나타내지만, 슬픔, 두려움, 죄책감, 수치심, 혼란과 같은 부정적 감정상태를 더 빈번하게 나타내고, 놀이활동 또는 다른 활동에 참여하는 것이 뚜렷이 줄어들며, 사회적 행동의 위축과 더불어 긍정적 감정을 표현하는 것이 감소하는 특징을 나타낸다.

표 8-1 : PTSD의 감별 진단 및 공존질환

구분	내용
감별 진단	• 주의력결핍과잉행동장애 : 회피, 재경험 증상과 유사 • 적대적 반항장애 · 품행장애 : 공격성, 분노, 과민성 등 유사 • 급성스트레스 장애의 증상과 유사
공존질환	• 어린 아동 : 분리불안장애 • 아동 : 반항장애 • 아동 · 청소년 : 우울, 불안, 물질사용장애, 품행장애

또한 아동기의 PTSD는 다른 질환들과 유사하게 나타나므로 감별 진단에 주의해야 하며, 다른 장애와 함께 나타내는 공존질환을 보이기도 하므로 이점에 유의해야 한다(이소영 · 심세훈, 2014).

DSM-5의 외상후 스트레스장애 진단 기준

외상후 스트레스장애

주의점 이 기준은 성인, 청소년 그리고 7세 이상의 아동에게 적용한다. 6세 또는 더 어린 아동을 위해서는 다음의 해당 기준을 보기 바란다.

A. 실제적이거나 위협적인 죽음, 심각한 부상, 또는 성폭력에의 노출이 다음과 같은 방식 가운데 한 가지(또는 그 이상)에서 나타난다.

- 외상성 사건(들)에 대한 직접적인 경험
- 그 사건(들)이 다른 사람들에게 일어난 것을 생생하게 목격함
- 외상성 사건(들)이 가족, 가까운 친척 또는 친한 친구에게 일어난 것을 알게 됨

주의점 가족, 친척 또는 친구에게 생긴 실제적이거나 위협적인 죽음은 그 사건(들)이 폭력적이거나 돌발적으로 발생한 것이어야만 한다.

- 외상성 사건(들)의 혐오스러운 세부 사항에 대한 반복적이거나 지나친 노출의 경험(예 : 변사체 처리의 최초 대처자, 아동 학대의 세부 사항에 반복적으로 노출된 경찰관)

주의점 진단 기준 A4는 노출이 일과 관계된 것이 아닌 한 전자미디어, 텔레비전, 영화 또는 사진을 통해 노출된 경우는 적용되지 않는다.

B. 외상성 사건(들)이 일어난 후에 시작된, 외상성 사건(들)과 관련이 있는 침습 증상의 존재가 다음 중 한 가지(또는 그 이상)에서 나타난다.

- 외상성 사건(들)의 반복적, 불수의적이고, 침습적인 고통스러운 기억

주의점 7세 이상의 아동에서는 외상성 사건(들)의 주제 또는 양상이 표현되는 반복적인 놀이로 나타날 수 있다.

- 꿈의 내용과 정동이 외상성 사건(들)과 관련되는 반복적으로 나타나는 고통스러운 꿈

주의점 아동에서는 내용을 알 수 없는 악몽으로 나타나기도 한다.

- 외상성 사건(들)이 재생되는 것처럼 그 개인이 느끼고 행동하게 되는 해리성 반응(예 : 플래시백) (그러한 반응은 연속선상에서 나타나며, 가장 극한 표현은 현재 주변 상황에 대한 인식의 완전한 소실일 수 있음)

주의점 아동에서는 외상의 특정한 재현이 놀이로 나타날 수 있다.

- 외상성 사건(들)을 상징하거나 닮은 내부 또는 외부의 단서에 노출되었을 때 나타나는 극심하거나 장기적인 심리적 고통
- 외상성 사건(들)을 상징하거나 닮은 내부 또는 외부의 단서에 대한 뚜렷한 생리적 반응

C. 외상성 사건(들)이 일어난 후에 시작된, 외상성 사건(들)과 관련이 있는 자극에 대한 지속적인 회피가 다음 중 한 가지 또는 2가지 모두에서 명백하다.

- 외상성 사건(들)에 대한 또는 밀접한 관련이 있는 고통스러운 기억, 생각 또는 감정을 회피 또는 회피하려는 노력
- 외상성 사건(들)에 대한 또는 밀접한 관련이 있는 고통스러운 기억, 생각 또는 감정을 불러일으키는 외부적 암시(사람, 장소, 대화, 행동, 사물, 상황)를 회피 또는 회피하려는 노력

D. 외상성 사건(들)이 일어난 후에 시작되거나 악화된, 외상성 사건(들)과 관련이 있는 인지와 감정의 부정적 변화가 다음 중 2가지(또는 그 이상)에서 나타난다.
- 외상성 사건(들)의 중요한 부분을 기억할 수 없는 무능력(두부 외상, 알코올 또는 약물 등의 이유가 아니며 전형적으로 해리성 기억상실에 기인)
- 자신, 다른 사람 또는 세계에 대한 지속적이고 과장된 부정적인 믿음 또는 예상(예, "나는 나쁘다", "누구도 믿을 수 없다.", "이 세계는 전적으로 위험하다.", "나의 전체 신경계는 영구적으로 파괴되었다.")
- 외상성 사건(들)의 원인 또는 결과에 대하여 지속적으로 왜곡된 인지를 하여 자신 또는 다른 사람을 비난함
- 지속적으로 부정적인 감정상태(예 : 공포, 경악, 화, 죄책감 또는 수치심)
- 주요 활동에 대해 현저하게 저하된 흥미 또는 참여
- 다른 사람과의 사이가 멀어지거나 소원해지는 느낌
- 긍정적 감정을 경험할 수 없는 지속적인 무능력(예 : 행복, 만족 또는 사랑의 느낌을 경험할 수 없는 무능력)

E. 외상성 사건(들)이 일어난 후에 시작되거나 악화된, 외상성 사건(들)과 관련이 있는 각성과 반응성의 뚜렷한 변화가 다음 중 2가지(또는 그 이상)에서 현저하다.
- (자극이 거의 없거나 아예 없이) 전형적으로 사람 또는 사물에 대한 언어적 또는 신체적 공격성으로 표현되는 민감한 행동과 분노폭발
- 무모하거나 자기파괴적 행동
- 과각성
- 과장된 놀람 반응
- 집중력의 문제
- 수면 교란(예 : 수면을 취하거나 유지하는 데 어려움 또는 불안정한 수면)

F. 장애(진단 기준 B, C, D 그리고 E)의 기간이 1개월 이상이어야 한다.

G. 장애가 사회적, 직업적 또는 다른 중요한 기능영역에서 임상적으로 현저한 고통이나 손상을 초래한다.

H. 장애가 물질(예 : 치료약물이나 알코올)의 생리적 효과나 다른 의학적 상태로 인한 것이 아니다.

※ 다음 중 하나를 명시할 것

해리 증상 동반 : 개인의 증상이 외상후 스트레스장애의 기준에 해당하고, 또한 스트레스에 반응하여 그 개인이 다음에 해당하는 증상을 지속적이거나 반복적으로 경험한다.

1. 이인증 : 스스로의 정신과정 또는 신체로부터 떨어져서 마치 외부 관찰자가 된 것 같은 지속적 또는 반복적 경험(예 : 꿈속에 있는 느낌, 자신 또는 신체의 비현실감 또는 시간이 느리게 가는 감각을 느낌)
2. 비현실감 : 주위 환경의 비현실성에 대한 지속적 또는 반복적 경험(예 : 개인을 둘러싼 세계를 비현실적, 꿈속에 있는 듯한, 멀리 떨어져 있는, 또는 왜곡된 것처럼 경험)

주의점 이 아형을 쓰려면 해리 증상은 물질의 생리적 효과(예 : 알코올 중독상태에서의 일시적 기억상실, 행동)나 다른 의학적 상태(예 : 복합 부분 발작)로 인한 것이 아니어야 한다.

※ 다음의 경우 명시할 것

지연되어 표현되는 경우 : (어떤 증상의 시작과 표현은 사건 직후 나타날 수 있더라도) 사건 이후 최소 6개월이 지난 후에 모든 진단 기준을 만족할 때

6세 이하 아동의 외상후 스트레스장애 포함

A. 6세 또는 그보다 더 어린 아동에서는 실제적이거나 위협적인 죽음, 심각한 부상 또는 성폭력에의 노출이 다음과 같은 방식 가운데 한 가지(또는 그 이상)에서 나타난다.

- 외상성 사건(들)에 대한 직접적인 경험
- 그 사건(들)이 다른 사람들, 특히 주 보호자에게 일어난 것을 생생하게 목격함

주의점 목격이 전자미디어, 텔레비전, 영화 또는 사진을 통한 경우는 포함되지 않는다.

- 외상성 사건(들)이 부모 또는 보호자에게 일어난 것을 알게 됨

B. 외상성 사건(들)이 일어난 후에 시작된 외상성 사건(들)과 관련이 있는 침습 증상의 존재가 다음 중 한 가지(또는 그 이상)에서 나타난다.

- 외상성 사건(들)의 반복적, 불수의적이고, 침습적인 고통스러운 기억

주의점 자연발생적이고 침습적인 기억이 고통스럽게 나타나야만 하는 것은 아니며 놀이를 통한 재현으로 나타날 수도 있다.

- 꿈의 내용과 정동이 외상성 사건(들)과 관련되는 반복적으로 나타나는 고통스러운 꿈

주의점 꿈의 무서운 내용이 외상성 사건과 연관이 있는지 아닌지 확신하는 것이 가능하지 않을 수 있다.

- 외상성 사건(들)이 재생되는 것처럼 그 아동이 느끼고 행동하게 되는 해리성 반응(예 : 플래시백) (그러한 반응은 연속선상에서 나타나며, 가장 극한 표현은 현재 주변 상황에 대한 인식의 완전한 소실일 수 있음) 그러한 외상의 특정한 재현은 놀이로 나타날 수 있다.
- 외상성 사건(들)을 상징하거나 닮은 내부 또는 외부의 단서에 노출되었을 때 나타나는 극심하거나 장기적인 심리적 고통
- 외상성 사건(들)을 상기하는 것에 대한 현저한 생리적 반응

C. 외상성 사건(들)이 일어난 후에 시작되거나 악화된, 외상성 사건(들)과 관련이 있는 자극의 지속적인 회피 또는 외상성 사건(들)과 관련이 있는 인지와 감정의 부정적 변화를 대변하는 다음 중 한 가지(또는 그 이상)의 증상이 있다.

- **자극의 지속적 회피**
  1. 외상성 사건(들)을 상기시키는 활동, 장소 또는 물리적 암시 등을 회피 또는 회피하려는 노력
  2. 외상성 사건(들)을 상기시키는 사람, 대화 또는 대인관계 상황 등을 회피 또는 회피하려는 노력
- **인지의 부정적 변화**
  3. 부정적 감정상태의 뚜렷한 빈도 증가(예 : 공포, 죄책감, 슬픔, 수치심, 혼란)
  4. 놀이의 축소를 포함하는, 주요 활동에 대해 현저하게 저하된 흥미 또는 참여
  5. 사회적으로 위축된 행동
  6. 긍정적인 감정표현의 지속적인 감소

D. 외상성 사건(들)이 일어난 후에 시작되거나 악화된, 외상성 사건(들)과 관련이 있는 각성과 반응성의 변화가 다음 중 2가지(또는 그 이상)에서 명백하다.
- 전형적으로 사람 또는 사물에 대한 언어적 또는 신체적 공격성으로(극도의 분노발작 포함) 표현되는 민감한 행동과 분노폭발(자극이 거의 없거나 아예 없이)
- 과각성
- 과장된 놀람 반응
- 집중력의 문제
- 수면 교란(예 : 수면을 취하거나 유지하는 데 어려움 또는 불안정한 수면)

E. 장애의 기간이 1개월 이상이어야 한다.

F. 장애가 부모, 형제, 또래 또는 다른 보호자와의 관계 또는 학교생활에서 임상적으로 현저한 고통이나 손상을 초래한다.

G. 장애가 물질(예 : 치료약물이나 알코올)의 생리적 효과나 다른 의학적 상태로 인한 것이 아니다.

※ **다음 중 하나를 명시할 것**

해리 증상 동반 : 개인의 증상이 외상후 스트레스장애의 기준에 해당하고 그 개인이 다음에 해당하는 증상을 지속적이거나 반복적으로 경험한다.

1. 이인증 : 스스로의 정신과정 또는 신체로부터 떨어져서 마치 외부 관찰자가 된 것 같은 지속적 또는 반복적 경험(예 : 꿈속에 있는 느낌, 자신 또는 신체의 비현실감 또는 시간이 느리게 가는 감각을 느낌)
2. 비현실감 : 주위 환경의 비현실성에 대한 지속적 또는 반복적 경험(예 : 개인을 둘러싼 세계를 비현실적, 꿈속에 있는 듯한, 멀리 떨어져 있는, 또는 왜곡된 것처럼 경험)

주의점 이 아형을 쓰려면 해리 증상은 물질의 생리적 효과(예 : 일시적 기억상실)나 다른 의학적 상태(예 : 복합 부분 발작)로 인한 것이 아니어야 한다.

※ **다음의 경우 명시할 것**

지연되어 표현되는 경우 : 사건 이후 최소 6개월이 지난 후에 모든 진단 기준을 만족할 때(어떤 증상의 시작과 표현은 사건 직후 나타날 수 있더라도)

3) 발달 및 유병률

PTSD는 아동기 이전부터 성인에 이르기까지 어느 연령대에서나 발생할 수 있고, 대부분 외상적 사건의 발생 후 3개월 이내에 증상이 나타나며, 증상은 수개월에서 장기적으로는 몇 년 이상 계속 지속되기도 한다(권석만, 2014).

PTSD의 유병률은 연령에 따라 다르기도 하고, 특히 아동의 경우 PTSD 진단 기준을 어떻게 적용하는가에 따라 PTSD가 나타나는 빈도가 달라진다. 하지만 최근

들어 아동학대 사례건수의 증가와 함께 외상성 사건에 노출되어 있는 아동의 수가 증가해 PTSD 유발 가능성이 높아지고 있는 것은 사실이다.

한편, PTSD의 발생빈도는 외상성 사건이 어떤 종류인가에 따라서 달라질 수 있다. 아동 및 청소년에게 PTSD를 일으키는 주요 외상으로는 아동기 학대, 가정폭력, 학교폭력 등을 들 수 있다. 특히, 아동은 외상을 경험했을 때 성인에 비해 PTSD로 이어지는 비율이 더 높은 편이다. 한 연구에서 아동을 심하게 학대한 300 사례 모두에서 PTSD가 나타난 반면, 성인의 경우는 외상을 경험한 300 사례 중 57%만이 PTSD로 진단되었다(김순진 · 김환, 2009).

4) 원인

외상은 사고와 같이 일회적으로 발생하는 외상과 아동학대와 같이 장기간에 걸쳐 발생하는 외상으로 나누어볼 수 있다. 그리고 외상적 사건을 경험하더라도 모든 사람에게 PTSD 증상이 발생하는 것은 아니다. 사건 전후의 다양한 요인이 영향을 미치기도 하고, 개인적 · 인지적 특성과 외상적 사건을 경험한 후의 주변의 사회적 지지 및 사회적 맥락에 따라 달라질 수 있다. 동일한 외상적 사건이라도 어떤 사람은 잘 극복해내고 정상적인 생활을 유지해나가는 반면, 어떤 사람은 PTSD로 이어지게 된다.

PTSD를 유발할 수 있는 위험요인은 외상적 사건의 전, 중, 후의 세 요인으로 구분해볼 수 있는데, 이런 요인들은 외상을 극복하고 심리적으로 적응해나가는 것을 방해해 PTSD를 유발하거나 악화시킨다(Davidson & Foa, 1991 ; 권석만, 2014에서 재인용).

- 외상 전 요인 : 정신장애에 대한 가족력, 아동기의 다른 외상 경험, 의존성, 정서적 불안정성과 같은 성격 특성, 외부요인에 의해 자신의 운명이 결정된다는 통제소재locus of control의 외부성
- 외상 중 요인 : 외상 경험 자체의 특성으로 외상사건의 강도, 외상사건의 반복 정도, 외상사건의 고의성 여부, 외상사건의 직접적 경험 정도

통제소재
개인이 사건을 통제해서 영향을 미칠 수 있는 정도를 말한다.

• 외상 후 요인 : 사회적 지지체계나 친밀한 관계의 부족, 추가적인 생활 스트레스 및 불안정성

이 밖에 생물학적 요인이 PTSD에 대한 취약성과 관련 있다는 주장이 있으며, 어린 시절 학대를 경험한 아동의 경우 감정적 자극과 다양한 기억의 처리를 담당하는 전전두엽 피질과 연결되어 있는 안쪽 뇌들보와 뒤쪽 뇌들보의 위축이 발견되었다(권석만, 2014 ; 이소영 · 심세훈, 2014).

5) 치료 및 예후

아동 및 청소년의 PTSD 치료는 다양하고 심화된 복합치료보다는 하나의 방법을 우선적으로 사용하는 것이 바람직하며, 약물치료보다는 정신치료로 접근하는 것이 더 좋다. 정신치료는 인지행동치료, 정신역동 정신치료, 가족 및 집단치료 등을 들 수 있다(이소영 · 심세훈, 2014). 그러나 아동은 자신의 외상 경험을 표현하는 능력이 부족하고 성장과정에 있으므로 연령 및 개인차에 따른 상이한 발달수준을 고려하며 아동에게 적합한 치료방법을 적용해야 한다. 그리고 PTSD 아동의 치료에서는 아동으로 하여금 감정을 표현하는 것을 격려하고, 정상적인 기능을 회복함과 동시에 일상생활의 적응을 도와주는 것이 중요하다(김경희 · 임맹자, 2014).

(1) 인지행동치료

인지행동치료의 대표적 방법 중 하나인 외상 중심 인지행동치료는 치료를 통해 스트레스 관리기술을 제공해 외상을 떠올리게 하는 단서에 대한 반응을 스스로 통제할 수 있도록 도와주는 데 중점을 두고 있다. 대표적 치료법으로 코헨(Cohen, 2010 ; 이소영 · 심세훈, 2014에서 재인용)의 외상 중심 인지행동치료법인 PRACTICE를 들 수 있다.

PRACTICE 치료법

BOX 8-1

- 교육치료(psychoeducation)와 육아훈련(parenting skill) : 부모와 아동에게 아동이 경험한 외상성 사건에 대한 일반적인 정보와 효과적인 육아방법에 대해 알려주는 치료
- 이완훈련(relaxation skills) : 호흡, 근육이완 등을 통해 외상적 스트레스로 인한 생리적 현상을 이완시키는 데 초점을 맞춘 치료
- 감정조절훈련(affective modulation skills) : 긍정적 상상 및 자기대화, 문제해결, 부정적 감정의 인지 및 자기조절치료
- 인지처리(cognitive coping and processing) : 사고, 정서, 행동의 연관성 인식, 왜곡된 사고의 전환 등
- 외상 서술(trauma narrative) : 아동의 외상 경험 서술, 인지왜곡의 교정
- 외상적 단서 극복훈련(in vivo mastery of trauma reminders) : 자극에 대한 점진적인 노출치료
- 가족치료(conjoint child-parent sessions) : 가족구성원 간 외상 서술의 공유를 통해 가족기능 및 외상과 연관된 의사소통을 향상하기 위해 시행하는 치료
- 예방과 발달 증진(enhancing future safety and development) : 이후의 외상에 대한 예방과 정상발달과정으로의 회귀 등을 위한 치료

(2) 정신역동 정신치료

정신역동 정신치료는 성격을 건강한 방향으로 발달하게 하면서 PTSD의 증상을 줄이는 것을 목적으로 한다. 아직 언어능력이 빈약해 자신의 문제를 언어화하는 데 어려움이 있는 아동은 놀이치료와 같은 방법을 사용하는 것이 도움이 된다. 놀이치료와 유사한 치료법으로 모래상자치료를 비롯한 미술치료, 음악치료 등의 다양한 접근이 시도되고 있다. 이와 같은 접근들은 언어에 의존하지 않고 내담자의 욕구나 바람을 표현할 수 있는 장을 제공해주는 특성이 있어서 아동의 치료에 효과적이다(김순진 · 김환, 2009 ; 이소영 · 심세훈, 2014).

(3) 집단치료

집단치료는 동일한 외상성 사건에 노출된 아동집단을 대상으로 시행할 때 효과

적이다. 아동은 집단구성원들과 경험한 사건에 대해 이야기를 나누면서 감정을 공유하는 것만으로도 도움을 얻을 수 있다. 자기주장, 사회기술훈련, 역할연습 등의 기법뿐만 아니라 예술치료 또는 연극 등의 기법을 사용하기도 한다.

(4) 가족치료

PTSD를 아동이 경험하는 경우 아동의 부모에게 이에 대처하는 방법을 함께 교육시키는 것이 중요하다. 그리고 부모와 아동이 동시에 피해자일 경우 가족치료를 통해 공동치료를 받는 것이 효과적이다. 외상성 사건을 경험한 아동에게 부모는 사건 발생 경위에 대해 캐물으면서 아동을 비난하지 말 것, 사건 원인 제공자에 대한 지나친 분노 감정을 자제할 것, 그리고 보상이나 법적 문제에 지나치게 집착하지 말 것 등의 자세가 요구된다(이소영 · 심세훈, 2014).

4. 아동학대

1) 개요

아동복지법 제3조 제7호에 의하면 "아동학대란 보호자를 포함한 성인이 아동의 건강 또는 복지를 해치거나 정상적 발달을 저해할 수 있는 신체적 · 정신적 · 성적 폭력이나 가혹행위를 하는 것과 아동의 보호자가 아동을 유기하거나 방임하는 것을 말한다."(국가법령정보센터 홈페이지, 2016). 이와 같은 내용은 아동학대가 적극적인 가해행위는 물론 소극적 의미의 방임행위까지 아동의 정상적 발달을 저해하거나 건강이나 복지를 해치는 모든 행위를 포함하고 있는 것을 알 수 있다.

1989년 UN에서 채택한 'UN 아동권리협약Children's Right Convention'에서는 아동학대 및 방임을 포함한 아동에 관한 문제에 국가가 공식적으로 지원해야 한다고 밝히고 있다. 이를 통해 알 수 있는 것은 아동이 전인적으로 건강하게 발달해나가는 과제는 개인 가족의 차원뿐만이 아니라 사회적 · 국가적 차원에서 관심을 갖고 적극적으로 지지하며 개입해야 하는 것을 알 수 있다. 우리나라에서도 2000년에 아동복지법이 개정되면서 아동학대 예방이 중요한 국가적 과제로 떠올랐다.

2) 유형

아동학대는 크게 신체학대, 정서학대, 성학대, 방임으로 구분하며 구체적 내용은 다음과 같다(중앙아동보호전문기관, 2016a).

(1) 신체학대

보호자를 포함한 성인이 아동에게 우발적인 사고가 아닌 상황에서 아동에게 신체적 손상을 입히거나 또는 신체 손상을 입도록 신체적 폭력이나 가혹행위를 하는 것과 이를 허용한 모든 행위를 신체학대physical abuse라 말한다.

- 직접적으로 신체에 가해지는 행위손,발 등으로 때림, 꼬집고 물어뜯는 행위, 조르고 비트는 행위, 할퀴는 행위 등
- 도구를 사용하여 신체를 가해하는 행위도구로 때림, 흉기 및 뾰족한 도구로 찌름 등
- 완력을 사용하여 신체를 위협하는 행위강하게 흔듦, 신체 부위 묶음, 벽에 밀어붙임, 떠밀고 잡음, 아동 던짐, 거꾸로 매닮, 물에 빠뜨림 등
- 신체에 유해한 물질로 가해지는 행위화학물질 혹은 약물 등으로 신체에 상해를 입히는 행위, 화상을 입힘 등

(2) 정서학대

보호자를 포함한 성인이 아동에게 행하는 언어적 모욕, 정서적 위협, 감금이나 억제, 기타 가학적인 행위를 정서학대emotional abuse라 말하며 언어적, 정신적, 심리적 학대라고도 한다.

- 원망적/거부적/적대적 또는 경멸적인 언어폭력 등
- 잠을 재우지 않는 것
- 벌거벗겨 내쫓는 행위

- 형제나 친구 등과 비교, 차별, 편애하는 행위
- 가족 내에서 왕따시키는 행위
- 아동이 가정폭력을 목격하도록 하는 행위
- 아동을 시설 등에 버리겠다고 위협하거나 짐을 싸서 쫓아내는 행위
- 미성년자 출입금지업소에 아동을 데리고 다니는 행위
- 아동의 정서발달 및 연령상 감당하기 어려운 것을 강요하는 행위감금, 약취 및 유인, 아동 노동 착취
- 다른 아동을 학대하도록 강요하는 행위

(3) 성학대

보호자를 포함한 성인이 자신의 성적 만족을 위해 18세 미만의 아동에게 행하는 모든 성적 행위를 성학대sexual abuse라 말한다.

- 자신의 성적 만족을 위해 아동을 관찰하거나 아동에게 성적인 노출을 하는 행위옷을 벗기거나 벗겨서 관찰하는 등의 관음적 행위, 성관계 장면을 노출, 나체 및 성기 노출, 자위행위 노출 및 강요, 음란물을 노출하는 행위 등
- 아동을 성적으로 추행하는 행위구강추행, 성기추행, 항문추행, 기타 신체 부위를 성적으로 추행하는 행위 등
- 아동에게 유사성행위를 하는 행위드라이성교 등
- 성교를 하는 행위성기삽입, 구강성교, 항문성교
- 성매매를 시키거나 성매매를 매개하는 행위

(4) 방임

아동의 보호자가 양육과 보호를 소홀히 해 아동을 위험한 환경에 처하게 하거나 아동에게 필요한 의식주, 의무교육, 의료적 조치 등을 제공하지 않는 행위를 방임neglect이라 말하며, 유기란 보호자가 아동을 보호하지 않고 버리는 행위를 말한다.

① 물리적 방임

- 기본적인 의식주를 제공하지 않는 행위
- 불결한 환경이나 위험한 상태에 아동을 방치하는 행위
- 아동의 출생신고를 하지 않는 행위, 보호자가 아동들을 가정 내에 두고 가출한 경우
- 보호자가 아동을 시설 근처에 두고 사라진 경우
- 보호자가 친족에게 연락하지 않고 무작정 아동을 친족 집 근처에 두고 사라진 경우 등

② 교육적 방임

보호자가 아동을 특별한 사유 없이 학교의무교육에 보내지 않거나 아동의 무단결석을 방치하는 행위

※ 의무교육은 6년의 초등교육 및 3년의 중학교육을 의미함교육기본법 제8조 제1항

※ 무단결석이란 정당한 사유 없이 계속하여 7일 이상 결석을 하는 경우 초·중등교육법 시행령 제25조 제1항

③ 의료적 방임

아동에게 필요한 의료적 처치 및 개입을 하지 않는 행위

④ 유기

- 아동을 보호하지 않고 버리는 행위
- 아동을 병원에 입원시키고 사라진 경우
- 시설 근처에 버리고 가는 행위

3) 원인

아동학대의 원인은 크게 부모요인과 아동요인 및 가정과 사회적 요인으로 나누어볼 수 있는데, 실제 아동학대는 어느 한 가지 요인에 의해 발생하기보다는 다양한 요인들이 상호작용해서 발생하는 것으로 볼 수 있다.

(1) 부모요인

아동학대 조사에서 밝혀진 학대행위자 특성을 보면 남성보다 여성이 약 1.4배 많은 것으로 나타났으며, 학대행위자에게서 가장 두드러지게 나타나는 특성은 양육태도 및 방법 부족33.7%이었으며, 사회 · 경제적으로 과다한 스트레스가 있거나 고립19.0%, 부부 및 가족구성원 간의 갈등10.9%이 그 다음으로 나타났다. 학대행위자가 성격 및 기질문제를 가지는 경우는 6.8%, 중독문제를 가지고 있는 경우가 6.8%로 나타났다. 이를 볼 때 부모의 양육태도 및 행동을 긍정적으로 변화시키는 생애주기별 부모교육 프로그램의 실시와 학대행위자의 심리적 문제를 심층적으로 파악해 치료 및 상담하는 전문적 개입이 필요하다(중앙아동보호전문기관, 2016b).

흔히 아동학대는 대물림된다고 알려져 있는데, 이를 정확히 밝히려는 후속 연구들을 종합해보면 어린 시절 아동학대를 경험한 인구의 1/3은 학대부모가 되고, 1/3은 그렇지 않으며, 나머지 1/3은 다양한 요인에 따라 결정된다고 볼 수 있다. 여기서 다양한 요인은 개인의 대인관계능력과 친구관계, 성격 및 주변의 지지 등을 들 수 있다. 학대를 경험한 모든 아동이 나중에 자신의 자녀를 학대하는 부모가 되는 것은 아니지만, 그 비율이 높은 고위험군이므로 이들을 대상으로 한 예방적 교육이나 치료가 요구된다(안동현 · 박재홍, 2014).

또한 부모가 자녀를 자신의 소유물로 생각하거나 아동의 권리에 대한 이해가 부족한 경우, 그리고 부모가 아동발달에 대한 지식이 부족해 아동에 대해 연령에 맞지 않는 과도한 기대를 하거나 부모의 기대수준에 맞게 행동하기를 기대하는 경우 이것이 아동학대로 이어지기도 한다.

(2) 아동요인

아동요인이 학대의 유발요인인지, 학대로 인한 결과인지는 확실하지 않다. 그러나 다음의 특성을 보이는 아동들은 부모나 양육자의 신체적 · 심리적 부담감을 가중시키고 부모들이 쉽게 지치게 된다. 또한 부모와의 애착 형성이 어려운 경우가 많아 신체적, 심리적으로 지친 상태에서 아동에게 지속적인 관심과 애정을 주는 것이 어려울 뿐만 아니라 장애아나 기형아에 대한 사회적 편견은 부모에게 큰 스트레스로 작용하여 아동을 학대할 가능성이 높아지게 된다.

- 미숙아, 기형아
- 만성 혹은 급성질환아
- 신체적 · 정신적 · 기질적으로 특이하거나 장애를 가진 아동
- 운동 및 언어 등 발달이 늦은 아동
- 심하게 보채거나 밤에 잘 자지 않는 아동
- 문제행동을 보이는 아동
- 음식을 먹거나 잠을 자는 데 어려움을 나타내는 아동
- 사회적 반응의 결핍, 고집스런 울음과 외모
- 수유의 어려움
- 분리불안의 결함
- 자신감 결여, 지나친 경계, 무반응, 겁이 많음
- 적대적 행위, 충동적 특성, 폭력적 행동, 고집이 셈
- 대인관계에 둔감하고 매력이 없음, 운동조절 결함

(3) 가정적 · 사회적 요인

아동학대는 가족관계 및 가족구조의 문제로 인해 발생할 수 있으며, 체벌에 대한 사회적 인식 등 사회 전반의 분위기가 학대 발생에 복합적으로 영향을 미칠 수 있다.

- 가족관계의 문제 : 가족구성원 간에 갈등, 가족 간의 긴밀한 상호작용의 결여
- 가족구조의 문제 : 미성년가족, 한부모가족, 이혼가족, 재혼가족 등 가족구조의 특성
- 사회적 분위기 : 사회적 고립 및 사회적 지지체계의 결여, 신체적인 체벌에 대해 허용적인 문화, 아동을 존중하지 않는 문화, 자녀에 대한 소유의식, 체벌이나 훈육의 의미가 포함된 폭력은 필요하고 정당하다는 폭력에 대한 가치와 규범

4) 발생 현황 및 실태

아동학대 발생건수는 해마다 계속해서 증가하고 있는 추세이다. 이는 실제로 아동학대가 증가하고 있다고 볼 수도 있지만, 다른 한편으로는 아동학대를 전문으로 담당하는 아동보호전문기관의 증가와 더불어 아동학대에 대한 인식수준의 개선으로 인해 이전보다 신고하는 비율이 증가한 결과라고 볼 수 있다.

그림 8-1에서도 알 수 있듯이 아동학대는 계속해서 증가하고 있으며, 두 가지 이상의 아동학대 유형을 경험한 중복학대의 발생건수가 최근 들어 급속하게 증가하고 있다. 2015년 아동보호전문기관으로 신고 접수된 사례 중 아동학대로 판단된 1만 1,715건을 대상으로 피해아동의 남녀 비율을 살펴보았을 때 남아는 49%, 여아는 51%로 성별에 따른 큰 차이는 없는 것으로 나타났다(중앙아동보호전문기관, 2016b).

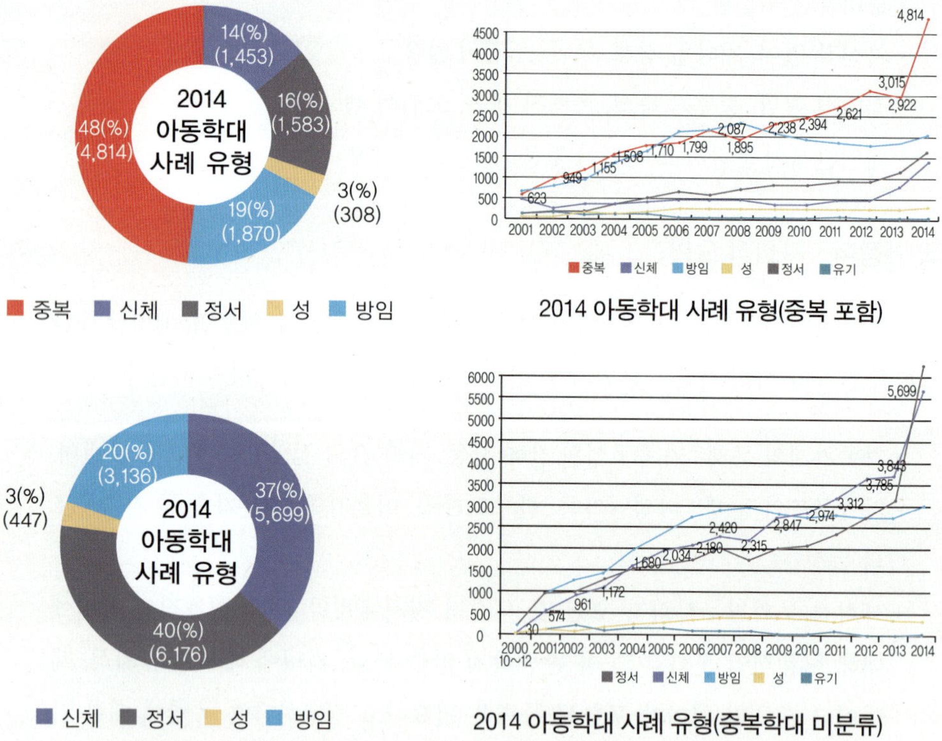

그림 8-1 : 아동학대 사례 유형

출처 : 중앙아동보호전문기관 홈페이지(2016c).

아동학대 피해아동의 연령별 비율을 살펴보면 전체 중 59.8%에 해당하는 아동이 초등학교에서 중학교에 해당하는 학령기 아동이었는데, 만 13~15세의 아동이 가장 많았고22.2%, 만 10~12세가 19.5%, 만 7~9세가 18.1%로 나타났다. 이처럼 학령기에 해당하는 피해아동의 비율이 높은 것은 이들이 학교나 학원 등 외부환경에 노출되는 시간이 다른 연령층에 비해 더 많아 학대사실이 발견될 가능성이 높기 때문이다(중앙아동보호전문기관, 2016b). 하지만 6세 미만의 어린 연령을 대상으로 한 아동학대 발생건수도 지속적으로 증가하고 있어 이에 대해 관심을 가지는 것도 중요하다.

피해아동의 가족 유형을 보면, 양부모와 함께 생활하는 친부모가족이 49.3%로 전체의 반 가까이 차지하고 있고 한부모가족이 30.5%를 차지하고 있다(중앙아동보호전문기관, 2016b). 이 수치를 보면 한부모가족의 경우, 혼자서 부모역할을 담당해야 하므로 경제적 어려움과 함께 자녀를 양육하는 데 실제적 어려움을 겪고 있는 것이 사실이지만, 피해아동 발생 비율을 볼 때 친부모 가족 유형에서도 아동학대가 많이 발생하고 있어 부모를 대상으로 한 자녀 양육에 대한 교육 및 인식의 개선 등 적극적이고 실제적인 대책이 절실하다.

학대에 노출된 아동이 나타내는 징후는 학대 유형별로 다소 차이를 나타낸다. 신체학대의 경우 멍든 상처부터 장기파열과 심하게는 사망에까지 이르게 된다. 정서학대도 심리적 문제뿐만 아니라 신체발달의 저하를 가져오고, 성학대는 신체적 손상 외에 정서적 문제, PTSD 등 다양한 후유증을 남긴다. 그리고 방임의 경우 영양결핍과 부적절한 양육으로 인해 성장실패를 나타내 신체, 인지, 정서 등 전반적 발달영역에서 문제를 나타낸다. 그리고 아동학대의 경우 학대의 양도 영향을 미치지만 학대의 지속 정도가 어떤가에 따라 더 심각한 후유증을 남기게 된다(안동현・박재홍, 2014).

아동학대 유형별로 나타내는 징후 체크리스트는 다음과 같다(중앙아동보호전문기관, 2015).

표 8-2 : 아동학대 징후 체크리스트

구분		내용
신체학대	신체적 징후	• 설명하기 어려운 신체적 상흔 • 손발이 차거나 붉게 부어오른 상태 • 발생 미회복에 시간차가 있는 상처 • 비슷한 크기의 반복적으로 긁힌 상처 • 사용된 도구의 모양이 그대로 나타나는 상처 • 담뱃불 자국, 뜨거운 물에 잠겨 생긴 화상자국, 회음부에 있는 화상자국, 알고 있는 물체모양(다리미 등)의 화상자국, 회복 속도가 다양한 화상자국 • 입, 입술, 치은, 눈, 외음부 상처 • 긁히거나 물린 자국에 의한 상처 • 손목이나 발목에 긁힌 상처, 영유아에게 발견된 붉게 긁힌 상처 • 성인에 의해 물린 상처 • 겨드랑이, 팔뚝 안쪽, 허벅지 안쪽 등 다치기 어려운 부위의 상처 • 대뇌 출혈, 망막 출혈, 양쪽 안구 손상, 머리카락이 뜯겨나간 두피 혈종 등을 동반한 복잡한 두부 손상 • 고막 천공이나 귓불이 찢겨진 상처와 같은 귀 손상 • 골격계 손상, 시간차가 있는 골절, 치유단계가 다른 여러 부위의 골절, 복합 및 나선형 골절, 척추 손상(특히, 여러 군데의 골절), 영유아의 긴 뼈에서 나타나는 간단 골절, 회전상 골절, 막하 출혈의 방사선 사진, 골단 분리, 골막 변형, 골막 석회화 • 간혈종, 간혈상, 십이지장 천공, 궤양 등과 같은 복부 손상 • 폐 좌상, 기흉, 흉막삼출과 같은 흉부 손상
	행동적 징후	• 어른과의 접촉 회피 • 다른 아동이 울 때 공포를 나타냄 • 공격적이거나 위축된 극단적 행동 • 양육자에 대한 두려움 • 집(어린이집)에 가는 것을 두려워함 • 위험에 대한 지속적인 경계
정서학대	신체적 징후	• 발달지연 및 성장장애 • 신체발달 저하
	행동적 징후	• 특정물건을 계속 빨고 있거나 물어뜯음 • 행동장애(반사회적, 파괴적 행동장애) • 신경성 기질장애(놀이장애) • 정신신경성 반응(히스테리, 강박, 공포) • 언어장애 • 극단행동, 과잉행동, 자살시도 • 실수에 대한 과잉 반응 • 양육자와의 접촉에 대한 두려움
방임	신체적 징후	• 발달 지연 및 성장장애 • 비위생적인 신체상태 • 예방접종과 의학적 치료 불이행으로 인한 건강상태 불량 • 아동에게 악취가 지속적으로 나는 경우

구분		내용
방임	행동적 징후	• 계절에 맞지 않는 부적절한 옷차림 • 음식을 구걸하거나 훔침 • 비행 또는 도벽 • 학교에 일찍 등교하고 집에 늦게 귀가함 • 지속적인 피로 또는 불안정감 호소 • 수업 중 조는 태도 • 잦은 결석
성학대	신체적 징후	① 신체적 지표 • 학령 전 아동의 성병 감염 • 임신 ② 생식기의 증거 • 아동의 질에 있는 정액 • 찢기거나 손실된 처녀막 • 질에 생긴 상처나 긁힌 자국 • 질의 홍진(紅疹) • 배뇨곤란 • 요도염 • 생식기의 대상포진 ③ 항문 증후 • 항문 괄약근의 손상 • 항문주변의 멍이나 찰과상 • 항문 내장이 짧아지거나 뒤집힘 • 항문 입구에 생긴 열창 • 항문이 좁아짐 • 회음부의 동통과 가려움 • 변비 • 대변에 혈액이 나옴 ④ 구강 증후 • 입천장의 손상 • 인두(咽頭)임질(pharyngeal gonorrhea)
	행동적 징후	① 성적(性的) 행동지표 • 나이에 맞지 않는 성적 행동 • 해박하고 조숙한 성지식 • 명백하게 성적인 묘사를 한 그림들 • 타인과의 성적인 상호관계 • 동물이나 장난감을 대상으로 하는 성적인 상호관계 ② 비(非)성적인 행동지표 • 위축, 환상, 유아적 행동(퇴행행동) • 자기 파괴적 또는 위험을 무릅쓴 모험적인 행동 • 충동성, 산만함 및 주의집중장애 • 혼자 남아 있기를 거부 또는 외톨이 • 특정 유형의 사람들 또는 성에 대한 두려움 • 방화/동물에게 잔혹함(주로 남아에 특징) • 비행, 가출 • 약물 및 알코올 남용 • 자기 파괴적 행동(자살 시도) • 범죄행위 • 우울, 불안, 사회관계의 단절 • 수면장애 • 유뇨증/유분증 • 섭식장애(폭식증/거식증) • 야뇨증 • 외상후 스트레스장애 • 저조한 학업수행

출처 : 중앙아동보호전문기관(2015).

표 8-3 : 아동학대 신고의무자를 위한 아동학대 체크리스트

연번	체크 항목	체크란(√)	
1	사고로 보이기에는 미심쩍은 멍이나 상처가 발생한다.	예 □	아니오 □
2	상처 및 상흔에 대한 아동 혹은 보호자의 설명이 불명확하다.	예 □	아니오 □
3	보호자가 아동이 매를 맞고 자라야 한다는 생각을 가지고 있거나 체벌을 사용한다.	예 □	아니오 □
4	아동이 보호자에게 언어적 · 정서적 위협을 당한다.	예 □	아니오 □
5	아동이 보호자에게 감금, 억제, 기타 가학적인 행위를 당한다.	예 □	아니오 □
6	기아, 영양실조, 적절하지 못한 영양섭취를 보인다.	예 □	아니오 □
7	계절에 맞지 않는 옷, 청결하지 못한 외모를 보인다.	예 □	아니오 □
8	불결한 환경이나 위험한 상태로부터 아동을 보호하지 않고 방치한다.	예 □	아니오 □
9	성학대로 의심될 성 질환이 있거나 임신 등의 신체적 흔적이 있다.	예 □	아니오 □
10	나이에 맞지 않는 성적 행동 및 해박하고 조숙한 성지식을 보인다.	예 □	아니오 □
11	자주 결석하거나 결석에 대한 사유가 불명확하다.	예 □	아니오 □
12	필요한 의료적 처치 혹은 필요한 아동에게 예방접종을 실시하지 않는다.	예 □	아니오 □
13	보호자에 대한 거부감과 두려움을 보이고 집(보호기관)으로 돌아가는 것에 대해 두려워한다.	예 □	아니오 □
14	아동이 매우 공격적이거나 위축된 모습 등의 극단적인 행동을 한다.	예 □	아니오 □
15	'아동학대 체크리스트' 1-14에 해당되지는 않지만 그 외의 학대로 의심되는 경우	예 □	아니오 □
아동학대 체크리스트는 아동학대 신고의무자가 직무 중에 학대로 의심되는 아동을 조기발견하기 위해 활용되도록 제작되었다. 1개 문항 이상 "예"라고 체크된 경우, 아동학대를 의심해 볼 수 있는 상황이다. 아동학대가 의심되면 아동학대 신고전화 112로 반드시 신고해야 한다.			

5) 발달적 결과(후유증)

아동학대와 관련된 연구보고서와 기관의 보고서들을 보면, 아동학대는 아동의 신체발달, 정신건강, 인지기술cognitive skills, 학력, 사회성 및 행동발달과 관련이 있었다(Chalk, Gibbons, & Scarupa, 2002). 즉, 학대를 경험한 아동은 대부분 발달의 어느 한 측면에서 혹은 여러 측면에서 문제나 이상을 나타내었다. 한편, 아

동학대가 아동발달에 미치는 영향은 크게 신체적, 심리적, 행동적, 사회적 결과로 구분하여 생각해볼 수 있다. 그러나 사실 이들을 분리시켜 생각하는 것은 힘들다. 왜냐하면 아동의 뇌성장과 같은 신체적 결과는 인지발달의 지연 혹은 정서문제와 같은 심리적 발달에 부정적 영향을 미칠 수 있기 때문이다. 많은 경우, 학대나 방임을 당한 아동들은 신체적 피해보다 정서적 피해에 더 많이 시달린다(Shelov, Hannemann, 1999). 그리고 이러한 심리적 문제는 종종 고위험high-risk군의 행동으로 이어지기도 한다. 예를 들어, 우울과 불안은 흡연과 알코올 남용을 불러일으킬 수 있고, 약물 혹은 과식을 유발시킬 수도 있다. 또한 이와 같은 고위험군의 행동들은 질병, 암, 비만과 같은 신체적인 건강문제를 장기적으로 유발시킬 수 있어(NCCANI, 2004), 학대의 부정적인 영향은 복합적이며 순환적이기도 하다.

뿐만 아니라, 아동학대는 아동 자신과 가족, 그리고 사회 전체에 영향을 미치는 결과를 초래한다. 아동기에 발생한 학대는 아동발달의 다양한 측면에 부정적 영향을 미쳐 개인적 차원의 문제를 일으키고, 나아가 가족 내의 갈등과 부적응을 초래한다. 그리고 장기적으로는 아동이 자라 청소년기나 성인기에 접어들면서 반사회적 행동, 비행, 범죄 등으로 이어져 사회 전체가 아동학대의 대가를 지불해야 하기도 한다.

물론 모든 아동학대가 장기적 영향을 미치는 것은 아니며, 개별 사례마다 결과는 다를 수 있다. 학대가 발생했을 때의 아동 연령과 발달상태, 학대 유형, 학대 빈도와 기간 및 정도, 그리고 희생자와 학대자 간의 관계와 같은 요인들이 서로 어떻게 조합되는가에 따라 그 영향력이 달라진다(NCCANI, 2004). 그러나 아동의 연령이 어리면 어릴수록, 학대가 더 오래 지속되었을수록, 그리고 가해자가 아동과 더 가까운 관계에 있는 사람일수록 정서적 피해는 더 심각해진다(Shelov & Hannemann, 1999).

한편, 최근 들어 아동학대가 발달에 미치는 영향에 관한 연구영역이 다양해지면서 새롭고 구체적인 결과들이 제공되고 있다. 예를 들어, 첨단과학기술의 진보로 인해 종래에는 접근하기 어려웠던 뇌에 대한 연구가 활발해지면서 학대로 인한 뇌 손상에 대한 정보들이 많이 제공되고 있다. 특히, 생후 첫 3년 동안에 신체적 학대와 방임을 경험했을 때 뇌 손상의 내용은 기능장애, 타박상, 두개골 내 출

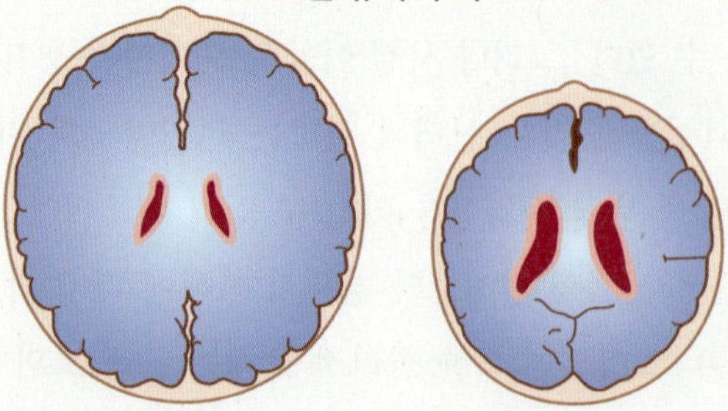

그림 8-2 일반아동과 방임아동의 전후두부둘레

출처 : Perry(2002).

혈, 안구 내 출혈, 위축증 그리고 기억, 정서 및 기본적 욕구들과 관련 있는 뇌 일부의 변화(Chalk, Gibbons, & Scarupa, 2002) 등이 나타났다. 영아를 심하게 흔들거나 함부로 다룰 때 나타나는 흔들린 아이 증후군shaken baby syndrome의 경우, 단기적으로는 구토, 진탕, 호흡압박, 발작, 죽음 등의 부작용이 나타날 수 있으며, 장기적 영향으로는 실명, 학습장애, 정신지체, 뇌성마비, 불수 등을 들 수 있다(NCCANI, 2004).

아동학대가 뇌발달에 미치는 부정적인 영향의 또 다른 측면은 포괄적 방임과 관련시켜 생각해볼 수 있다. 포괄적 방임은 아동이 언어, 접촉, 사회적 상호작용 등 한 가지 이상의 실조를 경험할 경우에 사용된다. 방임 아동의 신경계 발달에 대해 연구한 페리와 폴라드(Perry & Pollard, 1997)의 연구 결과, 그림 8-2에서 나타난 것과 같이 포괄적 방임을 경험한 아동들의 전후두부둘레는 일반아동에 비해 확연하게 작았다(Perry, 2002에서 재인용).

이 밖에도 학대와 방임은 중추신경계 손상, 신체적 결함, 성장 및 정신지체, 언어장애와 같은 신경운동계 장애를 불러일으키기도 한다(Chalk, Gibbons, & Scarupa, 2002).

흔들린 아이 증후군

BOX 8-2

흔들린 아이 증후군(shaken baby syndrome)은 2세 이하의 유아에서 울거나 보챌 때 어깨나 사지를 잡고 심하게 흔들어서 생기는 질환으로 뇌 손상에 의한 사망률이 높을 뿐 아니라 생존자의 많은 수에서 심각한 신경학적 후유증을 남길 수 있으나, 멍든 자국 등 외부적으로 학대의 증거가 없는 경우가 흔하여 의심 없이는 진단이 어려운 질환이다.

아기를 흔들면 아기는 몸에 비해 머리가 크고 이를 지탱하는 목 근육은 약하기 때문에 앞뒤로 머리가 흔들리게 된다. 머리를 심하게 많이 흔들면 머리뼈 안의 뇌가 머리뼈 안쪽에 부딪혀 뇌출혈이 생기거나 종종 망막출혈이나 옆구리뼈 골절이 나타나기도 한다. 그리고 아기의 뇌는 어른의 뇌에 비해 수분함량이 많아 두개골에 부딪혀 뭉개져버리게 된다. 부모나 아이를 돌보는 사람이 아이를 흔들게 되는 이유는 아이가 보채거나 울음을 그치지 않을 때 이를 달래기 위해서인 경우가 가장 많은데, 아이를 달래다가 계속 울음을 그치지 않으면 심하게 흔들 수 있다. 임상 증상은 다양한데, 비교적 경한 경우는 식욕부진, 구토, 보챔, 기면 등을 호소로 병원을 찾게 되지만 심한 경우는 경련, 의식소실, 호흡곤란, 무호흡, 서맥을 보이며 심지어 사망에 이르게 될 수 있다. 이런 다양하고 비특이적인 증상은 의료인이 흔들린 아이 증후군에 대한 인식이 없는 경우에는 뇌수막염이나 패혈증 등 감염성질환, 대사장애, 경련성질환 등을 우선 의심하게 된다. 질환 발생 시 약 30%가 사망하고 약 60%가 영구적인 후유증을 남긴다. 그 후유증으로는 실명, 사지마비, 정신박약, 성장장애, 간질 등이 있는 치명적인 병이다. 발병 시 아이가 너무 어려서 의사표현을 할 수 없고 보채거나 토하며 잘먹지 않는 등 바이러스 감염에 의한 일반적인 증상만 나타낼 수도 있기 때문에 의사들도 모르고 지나칠 수도 있다. 따라서 아이가 갑자기 사망했을 때 '영아 돌연사 증후군(sudden infant death syndrome)'으로 오진될 수도 있다. 실제 한림대성심병원에서 경험하였던 사례 중에 9개월 된 남아가 보채고 토하여 다른 병원에서 장염으로 진단받아 입원치료 후 퇴원하였으나, 증상이 지속되어 정밀검사 후 흔들린 아이 증후군으로 진단되었던 예도 있다.

출처 : 조옥연 · 허권회 · 조도준 · 김덕하 · 민기식 · 유기양 · 이열(2003).

흔들린 아이 증후군의 예방

BOX 8-3

아이가 우는 것은 그들이 불편하거나 무엇이 필요하다는 것을 말하려는 유일한 방법이다. 아이가 우는 시간은 나이나 건강, 체질에 따라 다를 수 있다. 미국에서는 부모가 아기를 흔드는 행위를 사전에 예방하는 교육 프로그램으로 'PURPLE 울음 주기'를 개발하였다. 부모에게 신생아의 울음주기에 대한 교육과 함께 부모들에게 아기의 울음에 어떻게 대응하는지 그리고 아기를 흔드는 것이 얼마나 위험한지에 대해 교육을 실시한다.

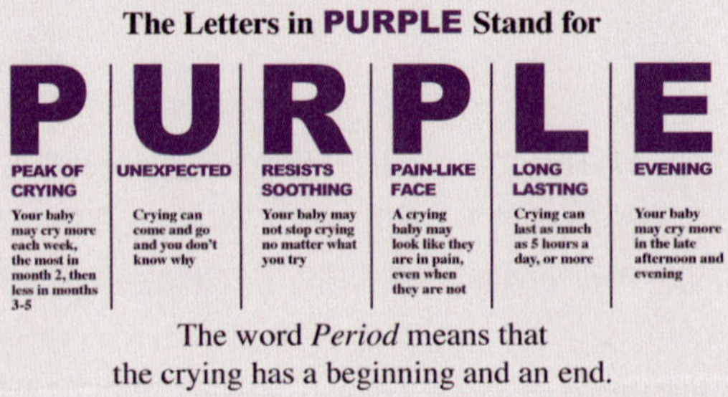

PURPLE 울음 주기

- P_피크 패턴(Peak Pattern) : 아기의 울음은 2개월경 최고조가 되고, 그 다음부터는 줄어든다.
- U_예측불가(Unpredictable) : 아기는 갑작스럽게 아무런 이유 없이 장시간 울기도 한다.
- R_달래도 소용 없음(Resistant to Soothing) : 달래도 소용 없이 장시간 울기도 한다.
- P_고통스러워보이는 표정(Pain-like Look on Face) : 실제 그렇지 않을 때도, 아기가 우는 것은 아파하는 것으로 보인다.
- L_초장시간 울음(Long Bouts of Crying) : 아기 울음은 아무런 이유 없이 몇 시간 동안 이어지기도 한다
- E_저녁시간 울음(Evening Crying) : 아기의 울음은 오후 시간대와 저녁 시간대에 더 심해진다.

출처 : http://purplecrying.info

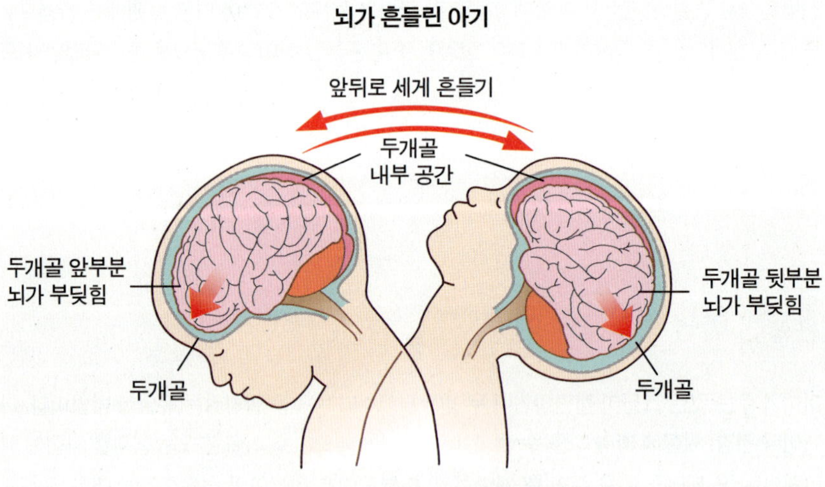

그림 8-3 : 흔들린 아이 증후군

6) 치료

아동학대와 관련된 기존의 프로그램들을 종합해보면 아동의 책임과 문제행동 및 아동과 양육자 간의 역기능적 상호작용에 초첨을 두고 이루어지는 예방적 성격의 개입부터 학대행위자의 책임과 변화 및 사회구조적인 문제의 개선을 강조하면서 학대행위자의 책임을 강조하는 치료적 성격의 개입 등을 들 수 있다(안동현, 2003).

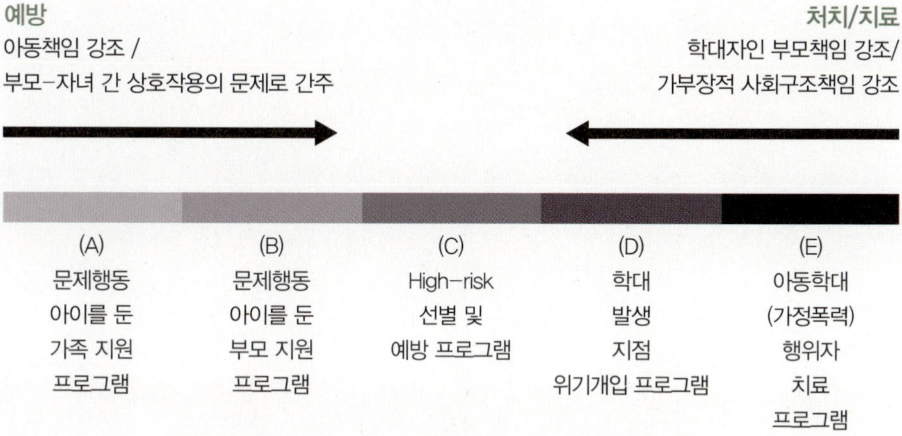

그림 8-4 : 아동학대 관련 프로그램 유형별 분류

출처 : 안동현(2003).

Discussion Points

1 반응성 애착장애와 자폐 스펙트럼 장애를 비교하고 유사점과 차이점에 대해 설명하시오.

2 아동기에 주로 경험하는 외상의 종류와 아동기의 외상 경험이 어떤 점에서 장기적으로 더 많은 후유증을 유발하는지에 대해 알아보시오.

3 아동학대의 발생 원인에 대해 정리해보고, 아동학대를 예방하기 위한 효과적인 심리적 대처방안에 대해 논의해보시오.

Mental Health

인터넷 중독

Chapter 9

9

이제 우리 생활에서 컴퓨터는 없어서는 안 될 필수적인 생활도구가 되었다. 정보통신기술이 발달하면서 사회 전 분야의 패러다임이 변화하고 있으며 동시에 인터넷이라는 매체가 아동 · 청소년에게 미치는 영향력 또한 커지고 있다. 이에 따라 과도한 인터넷 사용 문제는 2000년대 중반 이후 국내에서 지속적으로 제기되어 학교현장에서도 인터넷 중독의 심각성 문제로 다양한 어려움을 호소하고 있다. 이제 더 이상 인터넷 중독을 단순한 인터넷 보편화에 따른 부수적 현상으로만 간주해서는 안 되며 알코올, 마약중독과 같은 정신병리적 현상으로 바라봐야 할 것이다. 또한 인터넷 중독의 심각성과 대응방법 등에 대한 구체적인 논의와 이에 관한 사회적 공감대 형성을 위한 사회적 인식의 개선 역시 필요하다.

1. 개요

우리나라는 어디서나 접근 가능한 빠른 무선 광대역 통신망을 갖춘 IT강국으로 인터넷, 게임, 스마트폰 산업은 국가의 성장 동력으로서 큰 역할을 담당해왔다. 그러나 동시에 이러한 발전은 인터넷 매체에 대한 무분별한 접근성을 높여 중독의 위험성 역시 날로 심각해지고 있다.

중독전문가들의 모임인 '중독포럼'의 자료에 따르면, 2012년 현재 우리나라의 인터넷 중독자는 233만 명이며, 그 외 알코올 중독자의 수는 155만 명, 도박 중독자는 220만 명 그리고 마약중독자는 10만 명인 총 618만 명으로, 국민 8명 중 1명이 4대 중독에 빠져 있다고 할 수 있다(중독포럼, 2012). 이에 대해 이해국 가톨릭의대 교수는 "국민들이 중독을 유발하는 물질과 행위에 거의 무제한적으로 접근할 수 있는 반면, 예방과 치료 서비스는 매우 취약한 것이 문제의 핵심"임을 지적했다. 특히, 유아 시절부터 손쉽게 인터넷을 접하고 스마트폰으로 게임을 접할 수 있는 우리나라는 인터넷 중독에 무방비 상태라는 것이다(조선닷컴, 2012. 12. 12).

2년 뒤 실시한 여론 조사에서도 우리나라에서 가장 시급하게 해결되어야 할 중독문제로 약 44.6%의 응답자가 인터넷 게임을 꼽을 정도로 여전히 인터넷 중독은 심각한 사회문제로 인식되고 있다(디지털연구회, 2015에서 재인용). 이에 엄청난 개인적 · 사회적 비용과 손실을 가져오는 인터넷 중독의 원인과 문제점 그리고 그에 대한 해결책에 대해 자세히 살펴보도록 하겠다.

1) 인터넷 중독의 개념

우리는 일상생활 전반에 걸쳐 명확한 기준 없이 '중독'이라는 단어를 널리 사용하고 있다. 학문적으로 중독이란 '특정한 기호, 습관 또는 행동을 통제하지 못하고 반복함으로써 자신도 모르는 채 자신을 내맡기는 상태'를 의미하며, 중독에는 '자주 반복하고 조절하기 어렵다', '생활의 균형을 깨뜨릴 정도로 과도하게 빠져 있다'는 뜻이 내포되어 있다. 중독의 범주는 약물중독 혹은 물질중독 외 현재는 도벽, 도박, 쇼핑, 인터넷게임, 스마트폰 등 소위 행위 중독behavioral addiction까지 확산되고 있다.

> **중독의 종류** BOX 9-1
>
> 1) 약물 중독 혹은 물질 중독 : 생리적 중독(intoxication)
> - 우리가 먹고 마시고 흡입함으로써 신체와 뇌의 중추신경에 영향을 미쳐 사람의 행동과 감정에 변화를 일으키는 모든 물질들에 의한 중독
> - 마약 중독, 알코올 중독, 니코틴 중독, 흡입제 중독, 카페인 중독, 향정(향정신성의약품으로 마약으로 규정된 프로포폴 등) 중독 등
>
> 2) 행위 중독 : 행동적 중독(addiction)
> - 잠재적으로 부정적인 결과가 생길 것을 알면서도 반복적이고 충동적으로 특정행동을 하여 일상생활에 장애가 생기는 것
> - 인터넷 게임 중독, 스마트폰 중독, 도박 중독, 성(性) 중독, 운동 중독 등 우리 일상생활에서 자기통제능력이 상실된 상태의 행위
>
> 출처 : 뉴스디엠(2014. 2. 12). http://www.newsdigm.com

인터넷 중독은 자기 스스로 자율적인 통제가 되지 않는 강박적 · 습관적 행위 중독의 일종이다. 행위 중독은 물질 중독과 마찬가지로 금단, 내성, 갈망을 동반하며 뇌 특정 부위의 기능 변화로 인해 발생, 악화된다. 일반적으로 마약은 도파민을 과다분비하여 뇌의 전두엽을 자극하고 이 자극이 계속되면 충동을 억제하는 전두엽의 기능이 떨어지게 되는데, 2009년 분당서울대병원에서의 연구에 의하면 인터넷에 중독된 아이들의 뇌 역시 마약에 중독된 뇌처럼 전두엽, 특히 안와전두피질의 기능에 이상이 있음이 밝혀졌다. 안와전두피질은 합리적 의사결정 및 충동성 조절과 밀접한 연관이 있는 영역으로, 게임이나 마약 중독자는 이곳에 이상이 생겨 미래를 생각하지 못하고 당장의 이득만을 추구하게 된다. 그 외 게임이 주는 압도적인 자극이 많아지면서 가상과 현실을 구분하고 자극을 제어해주는 전두엽이 정상적인 반응을 하지 못해 잘 참지 못하며 생각하지 않고 행동하는 충동적인 행동으로 이어질 수 있다(조선닷컴, 2012. 1. 31).

안와전두피질
안구 주변의 전두엽 피질로 의사결정이나 충동 조절에 중요한 역할을 담당한다.

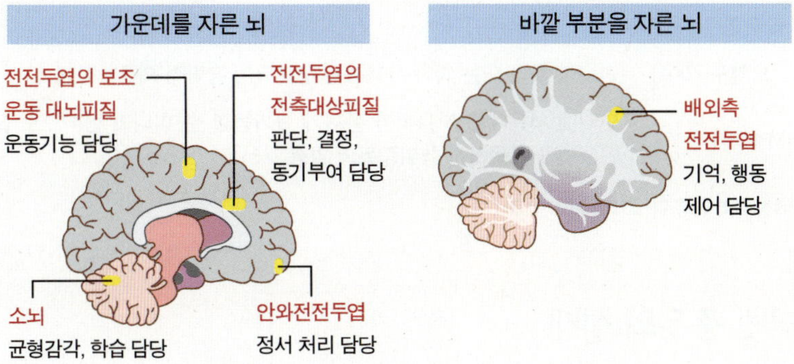

그림 9-1 : 인터넷 중독자의 줄어든 뇌 부위

출처 : 헬스조선(2013). http://health.chosun.com

한국정보화진흥원(2010)에서는 인터넷 중독을 '인터넷을 과다 사용하여 인터넷 사용에 대한 금단과 내성을 지니고 있으며, 이로 인해 일상생활의 장애가 유발되는 상태'로 정의하고 그림 9-2와 같은 구조 모형을 제시하였다. 그 외 인터넷 중독에 대한 여러 학자들의 정의는 표 9-1과 같다.

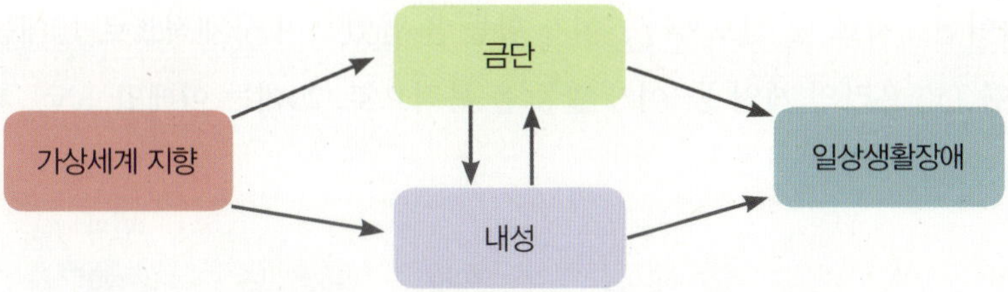

그림 9-2 : 인터넷 중독 구조 모형

출처 : 한국정보화진흥원(2010).

표 9-1 : 인터넷 중독의 다양한 정의

학자명	정의
영(1998)	스스로의 욕구에 저항하지 못하는 충동조절장애로 금단과 내성이 발생하여 사회적 · 직업적 손상이 발생하는 상태
윤재희(1999)	자기통제를 벗어나 사회적 생활의 방해와 고통이 발생하는 병적 증상
이봉건(1999)	인터넷의 과다한 사용으로 인해 현실생활에 지장을 받을 정도로 신체적 · 정신적 이상현상을 경험하는 것

학자명	정의
강만철 · 오익수(2001)	단순한 몰입 또는 과다 사용과는 구분되는 강박적 의존성장애
DSM-5(2013)	인터넷 사용에서 자율적인 통제가 불가능할 뿐 아니라 병적으로 집착하여 인터넷을 사용하는 행위중독의 일종

출처 : 한국정보화진흥원(2010) ; APA(2013).

2) 인터넷 중독의 실태

2015년 우리나라 만 3~59세 인터넷 이용자 중 인터넷 과의존위험군은 6.8%로 전년 대비 0.1%p 감소하였지만 청소년 인터넷 과의존위험군은 2012년 10.7% → 2013년 11.7% → 2014년 12.5% 그리고 2015년 13.1%로 매년 상승 추세에 있다(미래창조과학부 · 한국정보화진흥원, 2015).

구체적인 인터넷 이용 빈도 및 이용시간을 살펴보면, 2015년 10대 청소년은 일주일에 14.5시간, 20대는 21.0시간 인터넷을 이용하였고, 인터넷을 이용하는 빈도가 '하루에 1회 이상'인 경우가 10대 96.6%, 20대 99.8%로 10~20대 청소년은 거의 매일 인터넷을 이용하였다. 인터넷을 사용하는 목적으로 청소년10~20대들은 '커뮤니케이션', '자료 및 정보획득', '여가 활동'을 꼽았으며 구체적으로 10대는 웹라디오, 웹 TV, 온라인 게임 등 '여가 활동'을 목적으로, 20대는 이메일, SNS, 채팅 등

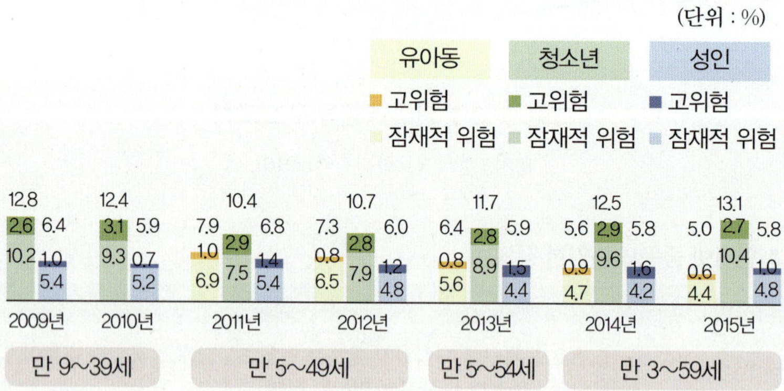

그림 9-3 : 연도별, 대상별 인터넷 과의존위험군 비율

출처 : 미래창조과학부 · 한국정보화진흥원(2015).

표 9-2 인터넷 이용 빈도 및 이용시간 (단위 : %, 시간)

구분		인터넷 이용 빈도				주 평균 이용시간
		하루에 1회 이상	일주일에 1회 이상	한 달에 1회 이상	한 달에 1회 미만	
2013년	10대	95.8	4.1	0.0	0.0	14.1
	20대	99.3	0.7	0.0	-	20.3
2014년	10대	95.2	4.7	0.1	-	14.4
	20대	99.3	0.7	0.0	-	20.5
2015년	10대	96.6	3.3	0.1	0.1	14.5
	20대	99.8	0.2	-	-	21.0

출처 : 미래창조과학부 · 한국인터넷진흥원(2015).

'커뮤니케이션'을 목적으로 인터넷을 이용하였다(미래창조과학부 · 한국인터넷진흥원, 2015).

3) 인터넷 중독의 단계

(1) 1단계 : 호기심단계

- 호기심으로 게임이나 포르노 사이트, 채팅에 참여
- 정기적으로 접속하면서 정보를 교류하기 시작
- 특별하게 관심을 끄는 사이트를 발견하고 정규적으로 참가

(2) 2단계 : 대리만족단계

- 인터넷 안에서 현실에 존재하지 않는 즐거움을 발견
- 차츰 고수로서 그 세계에서 존경을 받기 시작
- 현실의 대체 수단으로 인터넷 커뮤니티에 깊게 빠져든다.
- 현실에서 해야만 하는 일과 사람들을 무시, 이제 인터넷 세상은 거부할 수 없는 대리만족의 세계가 되어간다.

(3) 3단계 : 현실탈출단계

- 인터넷에 접촉하는 그 상태만을 갈구
- 가상의 세계에 사로잡혀서 현실에 대한 인식을 제대로 하지 못한다.
- 이제 만족을 얻기 위해 더 자주, 더 오래 인터넷에 접속하게 된다.
- 인터넷 커뮤니티의 인정은 걱정에 대한 해독제이며 고통을 잊게 한다.
- 실체 없는 공동체에 대한 의존이 외로움이나 여러 현실의 문제를 회피하도록 돕는다.

2. 증상 및 진단

1) 증상

(1) 강박적 집착과 사용

- 인터넷을 하지 않는 시간에도 인터넷을 할 생각만 한다.
- 자신도 모르는 사이에 인터넷 커뮤니티 안에서 무언가 새로운 일이 일어나고 있을 것만 같은 생각에 사로잡힌다.
- 생활 중 대부분의 시간을 인터넷을 하면서 보낸다.
- 점점 의도했던 시간보다 더 오래 인터넷에 매달리게 된다.

내성
복용하는 물질의 효과에 저항이 증가하는 것으로, 같은 효과를 내기 위해 더 많은 양의 물질이 요구되거나 동일한 양으로 계속 사용할 때 효과가 현저하게 감소되는 현상을 말한다.

금단
반복적으로 복용해 온 물질을 갑자기 중단함으로써 발생한 증상으로 물질에 따라 특징적인 금단증상이 있다.

(2) 내성과 금단

- 전보다 만족을 위해 인터넷 하는 시간이 점점 더 길어진다.
- 더 자극적인 것을 찾게 된다.
- 인터넷을 하지 않으면 불안하고 우울하며 초조감이 들어 괴롭다.
- 다른 일을 하고 있어도, 수업 중에도 게임 음악이 귓가를 맴돈다.
- 밤에 잠자리에 들어도 정신이 말똥말똥해지며 인터넷을 할 생각에 빠진다.
- 누우면 천장이 모니터로 보이고 그 속에 게임 장면이 펼쳐진다.

- 자신도 모르게 컴퓨터를 하지 않는 동안에도 자판을 두드리는 시늉을 하고 있다.

(3) 일상생활장애

- 한 번 인터넷을 시작하면 그만두기 어렵다.
- 인터넷 사용을 줄이거나 조절하려고 지속적으로 시도하지만 성공하지 못한다.
- 인터넷을 하기 위해 다른 중요한 일을 미루거나 포기한다.
- 인터넷 때문에 현저하게 수면시간이 줄었다.
- 인터넷을 하려고 거짓말을 자주 한다.
- 인터넷 때문에 공부 및 직장 일을 소홀하게 한다.

(4) 정서 · 사회적 증상

- 자주 우울하고 불안감을 느낀다.
- 인터넷 공간에서는 익명으로 자신을 숨기며 다른 사람과 관계를 맺는 경우가 많기 때문에 점차 다른 사람을 배려하는 사회적 능력이 떨어질 수 있다.
- 대인관계 효능감이 낮아져 다른 사람과 관계를 잘 맺지 못한다.
- 자신과 비슷한 관심사를 가진 친구들만 사귀려고 하여 대인관계가 축소된다.
- 현실 공간에 대해 부정적인 사고를 하고 사회 활동에 대한 의지가 약해진다.
- 도덕과 윤리에 무관심해질 수 있고, 때에 따라서는 일탈행동에 빠지기도 한다.

(5) 신체 증상

- 밤을 새면서 인터넷을 하느라 일상생활주기가 교란될 수 있다.
- 시력 저하, 만성 피로, 근골격계 장애를 겪을 수 있다.
- 불규칙한 식사로 인한 위장장애, 영양실조 혹은 운동부족으로 인한 체중증가

(6) 기초학습 부진

- 어휘력과 독해력이 현저하게 떨어질 수 있다.

- 수리에서 기초실력이 부족하다.
- 전반적으로 모든 교과에서 성적이 급격히 하락한다.

(7) 가족 갈등의 심화

- 부모와의 언쟁과 갈등이 잦아진다.
- PC방에 자주 출입한다.
- 거짓말이 늘어간다.
- 종종 부모의 돈에 손을 대기도 한다.
- 또래의 금품을 갈취하기도 한다.

인터넷 중독된 59명 IQ 일반 학생보다 5점 낮아

BOX 9-2

서울 성모병원 연구팀 중 · 고등학생 642명 조사
"지능 낮은 학생일수록 인터넷에 더 잘 빠진다는 연구 결과도 있어"

서울의 한 중학교에 다니는 김모(14)양은 하루에 5~6시간씩 인터넷에 빠져 있다. 학교가 끝나고 집에 오자마자 컴퓨터에 앉아 떠날 줄을 모른다. 숙제는 내치고 온라인 게임 승률에만 온갖 신경을 쏟고 있다. 당연히 학교 성적은 바닥을 헤맨다. 김양은 초등학교 2학년 때부터 조금씩 인터넷 게임에 빠지기 시작했다. 처음에는 '우유 먹이기', '옷 갈아 입히기' 등 인형 놀이 수준의 게임을 하다가 학년이 올라갈수록 점점 게임의 강도가 세져서 지금은 이른바 '배틀(battle, 전투)' 게임에 몰두한다. 이제는 부모가 말려도 소용이 없다. 게임을 못하게 하면 김양은 부모에게 욕설을 하거나, 불안 증세를 보인다. 김양은 가톨릭대 서울성모병원 정신건강의학과 김대진 교수가 청소년 인터넷 중독 실태 연구과정에서 만난 전형적인 중독 케이스이다.

김 교수팀은 서울의 고등학교 학생 389명과 여중학생 253명 등 총 642명을 대상으로 연구를 실시했다. 이들 가운데 대다수가 초등학교 때부터 온라인 게임에 빠지기 시작해 나중에 중독의 정도가 점점 강해졌다고 한다. 문제는 이런 중독현상이 아이들의 사회적 인지능력과 지적 능력을 떨어뜨린다는 점이다. 연구팀은 인터넷 중독으로 판정받고 지능(IQ)검사를 받은 중 · 고생 59명을 대상으로 같은 나이면서 인터넷에 중독되지 않은 일반 학생 43명의 IQ검사 결과와 비교 분석했다. 그 결과, 인터넷 중독 학생의 평균 IQ는 97.7로, 일반 학생(102.4)보다 5점 정도 낮게 나왔다. 김 교수는 "조사 대상이 많지 않아 인터넷 중독 학생의 지능이 낮다고 단정할 수는 없지만, 그런 경향이 보이는 것은 사실"이라고 말했다. 지능검사 10여 개 항목 중 '이해도' 점수는 인터넷 중독 학생이 9.92, 일반 청소년은 11.65였다. 이해도는 일상생활에 대한 적응력, 대인관계, 사회적 관습 등과 관계 있는 항목으로 윤리적 · 도덕적 판단력, 현실 검증력과 연관된다. 연구팀은 인터넷 중독 학생의 낮은 이해도 점수에 대해, 청소년기 뇌기능이 한창 발달하는 시기에는 인지기능을 담당하는 뇌의 전두엽 기능이 다양한 학습

자극을 통해 활성화되어야 하는데, 장기간 지속적인 인터넷 중독이 이를 방해했기 때문으로 추정했다.

인터넷에 중독된 여중생의 경우, 어휘력과 수리력 평가에서도 또래보다 낮은 점수를 받았다. 특히, 인터넷 중독기간이 길수록 수리력이 떨어지고, 중독된 나이가 어릴수록 '숫자 암기력'도 떨어지는 것으로 나타났다. 수리력의 경우 지속적인 주의력, 작업 기억력 등과 관계되며, 숫자 암기는 청각 주의력, 단기 기억력과 연관되어 있다. 이는 어린 나이의 인터넷 중독이 주의력 결함으로 이어지고 결국 학습능력 저하로 연결될 수 있음을 의미한다. 연구팀은 단기기억은 뇌의 해마에서 관여하는데, 과도한 인터넷 중독상태가 해마의 활성을 떨어뜨리는 것으로 추정된다고 말했다. 도형 감각 등 나머지 항목에서는 인터넷 중독 학생과 일반 학생 사이에서 차이가 거의 나타나지 않았다.

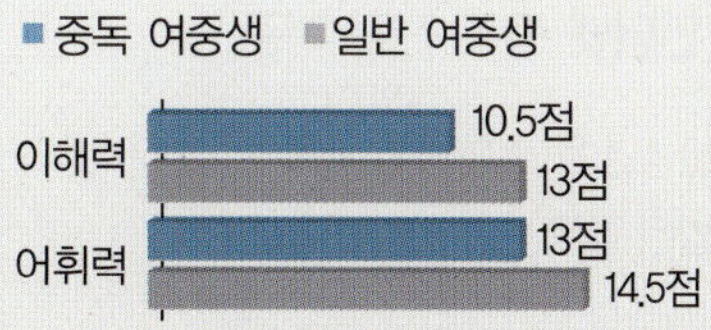

※ 중독기간이 길수록 수리력도 떨어짐

인터넷 중독이 여중생의 지능에 미치는 영향

출처 : 가톨릭의대 정신건강의학과.

김대진 교수는 "만 4~10세 때의 환경과 학습은 인지기능발달에 매우 중요한데 이때 인터넷에 중독돼 적절한 학습 기회를 가지지 못하면 인지기능이 미숙해질 가능성이 매우 크다"면서 "아이가 인터넷 중독이라면 전문가의 도움을 받아 뇌를 하루 빨리 회복시키는 게 중요하다"고 말했다.

한편, 일부 정신의학자들은 이번 연구 결과의 한계를 지적한다. 온라인 게임이나 인터넷 중독에 빠진 학생들의 상당수는 애초에 학습에 흥미를 잃어서 거기에 더 몰두하는 경향이 있고, 지능이 낮은 경우 인터넷 중독에 더 잘 빠진다는 연구 결과도 있다는 것이다. 이에 따라 일정 기간 동안 지속적인 관찰을 통해, 인터넷 중독이 청소년의 지적 능력을 얼마나 감소시키는지를 봐야 정확히 알 수 있다고 지적한다.

이에 대해 김 교수는 "앞으로 인터넷 중독에 빠진 청소년들을 대상으로 적절한 치료를 진행하고, 그 결과 나중에 지적 능력이나 학습능력이 얼마나 좋아지는지를 연구할 필요가 있다"며 "인터넷 중독 실태가 심각한 상황임을 감안하면 교육 당국이 중독 예방과 치료 연구 사업을 하루 빨리 진행해야 한다"고 말했다.

출처 : 조선닷컴(2012. 1. 19). http://news.chosun.com

2) 진단

학자에 따라 인터넷 중독의 진단 준거에 대한 의견은 다양하다. 그중 뉴욕의 정신분석의인 골드버그(Goldberg, 1996)는 인터넷 중독장애의 진단 기준을 다음과 같이 제시하였다.

인터넷 중독 진단 기준

지난 1년 동안 다음의 항목 중 3개 이상이 충족되고, 이로 인해 심각한 신체적 · 사회적 · 직업적 활동에 장애가 유발된 경우

1. 내성(다음 중 한 항목이라도 해당되는 경우로 정의한다)
   (1) 더 많은 시간을 인터넷에서 소모해야 만족을 얻을 수 있는 경우
   (2) 인터넷에서 지속적으로 같은 시간을 소모해도 그 효율은 현저히 저하되는 경우

2. 금단(다음 중 한 항목이라도 해당되는 경우로 정의한다)
   (1) 특징적인 금단증상
      ① 장기적인 심한 인터넷 사용을 중지하거나 감소시킨 경우
      ② 항목 ① 이후 수일에서 한 달 사이에 다음 중 두 항목 이상을 만족시키는 경우
         a. 정신운동 초조(psychomotor agitation)
         b. 불안(anxiety)
         c. 인터넷에서 무슨 일이 일어나고 있는 것 같은 강박적인 사고
         d. 인터넷에 대한 환상 혹은 백일몽 작용(과도한 상상)
         e. 손가락으로 자판을 두드리는 자발적, 비자발적 운동
      ③ 항목 ②의 증상들이 사회적 · 직업적 혹은 다른 기능상의 중요한 영역에서 장애 또는 고통을 유발하는 경우
   (2) 금단증상의 해소를 위해 인터넷 혹은 유사한 통신망을 사용하는 행동

3. 계획했던 것보다 인터넷 사용의 빈도 및 시간이 길어지는 경우
4. 인터넷 사용을 중지하거나 줄이고자 하는 지속적인 욕구 또는 노력이 성공하지 못하는 경우
5. 상당한 시간을 인터넷 관련 행동에 소모(예 : 인터넷 서적 구입, 새로운 웹 브라우저 사용 시도, 인터넷 관련 상품판매 검색, 다운받은 파일 정리)
6. 중요한 사회적 · 직업적 또는 여가 활동을 인터넷을 사용하기 위해 포기하거나 줄임
7. 인터넷 사용에 의해 유발 혹은 악화되고 지속적이거나 반복적인 신체적 · 사회적 · 직업적 혹은 심리적 문제가 있다는 것을 알고 있음에도 지속적으로 인터넷을 사용

이 외 스마트쉼센터http://www.iapc.or.kr를 통해 인터넷 중독에 대한 검사지를 다운받아 현재 상태를 평가할 수 있다.

인터넷 중독 검사지의 예는 표 9-3, 9-4, 9-5와 같다.

표 9-3 : 유아동 인터넷 중독 관찰자 척도

• 대상자 : 연령 ____세 　　　　성별 (남, 여)　　성명 ____________

• 관찰자 : 대상자와의 관계 ____　연령 ____세　성명 ____________

번호	항목	전혀 그렇지 않다	그렇지 않다	그렇다	매우 그렇다
1	식사나 휴식 없이 화장실도 가지 않고 인터넷을 한다.				
2	인터넷을 하다가 그만 두면 또 하고 싶어서 조를 때가 많다.				
3	인터넷을 못하게 되면 초조하고 안절부절못해 한다.				
4	인터넷을 하고 있을 때만, 흥미진진해 보이고 생생해 보인다.				
5	인터넷을 안 할 때 다른 것에 집중하지 못하고, 불안해 보인다.				
6	다른 할 일이 있을 때도 인터넷을 사용한다.				
7	인터넷을 못하게 되면 지루하고 재미없어 한다.				
8	인터넷을 하는 시간이 하루 중 가장 편안해 보인다.				
9	과다한 인터넷 사용으로 인해 공부에 집중하지 못하고 산만함을 보인다.				
10	게임에서 빨간 피가 튀는 장면을 볼 때 무덤덤하게 반응한다.				
11	인터넷 사용으로 인해 불규칙한 생활을 하는 것 같다.				
12	정해진 사용을 하겠다고 약속하지만 대부분은 약속을 지키지 않는다.				
13	인터넷을 오래 하느라 아이 체중이 변화한 것 같다.				
14	인터넷을 하지 못하게 하면 화를 내거나 짜증을 부린다.				
15	정해진 사용시간을 잘 지킨다.				

<table>
<tr><td rowspan="2">채점 방법</td><td>[1단계]
문항별</td><td>전혀 그렇지 않다 : 1점, 그렇지 않다 : 2점, 그렇다 : 3점, 매우 그렇다 : 4점
※ 단, 문항 15번은 다음과 같이 역채점 실시
〈전혀 그렇지 않다 : 4점, 그렇지 않다 : 3점, 그렇다 : 2점, 매우 그렇다 : 1점〉</td></tr>
<tr><td>[2단계]
총점 및 요인별</td><td>총 점▶ ① 1~15번 합계
요인별▶ ② 1요인(1, 6, 9, 11, 13번) 합계
③ 3요인(5, 7, 3, 14번) 합계
④ 4요인(10, 12, 15, 2번) 합계</td></tr>
<tr><td rowspan="2">고위험 사용자군</td><td>유아동</td><td>총 점▶ ① 44점 이상
요인별▶ ② 1요인 14점 이상, ③ 3요인 12점 이상, ④ 4요인 14점 이상</td></tr>
<tr><td colspan="2">판정 : ①에 해당하거나, ②~④ 모두 해당되는 경우</td></tr>
</table>

<table>
<tr><td>고위험
사용자군</td><td colspan="2">인터넷 사용으로 인하여 일상생활에서 심각한 장애를 보이면서 내성 및 금단현상이 나타난다. 대인관계는 사이버 공간에서 대부분 이루어지며, 오프라인에서 만남보다는 온라인에서 만남을 더 편하게 여긴다. 대개 자신이 인터넷 중독이라고 느끼며, 학업이나 집중 활동에 곤란을 겪는다. 또한 심리적으로 불안정감 및 우울한 기분을 느끼는 경우가 흔하며, 성격적으로 충동성, 공격성도 높은 편이다. 현실세계에서 대인관계에 문제를 겪거나, 외로움을 느끼는 경우도 많다.
→ 인터넷 중독 성향이 매우 높으므로 관련 기관의 전문적인 지원과 도움이 요청된다.</td></tr>
<tr><td rowspan="3">잠재적
위험
사용자군</td><td>유아동</td><td>총 점▶ ① 40점 이상~43점 이하
요인별▶ ② 1요인 13점 이상, ③ 3요인 11점 이상, ④ 4요인 13점 이상</td></tr>
<tr><td colspan="2">판정 : ①~④ 중 한 가지라도 해당되는 경우</td></tr>
<tr><td colspan="2">고위험 사용자에 비해 보다 경미한 수준이지만, 일상생활에서 장애를 보이며, 인터넷 사용시간이 늘어나고 집착을 하게 된다. 학업에 어려움이 나타날 수 있으며, 심리적 불안정감을 보이지만 절반 정도의 학생은 자신이 아무 문제가 없다고 느낀다. 대체로 계획적이지 못하고 자기조절에 어려움을 보이며, 자신감도 낮은 경향이 있다.
→ 인터넷 과다 사용의 위험을 깨닫고 스스로 조절하며 계획적으로 사용하도록 노력하고, 이를 위한 보호자의 지원이 요구된다. 인터넷 중독에 대한 주의가 요망되며, 학교 및 유치원 등 관련 기관에서 제공하는 건전한 인터넷 활용 지침을 따른다.</td></tr>
<tr><td rowspan="3">일반
사용자군</td><td>유아동</td><td>총 점▶ ① 39점 이하
요인별▶ ② 1요인 12점 이하, ③ 3요인 10점 이하, ④ 4요인 12점 이하</td></tr>
<tr><td colspan="2">판정 : ①~④ 모두 해당되는 경우</td></tr>
<tr><td colspan="2">대부분 인터넷 중독문제가 없다고 느낀다. 심리적 정서문제나 성격적 특성에서도 특이한 문제를 보이지 않으며, 자기행동을 잘 관리한다고 생각한다. 주변 사람들과의 대인관계에서도 충분한 지원을 얻을 수 있다고 느끼며, 심각한 외로움이나 곤란함을 느끼지 않는다.
→ 인터넷을 건전하게 활용하기 위한 보호자의 지속적인 점검이 요구된다.</td></tr>
</table>

출처 : 한국정보화진흥원 · 인터넷중독대응센터, http://www.iapc.or.kr.

표 9-4 : 아동 · 청소년 인터넷 중독 자가진단 척도

번호	항목	전혀 그렇지 않다	그렇지 않다	그렇다	매우 그렇다
1	인터넷 사용으로 건강이 이전보다 나빠진 것 같다.				
2	오프라인에서보다 온라인에서 나를 인정해 주는 사람이 더 많다.				
3	인터넷을 하지 못하면 생활이 지루하고 재미가 없다.				
4	인터넷을 하다가 그만 두면 또 하고 싶다.				
5	인터넷을 너무 사용해서 머리가 아프다.				
6	실제에서보다 인터넷에서 만난 사람들을 더 잘 이해하게 된다.				
7	인터넷을 하지 못하면 안절부절못하고 초조해진다.				
8	인터넷 사용시간을 줄이려고 해보았지만 실패한다.				
9	인터넷을 하다가 계획한 일들을 제대로 못한 적이 있다.				

번호	항목	전혀 그렇지 않다	그렇지 않다	그렇다	매우 그렇다
10	인터넷을 하지 못해도 불안하지 않다.				
11	인터넷 사용을 줄여야 한다는 생각이 끊임없이 들곤 한다.				
12	인터넷 사용시간을 속이려고 한 적이 있다.				
13	인터넷을 하고 있지 않을 때는 인터넷이 생각나지 않는다.				
14	주위 사람들이 내가 인터넷을 너무 많이 한다고 지적한다.				
15	인터넷 때문에 돈을 더 많이 쓰게 된다.				

<table>
<tr><td rowspan="2">채점 방법</td><td>[1단계]
문항별</td><td>전혀 그렇지 않다 : 1점, 그렇지 않다 : 2점, 그렇다 : 3점, 매우 그렇다 : 4점
※ 단, 문항 10번, 13번은 다음과 같이 역채점 실시
〈전혀 그렇지 않다 : 4점, 그렇지 않다 : 3점, 그렇다 : 2점, 매우 그렇다 : 1점〉</td></tr>
<tr><td>[2단계]
총점 및 요인별</td><td>총 점▶ ① 1~15번 합계
요인별▶ ② 1요인(1, 5, 9, 12,15번) 합계
③ 3요인(3, 7, 10, 13번) 합계
④ 4요인(4, 8, 11, 14번) 합계</td></tr>
<tr><td rowspan="4">고위험 사용자군</td><td>중 · 고교생</td><td>총 점▶ ① 44점 이상
요인별▶ ② 1요인 15점 이상, ③ 3요인 13점 이상, ④ 4요인 14점 이상</td></tr>
<tr><td>초등학생</td><td>총 점▶ ① 42점 이상
요인별▶ ② 1요인 14점 이상, ③ 3요인 13점 이상, ④ 4요인 13점 이상</td></tr>
<tr><td colspan="2">판정 : ①에 해당하거나, ②~④ 모두 해당되는 경우</td></tr>
<tr><td colspan="2">인터넷 사용으로 인하여 일상생활에서 심각한 장애를 보이면서 내성 및 금단현상이 나타난다. 대인관계는 사이버 공간에서 대부분 이루어지며, 오프라인에서 만남보다는 온라인에서 만남을 더 편하게 여긴다. 인터넷 접속시간은 중 · 고생의 경우 1일 약 4시간 이상, 초등생 약 3시간 이상이며, 중 · 고생은 수면시간도 5시간 내외로 줄어든다. 대개 자신이 인터넷 중독이라고 느끼며, 학업에 곤란을 겪는다. 또한 심리적으로 불안정감 및 우울한 기분을 느끼는 경우가 흔하며, 성격적으로 충동성, 공격성도 높은 편이다. 현실세계에서 대인관계에 문제를 겪거나, 외로움을 느끼는 경우도 많다.
→ 인터넷중독 성향이 매우 높으므로 관련 기관의 전문적인 지원과 도움이 요청된다.</td></tr>
<tr><td rowspan="4">잠재적 위험 사용자군</td><td>중 · 고교생</td><td>총 점▶ ① 41점 이상~43점 이하
요인별▶ ② 1요인 14점 이상, ③ 3요인 12점 이상, ④ 4요인 12점 이상</td></tr>
<tr><td>초등학생</td><td>총 점▶ ① 39점 이상~41점 이하
요인별▶ ② 1요인 13점 이상, ③ 3요인 12점 이상, ④ 4요인 12점 이상</td></tr>
<tr><td colspan="2">판정 : ①~④ 중 한 가지라도 해당되는 경우</td></tr>
<tr><td colspan="2">고위험 사용자에 비해 보다 경미한 수준이지만, 일상생활에서 장애를 보이며, 인터넷 사용시간이 늘어나고 집착을 하게 된다. 학업에 어려움이 나타날 수 있으며, 심리적 불안정감을 보이지만 절반 정도의 학생은 자신이 아무 문제가 없다고 느낀다. 대체로 중 · 고생은 1일 약 3시간 정도, 초등생은 2시간 정도의 접속시간을 보이며, 다분히 계획적이지 못하고 자기조절에 어려움을 보이며, 자신감도 낮은 경향이 있다.
→ 인터넷 과다 사용의 위험을 깨닫고 스스로 조절하며 계획적으로 사용하도록 노력한다. 인터넷 중독에 대한 주의가 요망되며, 학교 및 관련 기관에서 제공하는 건전한 인터넷 활용 지침을 따른다.</td></tr>
</table>

일반 사용자군	중 · 고교생	총 점▶ ① 40점 이하 요인별▶ ② 1요인 13점 이하, ③ 3요인 11점 이하, ④ 4요인 11점 이하
	초등학생	총 점▶ ① 38점 이하 요인별▶ ② 1요인 12점 이하, ③ 3요인 11점 이하, ④ 4요인 11점 이하
	판정 : ①~④ 모두 해당되는 경우	
	중 · 고생의 경우 1일 약 2시간, 초등생 약 1시간 정도의 접속시간을 보이며, 대부분 인터넷 중독문제가 없다고 느낀다. 심리적 정서문제나 성격적 특성에서도 특이한 문제를 보이지 않으며, 자기행동을 잘 관리한다고 생각한다. 주변 사람들과의 대인관계에서도 충분한 지원을 얻을 수 있다고 느끼며, 심각한 외로움이나 곤란함을 느끼지 않는다. → 인터넷의 건전한 활용에 대하여 자기 점검을 지속적으로 수행한다.	

출처 : 한국정보화진흥원 · 인터넷중독대응센터, http://www.iapc.or.kr.

표 9-5 : 아동 · 청소년 인터넷 중독 관찰자 척도

• 대상자 : 연령 ____세　　성별 (남, 여)　　성명 ____________

• 관찰자 : 대상자와의 관계 ____　　연령 ____세　　성명 ____________

번호	항목	전혀 그렇지 않다	그렇지 않다	그렇다	매우 그렇다
1	인터넷문제로 가족들과 자주 싸운다.				
2	평소와는 달리, 인터넷을 할 때만, 할 말을 다하고 자신감이 있어 보인다.				
3	인터넷에 빠진 이후로, 폭력(언어적, 신체적)적으로 변했다.				
4	하루에 4시간 이상 움직이지 않고 한 곳에서 인터넷을 한다.				
5	식사나 휴식 없이 화장실도 가지 않고 인터넷을 한다.				
6	인터넷 사용으로 인해 주변 사람들의 시선이나 반응에 무관심하다.				
7	인터넷 하는 데 건드리면 화내거나 짜증을 낸다.				
8	하루 이상을 밤을 새우면서 인터넷을 한다.				
9	인터넷 사용으로 학교 성적이 떨어졌다.				
10	인터넷 하는 데 건드려도 화내거나 짜증내지 않는다.				
11	밤새워서 인터넷을 하지는 않는다.				
12	인터넷 사용 때문에 피곤해서 수업시간에 잔다(혹은 잔다고 한다).				
13	인터넷을 안 할 때, 다른 것에 집중하지 못하고, 불안해 보인다.				
14	점점 더 많은 시간 동안 인터넷을 사용한다.				
15	인터넷 사용으로 인해 약속을 지키지 않고 거짓말을 자주 한다.				

<table>
<tr><td rowspan="2">채점
방법</td><td>[1단계]
문항별</td><td>전혀 그렇지 않다 : 1점, 그렇지 않다 : 2점, 그렇다 : 3점, 매우 그렇다 : 4점
※ 단, 문항 10번, 11번은 다음과 같이 역채점 실시
〈전혀 그렇지 않다 : 4점, 그렇지 않다 : 3점, 그렇다 : 2점, 매우 그렇다 : 1점〉</td></tr>
<tr><td>[2단계]
총점 및 요인별</td><td>총 점▶ ① 1~15번 합계
요인별▶ ② 1요인(1, 5, 9, 12, 15번) 합계
③ 3요인(3, 7, 10. 13번) 합계
④ 4요인(4, 8, 11, 14번) 합계</td></tr>
<tr><td rowspan="4">고위험
사용자군</td><td>중 · 고교생</td><td>총 점▶ ① 35점 이상
요인별▶ ② 1요인 14점 이상, ③ 3요인 12점 이상, ④ 4요인 11점 이상</td></tr>
<tr><td>초등학생</td><td>총 점▶ ① 30점 이상
요인별▶ ② 1요인 14점 이상, ③ 3요인 12점 이상, ④ 4요인 11점 이상</td></tr>
<tr><td colspan="2">판정 : ①에 해당하거나, ②~④ 모두 해당되는 경우</td></tr>
<tr><td colspan="2">인터넷 사용으로 인하여 일상생활에서 심각한 장애를 보이면서 내성 및 금단현상이 나타난다. 대인관계는 사이버 공간에서 대부분 이루어지며, off라인에서 만남보다는 on라인에서 만남을 더 편하게 여긴다. 인터넷 접속시간은 중 · 고생의 경우 1일 약 4시간 이상, 초등생 약 3시간 이상이며, 중 · 고생은 수면시간도 5시간 내외로 줄어든다. 대개 자신이 인터넷 중독이라고 느끼며, 학업에 곤란을 겪는다. 또한 심리적으로 불안정감 및 우울한 기분을 느끼는 경우가 흔하며, 성격적으로 충동성, 공격성도 높은 편이다. 현실세계에서 대인관계에 문제를 겪거나, 외로움을 느끼는 경우도 많다.
→ 인터넷 중독 성향이 매우 높으므로 관련 기관의 전문적인 지원과 도움이 요청된다.</td></tr>
<tr><td rowspan="4">잠재적
위험
사용자군</td><td>중 · 고교생</td><td>총 점▶ ① 32점 이상~34점 이하
요인별▶ ② 1요인 13점 이상, ③ 3요인 11점 이상, ④ 4요인 10점 이상</td></tr>
<tr><td>초등학생</td><td>총 점▶ ① 28점 이상~29점 이하
요인별▶ ② 1요인 13점 이상, ③ 3요인 11점 이상, ④ 4요인 10점 이상</td></tr>
<tr><td colspan="2">판정 : ①~④ 중 한 가지라도 해당되는 경우</td></tr>
<tr><td colspan="2">고위험 사용자에 비해 보다 경미한 수준이지만, 일상생활에서 장애를 보이며, 인터넷 사용시간이 늘어나고 집착을 하게 된다. 학업에 어려움이 나타날 수 있으며, 심리적 불안정감을 보이지만 절반 정도의 학생은 자신이 아무 문제가 없다고 느낀다. 대체로 중 · 고생은 1일 약 3시간 정도, 초등생은 2시간 정도의 접속시간을 보이며, 다분히 계획적이지 못하고 자기조절에 어려움을 보이며, 자신감도 낮은 경향이 있다.
→ 인터넷 과다 사용의 위험을 깨닫고 스스로 조절하고 계획적으로 사용하도록 노력한다.
인터넷 중독에 대한 주의가 요망되며, 학교 및 관련 기관에서 제공하는 건전한 인터넷 활용 지침을 따른다.</td></tr>
<tr><td rowspan="4">일반
사용자군</td><td>중 · 고교생</td><td>총 점▶ ① 31점 이하
요인별▶ ② 1요인 12점 이하, ③ 3요인 10점 이하, ④ 4요인 9점 이하</td></tr>
<tr><td>초등학생</td><td>총 점▶ ① 27점 이하
요인별▶ ② 1요인 12점 이하, ③ 3요인 10점 이하, ④ 4요인 9점 이하</td></tr>
<tr><td colspan="2">판정 : ①~④ 모두 해당되는 경우</td></tr>
<tr><td colspan="2">중 · 고생의 경우 1일 약 2시간, 초등생 약 1시간 정도의 접속시간을 보이며, 대부분 인터넷 중독문제가 없다고 느낀다. 심리적 정서문제나 성격적 특성에서도 특이한 문제를 보이지 않으며, 자기행동을 잘 관리한다고 생각한다. 주변 사람들과의 대인관계에서도 충분한 지원을 얻을 수 있다고 느끼며, 심각한 외로움이나 곤란함을 느끼지 않는다.
→ 인터넷의 건전한 활용에 대하여 자기 점검을 지속적으로 수행한다.</td></tr>
</table>

출처 : 한국정보화진흥원 · 인터넷중독대응센터, http://www.iapc.or.kr.

3. 원인

인터넷 중독은 개인적, 환경적 특성 그리고 인간의 욕구를 충족시켜주는 인터넷 자체의 특성 등 다중적 원인들이 상호작용한 결과로 발생한다.

1) 개인적 특성

(1) 우울

우울 증상은 인터넷 중독 이외 다른 중독증에 대한 논의에서도 빠지지 않는 중요한 요인으로 평가되는데, 영(Young, 1999)은 그의 책 《Caught net》을 통해 인터넷 중독자의 약 54%가 우울증 병력을 가지고 있음을 보고하였다. 인터넷은 대인관계에서 어려움을 겪거나 학업 및 사회적 활동을 통해 성취감을 얻기 어려운 사람에게 안전하고 상처 없이 사람들과 소통할 수 있는 창을 제공하지만 동시에 현실과 유리된 인터넷에 대한 의존성은 사회적 고립을 가중시킬 뿐 아니라 악성 댓글 등을 통해 더 큰 상처를 주기도 한다.

(2) 낮은 자존감

인터넷은 사회생활에 잘 적응하지 못하거나 타인의 인정을 원하지만 받지 못한 사람들에게 매우 유혹적인 공간이 될 수 있다. 인터넷에서의 관계는 익명성을 토대로 자신을 이상화하여 포장할 수 있기 때문에 현재 자신의 모습에 불만을 가진 사람들에게 순간적인 대리만족을 제공한다. 그러나 낮은 자존감을 극복하기 위한 수단으로 인터넷을 사용할수록 일상의 대인관계에서 더욱 고립되고 인터넷에 중독될수록 현실과의 간극은 더욱 커져 자존감은 더욱더 낮아지는 악순환을 겪게 된다.

(3) 미숙한 자기통제력

자기통제력은 즉각적 만족보다는 장기적 만족을 선택하고 목표달성을 위해 다양한 상황 속에서 자신의 행동 및 사고, 그리고 감정을 조절하는 능력이라고 할 수 있다(Logue, 1995). 자기통제력이 높은 사람은 자신의 인지나 정서, 행동을 원하는 대로 조절할 수 있고, 외부의 지시나 감독 없이도 사회적 요구에 적합한 행동을 할 수 있다(박성은, 2015). 자기통제의 실패는 여러 부정적인 결과를 가져오는데, 이는 충동조절의 장애 또는 중독의 형태로 나타나기 쉽다. 영(1996)은 자기통제력이 낮은 청소년들이 학업성취나 대인관계, 사회적응능력에 어려움을 겪게 되면서 문제해결에의 부담을 지기보다는 가상공간이나 즉각적인 만족을 주는 인터넷 공간으로 도피하는데, 이는 문제 회피가 이후 미래에 어떤 영향을 미칠지 생각하는 능력이 떨어지기 때문이라고 설명하였다.

(4) 충동성

충동적인 성향이 높은 사람은 일반적으로 조급하고, 즉각적으로 행동한다. 또한 주의를 기울이지 않은 채 의사결정을 하며 무계획적으로 문제에 접근하는 경향이 있다. 가장 널리 알려진 충동조절장애는 도박 중독이지만 인터넷 중독과 도박 중독은 항상 새로운 자극과 즉각적인 보상을 추구한다는 점 등에서 유사한 특성을 공유한다(Young, 1999). 특히, 온라인 게임과 성인 사이트는 도박과 매우 비슷한 속성을 지니고 있어 강한 승부 근성과 자극을 추구하며 새로운 것에 지나치게 민감한 경향을 지닌 사람은 쉽게 중독될 수 있다.

(5) 대인관계의 어려움

인터넷 중독은 대인관계 내 지지적 경험이 부족한 사람들에게서 많이 발생한다. 고독하거나 외로운 사람들은 현실에서 부족한 사회적 지지를 사이버 공간을 통해 충족하고자 하므로 인터넷에 더 몰입하게 된다(Young, 1999). 사교성이 부족하거나 변화하는 세상에 적응하는 능력이 부족한 사람들의 인터넷 과의존은 쉽게 중독으로 이어질 수 있다.

2) 환경적 특성

(1) 건전한 놀이문화 및 여가 활동 부족

최근 많은 청소년들은 각종 시험과 입시 준비로 인해 대부분의 시간을 학교나 학원에서 보내기 때문에 개인적인 휴식을 즐기지 못한다. 휴일이 되어도 시간을 건강하게 보낼 수 있는 놀이공간이나 여가시설이 없고, 함께 어울릴 수 있는 친구도 없으며 여기에 집에서 컴퓨터 사용을 통제할 어른도 없이 방치될 경우, 인터넷은 시간을 보내고 스트레스를 해소할 가장 손쉬운 도구로서 쉽게 중독에 빠질 수 있다.

(2) 정부 차원의 예방정책 미흡

우리나라는 '강제적 셧다운제' 나 '쿨링오프제' 등의 다양한 게임 규제 법안이 발의되었지만 예방 효과나 그 실효성은 아직 미흡하다고 할 수 있다. 시행착오를 거울삼아 보다 현실적인 예방정책이 시급하다.

강제적 셧다운제
2011년 여성가족부에서 발의된 법안으로 16세 미만 청소년의 심야시간 게임 이용을 차단하는 제도이다.

쿨링오프제
2012년 교과부에서 발의한 것으로 청소년 사용자가 게임을 시작한 지 2시간이 지나면 자동으로 게임을 종료하고 10분 후 1회에 한하여 재접속을 가능하게 하는 정책이다.

3) 인터넷의 특성

(1) 익명성

인터넷 세상에서는 자신이 드러나지 않기 때문에 실제 세계에서는 할 수 없는 말이나 행동들을 스스럼없이 할 수 있을 뿐 아니라 자신의 숨겨진 부분이나 의식하지 못하는 측면에 접근할 수 있게 한다는 점에서 그 자체로 중독적이다. 또한 자신을 숨긴 채 타인의 상호작용, 감정 그리고 생각들을 몰래 훔쳐볼 수 있어 자기노출과 관음증적 욕구 역시 만족시킨다. 특히, 현실에서의 자신에 불만이 많을수록, 자아상이 왜곡될수록, 자존감이 낮을수록 인터넷에 몰입되기 쉽다.

(2) 접근성, 가용성

인터넷은 항상 열려 있고, 언제나 사용 가능하다. 지식적인 것이든, 소통에 관한 것이든, 욕구에 관한 것이든 즉각적으로 자신이 원하는 것을 손쉽게 얻을 수 있다는 것은 매우 매력적이다. 이러한 접근 가능성과 가용성, 그리고 저비용의 요소로 인해 온라인에서는 충동이나 욕구 충족을 억제할 필요가 없다. 현실에서는 욕구를 행동으로 옮기기 위해서는 상당한 시간과 에너지가 소모되지만 인터넷 안에서는 그저 클릭만 하면 된다. 즉, 생각한 것이 즉시 현실이 되고 그것이 바로 인터넷에 중독되게 하는 요소이다(디지털연구회, 2015).

(3) 현실 탈출

인터넷은 다양한 방식으로 현실의 문제를 망각하게 하고 마음의 안식을 준다. 항상 새롭게 변화하는 인터넷의 세계는 현재의 고통을 잊고, 문제를 회피하게 하며 개인을 순간적인 안정상태에 머물게 하는 수단이 되지만 문제는 이것이 일시적이라는 것에 있다. 인터넷은 잃어버린 욕구를 충족시켜주는 순간적인 대체물이 될 수는 있지만 바탕에 깔려 있는 문제들을 해결하는 근원적 수단은 되지 못한다.

인터넷의 특성과 인간의 욕구

BOX 9–3

- 유희성 : 재미있다. 모든 미디어가 통합된 장이 인터넷이다.
- 호기심 : 인터넷은 정보의 바다이다.
- 익명성 : 무한 자유를 추구하는 인간본성이 인터넷에서 발현된다.
- 권력욕 : 인터넷에서는 마우스 클릭만으로 가상세계의 통치자가 될 수 있다.
- 강박성 : 무한히 넓은 가상공간에서의 확인욕구를 충족시켜준다.
- 저 모퉁이만 돌아가면 증후군(corner syndrome) : 바로 저 모퉁이만 돌아서면 무언가 멋진 일이 있을 것만 같고 그게 끝인 것 같다.
- 분열성 : 인간은 한 가지 존재양식만으로 만족하지 않는다.
- 친밀성 : 인터넷은 의외로 따뜻하다.
- 포용성 : 인터넷은 누구도 거절하지 않는다.

출처 : 한국정보화진흥원 · 인터넷중독예방상담센터(2009).

(4) 사회적 지지

인터넷상에서 자신과 비슷한 취미나 의견을 가진 사람들과의 교류, 즉각적인 관심과 반응, 인정은 평소 사회적 지지를 원했거나 자존감이 낮은 사람들에게 큰 강화물로 작용한다. 자신의 삶이 만족스럽지 못하거나 삶 속에 강한 유대가 부족할 때, 인터넷 중독에 빠질 가능성이 크다.

4. 인터넷 중독의 유형

인터넷 중독에 대한 분류는 학자마다 이견이 있을 수 있지만 일반적으로 인터넷 게임 중독, 채팅 중독, 음란물 중독으로 나눌 수 있다.

1) 인터넷 게임 중독

인터넷 게임 중독은 자기 통제력을 잃은 채 게임에 과몰입하여 학업과 가정 및 대인관계에 악영향을 미치는 상태를 의미한다. 게임은 스트레스를 해소하는 유익한 면이 있지만 지나치면 중독에 빠져 심각한 부작용을 겪게 된다.

(1) 인터넷 게임 중독의 원인

- 가상공간에서의 게임은 지루한 현실을 잊고 자신을 강력한 파워맨으로 인식하게 한다.
- 폭력게임은 잠재된 파괴욕을 만족시킨다.
- 점차 어려워지는 게임의 특성에 따라 다음 단계를 성공하기 위해 게임에 매달리게 된다.
- 자신의 캐릭터에 정체성을 부여하고 그를 통해 대리만족을 얻으려 한다.
- 미래에 대한 스트레스, 불안, 걱정을 잠시나마 잊도록 한다.
- 관계를 중요시하는 청소년에게 게임은 친구들과 어울리는 기회를 제공할 뿐

아니라 게임 안의 혈맹이나 길드에 가입함으로써 강한 소속감과 유대감을 갖게 한다.

- 게임에서 레벨을 높여감에 따라 현실에서 얻을 수 없는 성취감을 느끼고 친구들 사이에서 지위와 힘을 얻게 된다.

(2) 인터넷 게임 중독의 증상 및 문제점

- 게임을 하면서 알게 된 사람들이 현실에서의 사람들보다 나에게 더 잘 해주는 것 같다.
- 실제에서보다 게임 세계에서 나를 인정해주는 사람이 더 많은 것처럼 느껴진다.
- 게임을 하지 않을 때에도 늘 게임에 관한 생각을 하고 있다.
- 가끔 현실과 게임 공간이 구분되지 않을 때가 있다.
- 게임을 못하게 되면 우울하고 짜증이 나지만 게임을 시작하면 기분이 좋아진다.
- 게임을 하는 동안 가장 자유로움을 느낀다.
- 게임을 하는 도중 주인공이 다치거나 죽으면, 마치 나 자신이 피해를 입는 것처럼 느껴져서 기분이 나쁘다.
- 게임을 하지 않을 때는 매사 귀찮다고 한다.
- 게임 때문에 생활이 불규칙해진다.
- 컴퓨터를 하느라 식사를 불규칙하게 하거나 하지 않는다.
- 밤새도록 게임을 하느라 수면 패턴이 변화되어 피곤해한다.
- 다른 취미생활을 전혀 하려고 하지 않는다.
- 가족과 함께 하는 시간이 줄고 대화를 회피한다.
- 학교에 늦게 가거나 가기 싫어한다.
- 게임을 하느라 성적이 떨어지고 숙제를 하지 못하는 등 학교생활에 지장이 생긴다.
- 게임을 하는 시간을 줄이려고 노력하지만 잘 지켜지지 않는다.
- 가족과 다투거나 부모님으로부터 꾸중을 듣는다.

인터넷 게임 중독의 대처

BOX 9-4

- 게임 중독에 대한 문제의식을 갖는다.
- 게임 외에 농구나 등산과 같은 육체적 운동 등 현실적인 취미에 흥미를 갖도록 한다.
- 가족이나 친구와 함께 하는 시간을 늘려 인간적인 유대를 강화한다.
- 게임 중독과 연관된 심리적 문제를 탐색한다.
- 스트레스를 확인하고 스트레스 대처기법을 훈련시킨다.
- 효과적 시간관리법을 통해 자율적 스케줄 관리를 한다.

표 9-6 : 인터넷 게임의 종류

	RPG(Role Playing Game)	
특징	역할게임. 게임 내 스토리가 있으며 플레이어들이 이에 따라 각각 캐릭터들을 맡아 주어진 역할과 과제를 해나감	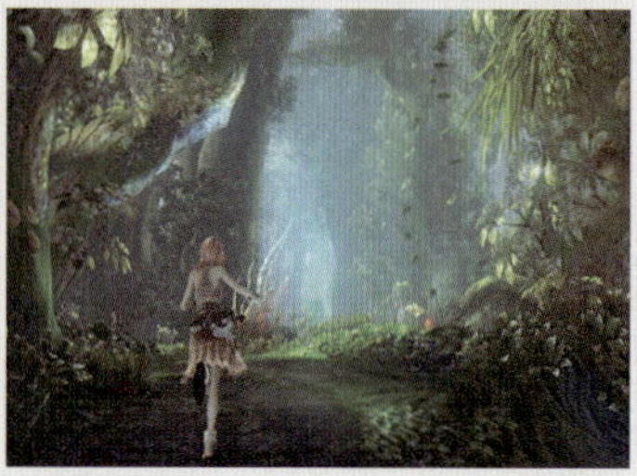
대표작	파이널 판타지, 드래곤볼 게임 시리즈, 포켓몬스터	
	RTS(Real Time Simulation)	
특징	실시간 전략 시뮬레이션 게임. 현실에 있을 법한 사실을 가상한 모의 실험과정의 게임으로, 건설, 전략, 비행시뮬레이션 등 3가지로 분류됨. 개발자가 게임 진행 방향과 관련해 다양한 상황을 미리 설정해놓고, 그 상황을 어떻게 대처하느냐에 따라 게임방법이 달라지는 형식	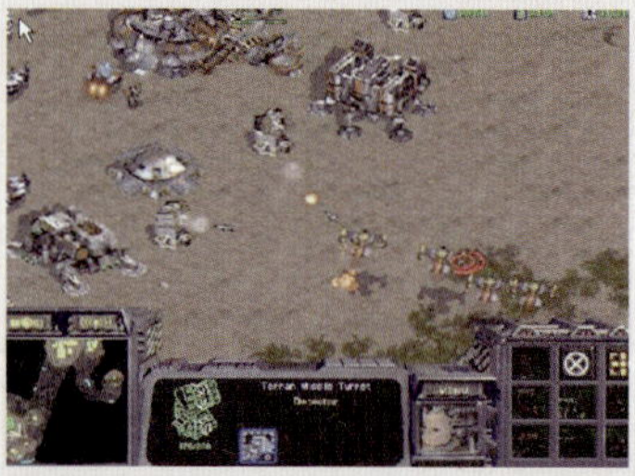
대표작	스타크래프트, 크래시 로얄, 삼국지	
	FPS(First-Person Shooter)	
특징	1인칭 슈팅 게임. 3차원의 공간을 게임상 캐릭터의 시점으로 누비며 적을 총 등의 발사무기로 공격하는 게임. 극대화된 현장감, 빠른 전개, 가장 고사양 컴퓨터가 요구됨	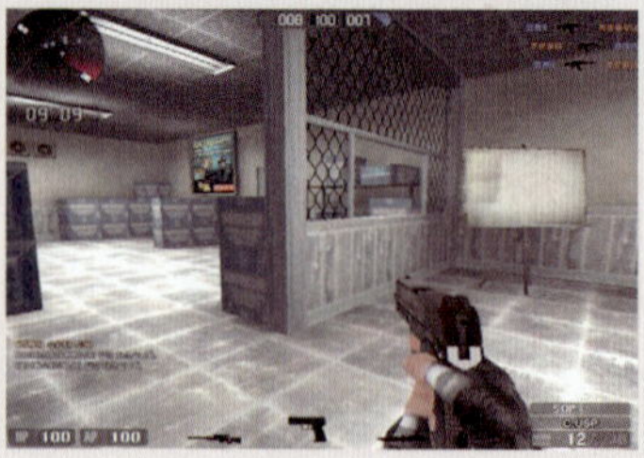
대표작	서든 어택, 배틀 필드	

MMORPG(Massive Multiplayer Online Role Playing Game)		
특징	대규모 다중 사용자 온라인 롤플레잉 게임, 같은 필드 내에서 수십 명에서 수백 명 정도의 플레이어가 동시에 접속하는 롤플레잉 게임	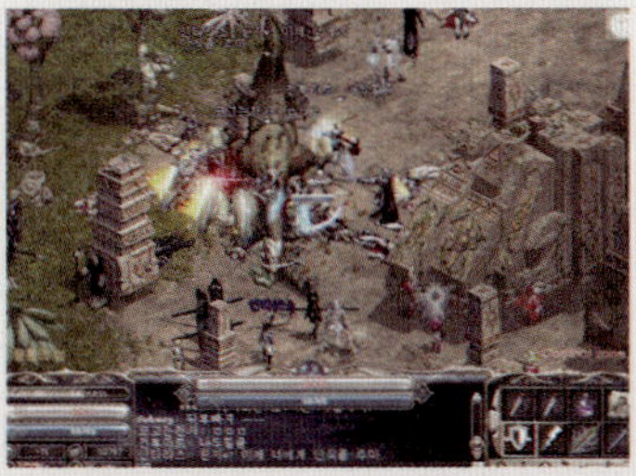
대표작	리니지, 월드 오브 워크래프트	
기타 : 액션 게임, 스포츠 게임, 어드벤처 게임, 퍼즐게임, 리듬 게임		

출처 : 한국정보화진흥원 · 인터넷중독예방상담센터(2009).

2) 채팅 중독

채팅 중독이란 과도하게 채팅 혹은 메신저 사용에 몰입하여 일상생활은 물론 심각한 사회적, 정신적, 육체적 그리고 금전적인 어려움을 겪는 상태를 의미한다. 채팅은 새로운 자신을 탐색하거나 사회적 기술을 학습하는 기회가 되기도 하지만 중독적으로 집착할 경우에는 현실을 도피하는 수단이 되고 만다.

채팅 중독에 빠지면 마음이 복잡하거나 허전할 때 채팅방에 접속하여 마음의 위안을 얻는 의존성, 채팅방에서 빠져나오기 점점 힘들어지는 내성현상, 그리고 채팅창을 켜놓지 않으면 불안하고, 자신이 모르는 어떤 중요한 일이 일어났을 것 같은 생각이 들면서 계속적으로 신경이 쓰이는 금단 증상을 나타낸다.

(1) 채팅 중독의 원인

- 현실세계와는 달리 대화를 하면서 비언어적 반응과 격식을 차릴 필요가 없으며 자신의 고민이나 욕망을 솔직히 드러내고 그로 인해 심리적인 위안을 얻는다.
- 대화방을 통해 시공간의 제약 없이 다양한 사람을 만날 수 있고 그들과 공동체를 형성하고 있다는 느낌은 강한 유대감과 소속감을 느끼게 한다.
- 인터넷에서의 교제는 일상의 지루함에서 벗어나고자 하는 사람에게 새로운 자극이 되고 매번 새로운 상대를 만날 수 있다는 기대감을 준다.

(2) 채팅 중독의 증상 및 문제점

- 인터넷 채팅이 생활의 전부라고 느껴진다.
- 채팅만 시작하면 시간가는 줄 모른다.
- 시간이 나면 인터넷 채팅에서 사람을 찾는다.
- 인터넷 버디가 실제 친구보다 많다.
- 채팅에서 만나는 사람만이 내 마음을 안다고 느껴진다.
- 실제보다 채팅에서 더 많은 이야기를 한다.
- 가상공간에서 새로운 이미지를 구축하거나 성격을 조작함으로써 자신의 정체성을 상실할 수 있다.
- 현실 세계에서 고립된다.
- 단어의 압축화, 은어 사용으로 인한 언어 파괴로 올바른 언어생활에 악영향을 미칠 수 있다.
- 채팅의 익명성을 이용한 음란한 화상 채팅방에 노출될 수 있다.
- 채팅을 통한 만남의 부작용으로 인신매매, 성폭행 등 각종 범죄의 표적이 될 수 있다.

채팅의 예절

BOX 9–5

- 대화는 나만 혼자 하는 독백이 아닌 나눌 때 의미가 있다.
- 자신을 솔직히 소개한 후 대화에 참여한다.
- 인터넷 안에서는 나이의 많고 적음을 떠나 상대방에게 존칭을 사용한다.
- 채팅에 참여 혹은 퇴장할 때에는 인사를 한다.
- 초보자에게는 친절히 대응한다.
- 사람들과의 만남을 가볍게 놀거나 장난으로 생각하지 말고 서로 정보를 공유하고 도움이 될 수 있도록 하자.
- 스토커는 되지 말자.

출처 : 충청북도 교육청(2009).

3) 음란물 중독

음란물 중독은 인터넷을 통해 음란물 동영상, 사진, 만화, 소설 등을 보거나 음란 채팅이나 자신의 신체를 노출하는 동영상 채팅 등의 형태에 과도하게 몰두하면서 성적 욕구를 충족시키는 성도착적 행동을 의미한다. 최근 인터넷을 통해 급속도로 음란물이 확산되고 있고 이를 규제할 만한 장치가 미흡하기 때문에 청소년들이 마음만 먹으면 언제 어디에서나 음란 사이트에 쉽게 접근할 수 있다는 것이 큰 문제가 되고 있다. 청소년기에는 성에 대한 호기심이 왕성한 시기이므로 인터넷을 통해 쉽게 접하는 음란 매체를 접하면서 음란물 중독이 될 수 있다.

2012년 행정안전부가 전국의 초 · 중 · 고등학생 1만 2,251명을 대상으로 조사한 '청소년의 성인물 이용실태 조사'에 따르면, 음란물 이용 경험이 있는 청소년 중 일부가 음란물 중독 증상을 보이는 것으로 나타났다. 음란물 이용 경험이 있는 응답자의 14%가 '더 자극적인 성인물에 집착하게 됐다', 16.1%가 '안보면 허전하다'고 응답해 음란물에 대한 내성과 금단 증상을 보이고 있는 것으로 조사되었다. 또한 음란물 이용 후 음란채팅4.9%, 야한 문자 · 사진 · 동영상 전송4.7%, 몰카 촬영1.9% 등을 경험해 청소년 음란물 접촉이 단순한 이용에 그치는 것이 아니라 일부 부적절한 행동을 유발하는 것으로 나타났다. 특히, 음란물을 처음 접하는 연령도 중학교 1학년, 초등학교 6학년 순으로 나타나서 청소년의 음란물 이용 연령이 점차 낮아지고 있다는 점도 지적되었다(디지털 타임즈, 2012. 10. 29).

음란물에 대한 심리학 접근을 시도한 미국 유타 대학교 빅터 클라인Victor Klien명예교수는 음란물에 대한 일반적인 4단계의 반응 유형을 다음과 같이 제시하였다.

빅터 클라인의 음란물에 대한 반응 4단계

BOX 9-6

- 제1단계 : 호기심으로 접하게 됨
  처음 음란물을 접하는 청소년들은 적나라한 이성의 나체 또는 성행위 장면에 놀라면서도 강한 호기심을 갖게 된다. 이에 다시 음란물을 보고자 하는 욕구가 강하게 생겨난다.

- 제2단계 : 더 자극적인 것을 추구
  호기심을 자극하고 흥분시켰던 음란물도 자주 접하면 싫증이 나고 점점 더 자극적인 장면이나 노골적인 음란물을 찾아보고자 한다.
- 제3단계 : 음란물을 일반적인 것으로 생각
  음란물에서의 장면이나 내용을 일반적인 성적 표현이나 성행위로 잘못 이해한다.
- 제4단계 : 실제로 실행하고자 함
  음란물을 통해 다양한 형태의 성행위를 접하게 되면서 실제 성행위를 경험해보고 싶은 강한 욕구를 느끼게 된다. 때로는 성범죄로 이어지기도 한다.

출처 : 한국정보화진흥원 · 인터넷중독예방상담센터(2009).

(1) 음란물 중독의 원인

- 컴퓨터를 통한 음란물의 유통은 통제의 사각지대이다.
- 컴퓨터 음란물은 다양한 경로를 통하여 쉽게 접할 수 있으며, 직접적인 접촉이나 큰 비용을 들이지 않고도 방대한 양을 제한 없이 구할 수 있다.
- 익명으로 자신의 감춰진 욕망을 마음껏 표출할 수 있고 새로운 성적 자극을 추구할 수 있다.

(2) 음란물 중독의 증상 및 문제점

- 음란물을 보다가 몇 차례 발견되어도 또 본다.
- 밤새도록 보고 낮에는 존다.
- 청소년들이 음란물을 보는 것을 심하게 말리면 저지하는 부모와 맞서기도 한다.
- 자위행위를 과도하게 한다.
- 자신의 중독적 행동 때문에 우울해 하고 과도한 죄의식으로 인해 결벽증을 보이기도 한다.
- 청소년의 경우, 음란물을 보고 나면 성충동의 증가와 연상작용을 경험하게 된다.
- 비정상적인 내용의 설정이 대다수인 음란물을 여과 없이 받아들여 성에 대한 왜곡된 인식을 갖게 된다.
- 모방 범죄로 이어질 가능성이 있다.

부모가 알아야 할 컴퓨터 음란물 대처 요령 8가지

BOX 9-7

- 바른 성교육을 한다.
- 컴퓨터를 가족 공용화한다.
- 밤늦은 컴퓨터 사용을 자제한다.
- 부모가 컴퓨터를 배운다.
- 컴퓨터 외에 다른 취미 활동을 권한다.
- 신용카드를 잘 관리한다.
- 음란물 대응 소프트웨어를 활용한다.
- 유해 정보가 발견되면 신고한다.

- 잠재된 음란물의 악영향은 일생 동안 나타나며 사랑을 육체적인 것으로만 받아들이게 되어 결혼생활을 영위하는 데 어려움을 겪을 수도 있다.

5. 치료

1) 개인상담

개인상담은 인터넷 중독의 종류나 심각도에 따라 정신치료나 분노조절, 사회기술훈련 혹은 인터넷 사용 패턴을 분석하여 시간관리방법이나 장 · 단점 분석 등을 가르치는 인지행동적 접근 등을 사용한다. 일단, 개인상담에 의뢰된 내담자는 인터넷 중독행동에 대한 인식과 변화 동기를 증진하고자 인터넷 중독에 대한 내담자의 인식수준에 맞는 치료목표를 설정하게 된다. 나아가 인터넷 사용과 관련된 가족 간의 갈등 유형 및 문제해결방식, 인터넷에 대한 부모와 내담자 간의 차이를 확인하는 것 역시 유념해야 할 사항이다.

인터넷을 과도하게 사용하는 내담자는 자신이 인터넷을 얼마나 사용하는지, 그로 인해 어떤 문제가 발생되고 있는지 대부분 간과하기 때문에 상담자는 내담자가 자신의 모습을 인식하고 인터넷의 긍정적인 기능과 역기능에 대해 올바르게 이해하도록 해야 한다. 상담을 통해 자신에 대한 긍정적인 인식 및 자기 통제감을 경험하고 인터넷 이외에 스트레스를 다룰 수 있는 대안적인 방법을 알게 한다. 필요한 경우, 기숙치료나 입원처럼 인위적으로 인터넷과 격리시키는 경우도 있으며 약물치료를 병행하기도 하는데, 이때 가장 중요한 것은 인터넷 중독에 빠진 아동의 숨겨진 욕구가 무엇인지를 찾는 것으로, 인터넷이나 게임을 중단하는 것 자체를 목표로 하기보다는 그들에게 잃어버린 현실생활의 의미를 찾아주는 것이 목적이 되어야 한다.

인터넷 중독 아동 · 청소년을 위한 심리상담 프로그램의 예

BOX 9–8

1. 사회적 기술훈련

인터넷 중독 아동 · 청소년들은 대인관계에서 위축되고 소극적인 경향이 있다. 따라서 이들을 위한 프로그램을 진행할 때는 또래들의 압력에서 게임 유혹이나 기타 인터넷의 유혹을 뿌리칠 수 있는 거절방법, 자신의 의사를 정확하게 전달하는 방법 등의 사회적 의사소통훈련이 필요하다.

(1) 사회적 기술

사회적 기술이란 대인관계 속에서 자기를 표현하여 의미 있고 만족스러운 생활을 영위해갈 수 있는 능력이다. 사회적인 상황에서 적절하게 행동하기 위해서는 사회적으로 받아들여지는 기준을 이해하고, 다양한 상황에서 효과적으로 사회적 기술을 사용할 수 있는 능력을 갖추고 있어야 한다. 사회적 기술은 다음과 같은 특징을 지닌다.

- 자신의 권리, 요구, 만족, 의무와 같이 자신이 원하는 바를 타인과의 관계 속에서 효과적으로 수행하는 행동적 능력
- 자신의 바람을 수행하되 타인의 권리, 요구, 만족, 의무를 손상하지 않고 행하는 기술
- 효과적인 의사소통능력으로 자신의 의도를 상대방에게 잘 표현하여 전달하는 동시에 또한 상대방의 의도를 잘 파악하고 이해하는 능력
- 나와 타인의 욕구가 생산적으로 공유되어 모두 만족할 수 있는 결과를 가져오게 하는 행동적 기술

(2) 사회적 기술을 향상시키기 위한 전략

사회적 기술을 향상시키기 위한 전략으로 행동연습(behavior rehearsal), 모델링, 정적 강화, 자기의 장점 발표하기, 상호 긍정적 피드백 주고받기 등이 있다.

- 행동연습 : 개인이 실제로 행동하기 어려웠던 구체적인 장면에 대해 역할 연기 등을 통해 반복적으로 연습하는 것. 바람직한 행동수준에 이를 때까지 시범이나 조교, 피드백을 통해 지속적으로 반복한다.
- 모델링 : 다른 사람이 하는 바람직한 행동을 관찰함으로써 행동을 모방할 수 있도록 한다.
- 정적 강화 : 집단원들이 바람직한 사회적 행동을 보였을 때 즉각적으로 이를 강화한다.

- 자기 장점 발표하기 : 스스로 자신의 장점을 찾아내어 집단구성원 앞에서 발표한다. 이를 통해 자신의 환경이나 행동에 대한 부정적 자각을 긍정적으로 변화시키도록 돕는다.
  - 상호 긍정적 피드백 주고받기 : 상대방과 대화하고 난 후 상대방의 좋은 점 칭찬하기, 전체 활동 후 구성원 상호 간에 장점 발견하기, 집단원들의 장점 이야기해주기 등

(3) 사회적 기술훈련의 자료 예시 : 부탁하기

- 원하는 것을 명확히, 구체화시켜라.
- 만약 요청이 거절될 때를 대비해 대안을 준비하라.
- 상대방이 거절할 때, 그 거절을 받아들일 준비를 하라.
- 상대방의 대답을 그의 성실성으로 간주하고 존중하라.
- 상대방의 답변에 대한 당신의 태도를 표현하라(감사, 실망, 수용).

  예 ~~해주면 좋겠어/ ~~하시겠습니까?/ 내가 ~~하고 싶은데, 같이 ~~해보지 않을래?

2. 인지적 재구성

청소년들의 비합리적이고 역기능적인 생각들이 인터넷 중독을 개시하고 악화시키는 역할을 한다. 인지적 재구성 전략이란 이러한 역기능적 생각을 찾아내어 보다 적응적인 생각으로 바꾸어 주는 훈련이다. 이를 위해 우선 집단 리더는 인터넷 중독에서 나타나는 역기능적 사고들의 악순환 고리를 이해하고 있어야 한다. 인터넷 중독 중 게임 과몰입을 주제로 한 내용은 다음과 같다.

(1) 게임 과몰입에서 나타나는 역기능적 사고와 악순환의 고리

게임 과몰입의 원인은 게임을 중단하면 못 견딜 것이라는 믿음 혹은 신념 때문이다. 게임에 과몰입하는 사람은 게임을 도저히 그만둘 수 없을 것이라고 믿고 게임을 그만두었을 때의 결과 또한 부정적이라고 생각한다. 예를 들어, '게임을 시작하면 나는 도저히 멈출 수가 없다', '게임을 하지 않으면 견딜 수 없다', '게임을 하고 싶은 마음이 사라지지 않을 것이다' 등이 있을 수 있다.

이러한 역기능적 사고는 크게 2가지로 나눌 수 있는데, 예측 신념은 게임을 하면 긍정적인 결과가 나올 것이라는 혹은 게임을 중단할 수 없다는 믿음이 여기에 해당된다. 그리고 허용신념은 게임을 허용하는 생각들이다.

- 예측신념
  - 게임을 하면 기분이 좋아질 것이다.
  - 나는 게임하고 싶은 마음을 도저히 참을 수 없다.
  - 레벨이 높아지면 친구들로부터 인정도 받고 친구들과 친해질 수 있다.
- 허용신념
  - 오늘은 숙제도 없으니 한 판 해도 된다.
  - 난 잠깐만 하고 끝낼 수 있으니까.
  - 기분도 안 좋은데 잠깐만 하자.
- 집단 리더는 이러한 원리를 이해하고 있으면서 집단원이 실제로 경험한 것을 중심으로 심리교육을 실시한다.
- 가능하면 쉽게 역기능적 사고를 설명한다. 처음에는 어려운 용어 대신에 '게임의 유혹하는 말' 혹은 '겜돌이의 유혹'이라고 설명한다.

- 집단원들 각자가 하나씩 '겜돌이 유혹의 말들'을 찾아서 말하면, 리더는 나중에 예측 신념과 허용 신념을 구분해서 설명해준다.
- 설명이 어려운 경우 게임에 대한 신념 평가지를 활용하여 집단원들이 자주 유혹되는 역기능적 사고를 찾아볼 수 있다.

(2) 생각기록지의 활용

집단원이 가지고 있는 역기능적 사고를 확인하여 이를 게임 과몰입행동과 연관시키기 위해서 생각기록지를 활용할 수 있다.

생각기록지를 통해 게임이 유혹하는 말을 따랐을 때의 결과와 이것을 이겨냈을 때의 결과를 비교해보도록 한다. 이때 게임했을 때의 상황, 유혹의 말 그리고 그때 느꼈던 감정을 기술하게 한다. 그리고 보다 합리적인 생각, 그리고 그 결과와 감정을 기술하게 한다.

유혹적인 상황 →	예측 신념 →	갈망 →	허용 신념 →	게임행동
혼자 있을 때	게임을 하면 기분이 좋을 것이다.	하고 싶다.	잠깐만 하고 끝낼 수 있어	PC 방에 간다.

게임 관련 역기능적 사고의 악순환 고리

출처 : 한국게임산업진흥원(2008).

생각기록지

상황	유혹의 말	감정	합리적 생각	결과
게임을 하고 싶었던 상황	게임하고 싶을 때 함께 드는 생각	그때의 감정	보다 좋은 생각	합리적 생각으로 인한 결과와 감정
집에는 아무도 없고 심심하다.	• 게임을 하면 기분이 더 좋아질 거야. • 게임부터 먼저하고 숙제하지 뭐.	심심함 : 90% 불안감 : 60%	게임하면서 잠시 즐겁지만, 숙제를 못 해서 고통스러워질 거야.	차분해짐 : 50% 숙제를 해서 기쁨 : 80%
⋮	⋮	⋮	⋮	⋮

2) 부모상담

부모상담은 인터넷 중독치료에서 매우 중요한 부분으로, 먼저 부모와 함께 아동의 인터넷 중독 실태를 파악하고 이에 대해 취해왔던 부모의 반응 양식을 확인

인터넷 중독의 극복을 위한 구체적인 부모의 역할

BOX 9–9

- 현실생활 관찰 : 거친 말투를 쓰고 욕설이 심한지, 학교의 과제물을 잘 챙기고 학원 출석을 제대로 하는지, 등교를 거부하지는 않는지, 학교생활이 힘들어 짜증을 내거나, 학교에서 친구관계로 따돌림을 당하지는 않는지, 스트레스나 신체적인 건강 악화를 호소하는 일이 없는지, 자녀의 열등감이 심한지, 짜증을 잘 내거나 초조해하는지 등을 관찰한다
- 사이버 공간 탐색 : 인터넷 접촉에 대해서 관찰해본다. 컴퓨터를 사용하는 시간, 자주 접속하는 게임의 종류와 유명 연예인의 카페나 블로그의 참여 정도, 인터넷에 접속하면 자제력이 얼마나 약해지는지, 스트레스 해소의 방법으로 인터넷에 의존하는 것은 아닌지 등도 관찰한다. 그리고 인터넷 중독척도(K척도나 S척도), 학교 적응척도와 고독감 척도, 우울증 척도 등으로 자녀를 평가한다
- 인터넷 중독의 원인 확인 : 자녀의 인터넷 습관이나 인터넷 접속을 통해 얻는 장・단점과 현실 세계에서의 문제점을 함께 의논해본다. 자녀와 이야기할 때는 아이가 충분히 감정을 표현할 수 있도록 잘 공감해주어야 한다. 인터넷 접속을 통해 잃은 것과 얻은 것이 무엇인지 느낄 수 있도록 해야 한다. 이를 토대로 다른 방법을 함께 모색할 수 있어야 한다.
- 동기 부여 : 현실의 성취와 미래의 꿈을 실현할 수 있는 동기를 부여한다. 청소년 상담실이나 진학, 진로 관련 전문기관의 조언을 통해 자녀의 꿈을 함께 설계하고 계획하면서 자녀가 미래의 꿈을 실현할 수 있는 동기를 부여한다.
- 목표 설정 : 인터넷 접속 계획표를 만든다. 가능한 요일, 시간은 강압적으로 정하지 말고 자녀와 합의하여 목표를 설정한다.
- 자녀의 성공 보상 : 목표가 설정되면 계획에 맞춰 인터넷 접속시간을 조율한다. 너무 강압적으로 강요해서는 안 되지만 동시에 경계를 게을리하지 말고 함께 목표를 확인하고 여가생활에서 즐거움을 찾을 수 있도록 지원한다. 아울러 목표 달성에 이르는 변화된 긍정적 행동을 지지한다.
- 실패 시 재도전 : 인터넷 사용시간이 줄면서 화를 내거나 예민해지는 등 정서적으로 불안정해지기 쉽다. 이럴 때 다른 사람의 실패 경험을 이야기해주는 등 격려하고 실패의 원인을 분석하며 재도전할 수 있도록 합리적 목표를 재설정한다. 이 과정에서 필요하다면 전문가의 도움을 받는다.
- 마무리 : 다시 조정한 목표를 향한 과정을 칭찬과 격려, 보상 등으로 지지한다. 어느 정도 목표가 달성되었다고 판단되면 인터넷 중독을 극복하고 일상생활에서 자신의 꿈을 실현하는 데 최선을 다하며 인터넷을 유용한 도구로 건전하게 활용하기를 기대하고, 처음 시작할 때와 변화된 현재에 대해 전체적으로 평가하며 마무리한다.

출처 : 콘텐츠진흥원(2012).

한다. 혹시 자녀의 인터넷 사용에 대해 지나치게 예민하게 굴며 야단을 치고 있지는 않은지 아니면 우리 아이는 똑똑해서 컴퓨터를 잘 관리하리라고 생각하며 전혀

통제를 하지 않고 하루 종일 컴퓨터를 하도록 내버려두는지. 자녀의 인터넷 사용에 대해 부모가 과잉통제하거나 과도하게 무관심한 것은 모두 좋지 않다. 혹은 칭찬을 하기 위한 도구로 인터넷을 사용하거나 성적이 떨어졌다고 상의도 없이 컴퓨터를 사용하지 못하게 하는 것 또한 비효과적인 부모의 태도라고 할 수 있다.

자녀의 인터넷 문제와 관련한 부모의 호소문제를 파악하고 갈등 상황 해소를 위한 그동안의 노력을 함께 탐색한 후 본격적으로 자녀와의 대화기법이나 구체적인 갈등대처 방안 및 새로운 가족행동 규칙 설정 기술에 대해 교육한다. 가족 내 의사소통과 행동방식을 확인하고 함께 가족의 문제를 객관적으로 바라보면서 부모들도 치유와 성장을 경험한다. 이를 기반으로 부모는 가족 내 정서적 회복의 기회를 마련하고 자녀가 중독에서 벗어나 자신의 길을 찾을 수 있도록 격려하게 된다.

Discussion **Points**

1 중독을 바라보는 시각에는 여러 가지가 있다. 중독은 개인의 문제이고, 개인의 나약함에 원인이 있다고 보는 관점과 중독의 원인과 치료법은 사회 안에 있으며 사회 속에서 좋은 관계를 더 이상 유지할 수 없을 때 찾게 되는 대체제가 중독이라는 의견이 있다. 이 중 본인의 생각은 어디에 가까운가? 그 이유는 무엇인가?

2 현재 정부에서 시행되고 있는 인터넷 중독 방지 프로그램을 살펴보고 그에 대해 평가해보시오.

3 인터넷 중독의 위험요인과 보호요인을 살펴보고, 실효성 있는 예방대책을 함께 논의해보시오.

PART 4

Mental Health

정신건강과 지원

Mental Health

치료기법

Chapter 10

10

이 장에서는 아동 및 청소년의 발달 이상 및 문제를 치료하는 데 주로 사용하는 치료기법을 다룬다. 최근 들어서는 각 발달단계별로 특정한 치료기법을 적용하기보다는 한 치료기법으로 아동부터 성인에 이르기까지 광범위하게 활용하는 경향이다.

예를 들면, 미술치료는 유아부터 노인에 이르기까지 폭넓게 치료기법으로 활용하며 놀이치료도 더 이상 아동에게만 한정된 치료기법이 아니다. 이 장에서는 그럼에도 아동 및 청소년의 발달 이상 및 문제를 치료하거나 개선하기 위해 자주 적용하는 놀이치료, 모래놀이치료, 미술치료, 인지행동치료를 중심으로 살펴보고자 한다.

1. 놀이치료

1) 놀이치료의 개념

아동을 상담하고 치료할 때 무엇보다 우선적으로 고려해야 할 점은 아동의 발달적 특성이다. 아동은 성인처럼 언어능력이 충분히 발달하지 않아, 언어를 사용해서 자신의 감정과 내면의 상태를 표현하는 것이 쉽지 않다. 아동의 나이가 어릴수록 이와 같은 제한점은 더 커지기 때문에 아동의 발달적 수준에 적합한 의사소통 매체를 사용해야 하는데, 아동의 가장 자연스러운 자기표현 매체는 놀이이다. 놀이는 학습의 과정 없이 나타나는 본능적 행동이며, 아동의 감정, 욕구, 생각, 경험 등은 놀이를 통해 자연스럽게 드러난다. 또한 놀이는 자발적이며 즐거움이 따르고, 인간의 행복과 안녕을 위해 중요하며 놀이에는 치유적인 힘이 있다(Schaefer & Drewes, 2013). 이처럼 놀이를 매개로 아동의 심리치료에 접근하는 기법을 놀이치료라고 한다.

미국놀이치료학회에서 놀이치료에 대해 정의하고 있는 것을 살펴보면, '내담자들의 심리사회적 어려움을 예방하거나 해결하고, 최적의 성장 및 발달을 성취하도록 돕기 위해서 훈련된 놀이치료사들이 놀이의 치료적 힘을 이용하는 것이며, 이때 대인관계과정을 확립하는 이론적 모델을 체계적으로 사용하는 것'으로 나타나 있다(APT, 2016). 이를 통해 알 수 있는 것은 놀이치료가 철저하게 이론적 모델에 근거한 치료 양식이라는 점과 놀이가 지닌 치료적 힘을 인식하고 활용한다는 점이다. 그리고 이 치료적 힘은 놀이가 지닌 능동적 힘으로 내담자인 아동이 자신의 심리사회적 어려움을 극복하고 긍정적인 발달을 성취하도록 돕는 역할을 한다(Nash & Schaefer, 2011). 액슬린(Axline, 1947)에 의하면, 놀이치료는 가장 호의적이고 알맞은 조건에서 성장할 수 있는 경험의 기회를 아동에게 제공해 준다.

아동에게 놀이는 숨 쉬는 것처럼 당연한 것으로, 문화마다 모습과 가치는 각각 다르지만 문화를 초월해서 모든 아동은 놀이를 한다. 놀이는 아동기 발달의 중요한 요소로, 놀이에 따른 강렬한 감각과 신체적 자극은 뇌의 회로 형성과 신경 손상 예방을 돕는다. 또한 놀이는 문제해결과 새로운 경험 및 생각을 지속적으로 갖게 해 아동에게 힘과 통제감을 제공하며 자신감과 성취감을 갖도록 돕는다. 그리고 놀이는 사회적 관계를 형성하는 데 기여해, 놀이를 통해 의사소통하며 또래뿐만 아니라 성인과의 관계를 수립하고 사회적 기술을 배우게 된다. 뿐만 아니라 아동은 놀이를 통해 현재 자신이 느끼는 정서의 원인이 무엇인지 알게 되는 인과관계 사고를 발달시켜 충동을 통제하고 스트레스를 해소할 수 있다(Schaefer & Drewes, 2011).

2) 놀이치료의 발달과정

놀이치료는 정신분석적 놀이치료로 시작되었는데, 1909년 프로이트Sigmund Freud가 공포증이 있는 5세 남아 한스를 치료하면서 시작되었다. 프로이트는 한스의 공포증이 정서적 원인에 있다고 보고 한스의 아버지에게 한스를 관찰하는 방법과 함께 한스의 공포와 불안을 이해하고 해석하는 방법을 알려주는 식으로 치료를 실시하였다. 이후 허그-헬무스Hug-Hellumuth, 멜라니 클라인M. Kline과 안나 프로이트A.Freud는 아동에게 맞는 심리치료법에 대한 견해를 획기적으로 변화시키는 데 기여하였다. 허그-헬무스는 자신의 문제를 주로 언어로 표현하는 성인의 치료방법을 아동에게 적용하는 것은 실제적으로 어려움이 있다고 보았다. 따라서 놀이를 통해 아동을 분석할 수 있다고 보고, 가정에서 자연스럽게 아동의 놀이행동을 관찰하면서 아동을 치료하였다(Landreth, 2015). 멜라니 클라인은 어린 아동을 분석하기 위해 놀이를 사용하였는데, 놀이를 통해 아동의 무의식 내용을 표면으로 끌어올려 억압된 소망과 갈등을 해석할 수 있다고 믿었다. 그리고 놀이를 통해 그런 경험들을 재경험하고 극복해야 할 필요가 있다고 보았다(Nash & Schaefer, 2011). 이후 안나 프로이트는 치료자가 아동과 치료적 동맹을 형성하기 위한 방법으로 놀이를 사용하였으며, 아동의 그림과 놀이 속에 숨어 있는 무의식적인 동기를 해석하기에 앞서 아동과 치료자 사이의 정서적 관계 발전의 중요성을 강조하였다. 그리고 아동이 자신을 가장 자유롭게 표현할 수 있는 매체가 놀이라고 믿고, 놀이 상황에서 모든 것을 상징적인 것으로 단정하는 것에 주의하였다. 또한 놀이에 대한 직접적인 해석은 줄이고, 놀이 관찰과 부모 면담을 통해 광범위한 지식을 얻기 전에는 아동에게 놀이의 실제 의미에 관한 직접적인 해석을 하지 않았다(Landreth, 2015 ; Nash & Schaefer, 2011).

1930~1950년대에는 전통적인 정신분석적 놀이치료 외에도 새로운 이론적 모델을 제시하는 다양한 아동심리치료이론과 기법이 급속하게 발달하였다. 레비Levy, 솔로몬Solomon, 함브리지Hambridge와 같은 학자들은 해석보다는 놀이의 정화적인 가치와 치료과정에서 치료자의 적극적인 역할을 강조하는 '구조화된 놀이치료'를 제시하였다(정문자 외, 2016).

그리고 '지금-여기'에서 치료자와 내담자의 관계가 중요하다고 생각한 오토 랭크Otto Rank의 철학에 기초하여 관계놀이치료가 개발되었다. 여기서는 아동과 치료자 간의 관계를 강조하는데, 대표적 학자로 알렌Allen, 무스타카스Moustakas를 들 수 있다. 이들은 아동이 외상이 있을 경우 이로 인해 다른 사람과 적절한 관계를 맺기 어렵게 된다고 보았다. 따라서 이들 아동이 심리치료라는 안전한 상황에서 치료자와 자연스럽고 신뢰적인 관계를 맺을 수 있는 기회를 제공해 자신을 더 적절하게 수용하고 느낄 수 있게 해주는 것이 도움이 된다고 보았다(정문자 외, 2016 ; Landreth, 2015).

놀이치료의 본격적인 발전과 확장은 아동 중심 놀이치료에서 이루어졌다고 볼 수 있는데, 액슬린은 아동을 대상으로 한 놀이치료에 칼 로저스Carl Rogers의 인간 중심 접근법을 적용해 비지시적 놀이치료를 발전시켰다. 비지시적 놀이치료는 아동의 자기인식과 자기안내를 주요 목표로 삼으며, 치료자는 아동이 자신의 감정을 표현하고, 동일시하며, 수용할 때 자기 자신을 수용하고 그 감정을 자유롭게 다룰 수 있다는 사실을 믿으며, 아동의 사고와 감정을 적극적으로 반영해 준다. 이 같은 비지시적 놀이치료는 이후 내담자 중심 놀이치료로 불리다가 이후 아동 중심적 놀이치료로 확장되면서(Landreth, 2015), 미국 노스텍사스 대학교의 개리 랜드래스Garry Landreth에 의하여 이론적으로 더 깊이 있게 발전되었다.

미국에서는 1982년에 놀이치료학회Association for Play Therapy : APT가 결성되었고 이후 국제놀이치료학회로 발전해가면서 놀이치료는 다양한 이론적 접근과 임상적 기법들을 선보이면서 아동상담 및 심리치료의 주요 기법으로 자리 잡게 되었다. 정신분석적 놀이치료와 아동 중심 놀이치료뿐만 아니라, 게슈탈트놀이치료,

아들러 놀이치료, 현상적 놀이치료, 인지행동 놀이치료, 발달놀이치료, 치료놀이, 가족놀이치료, 생태학적 놀이치료 등 놀이치료의 다양한 접근이 생겨났다. 그리고 개인놀이치료뿐만 아니라 집단놀이치료, 그리고 부모가 놀이치료에 참여하는 부모놀이치료 등 다양한 방법이 개발되었다.

이 책에서는 놀이치료에서 대표적으로 가장 많이 활용되고 있는 아동 중심 놀이치료를 위주로 놀이치료의 실제에 대해 살펴보도록 하겠다.

3) 놀이치료의 실제

놀이치료는 치료사가 놀이를 매체로 이용해 아동이 자신의 심리적 문제를 스스로 극복하도록 돕고 아동의 잠재적인 발달적 가능성을 극대화시키는 과정이다. 여기에 중요한 전제는 놀이가 지니고 있는 특징이 제대로 잘 발휘될 수 있어야 한다. 즉, 학습이나 지시에 따른 놀이가 아니라 내적으로 동기화되며, 자유롭게 선택되고, 즐거워야 한다는 것이다. 특히, 아동 중심 놀이치료에서는 아동의 자기결정능력과 유연성에 대한 믿음에 기초하고 있고, 치료사가 아동에게 무엇을 해주는 것이 아니라 아동과 관계 안에서 함께 이루어나가는 것이다.

(1) 놀이치료의 치료적 효과

놀이치료는 아동의 심리적 문제해결과 발달에서 어느 한 측면에서만이 아니라 전반적으로 도움을 준다. 아동 중심 놀이치료의 일반적인 목표를 살펴보면 아동이 자기실현을 향해 내적으로 동기화되어 자발적으로 노력하는 데 두고 있으며, 지지하고 이해하는 성인과 함께 있으면서 아동이 내적인 힘을 발견할 수 있도록 긍정적인 성장 경험을 제공하는 데 있다. 이를 보다 구체적으로 살펴보면 다음과 같이 아동을 돕는 것을 목표로 한다(Landreth, 2015).

- 좀 더 긍정적인 자기-개념을 개발하기
- 더 많은 자기-책임을 지기
- 좀 더 자기-주도적으로 되기

- 좀 더 자기-수용적으로 되기
- 좀 더 자기-신뢰적으로 되기
- 자기-결정적인 의사결정에 참여하기
- 통제감을 경험하기
- 대처과정에 민감해지기
- 평가의 내적 원천을 개발하기
- 자신에 대해 더 신뢰하기

한편, 위의 목표를 달성하면서 아동이 지닌 문제를 해결하고 아동이 지닌 내적 자원을 촉진해 성장으로 이끌어 가기 위해서 치료자는 다음의 치료적 조건을 지녀야 한다. 치료적 조건은 진실성, 따뜻한 보살핌과 수용, 그리고 민감한 이해가 주요 요소가 된다(Landreth, 2015).

① 진실성

치료사가 진실성을 나타내기 위해는 먼저 높은 수준의 자기 이해와 자기 수용을 지녀야 하며, 아동과의 관계 안에서 느끼는 것과 표현하는 것이 일치되어야 한다.

② 따뜻한 보살핌과 수용

치료사는 아동에게 진실한 마음으로 온정을 베풀고, 아동에게 무조건적 보살핌을 제공하며, 아동을 평가하거나 판단하지 않고 진정으로 소중한 사람으로 받아들일 수 있어야 한다. 치료사의 이러한 자세는 아동으로 하여금 자신의 감정이나 생각을 표현할 때 충분히 안전하다고 느끼는 분위기를 제공해주어 아동의 가장 깊숙이 자리 잡고 있는 감정과 사고를 드러날 수 있게 해준다.

③ 민감한 이해

치료사는 자신의 경험이나 아동에 대한 기대를 제쳐두고, 아동의 활동, 경험, 감정 및 사고의 개별성을 인정하면서 아동이 느끼고 경험하는 세계를 인식하며, 아동의 정서와 접촉하는 것을 의미한다. 따라서 아동이 경험하는 것에 앞서 생각하거나 의미를 추론해서 내용을 분석하지 않으며, 아동의 어떤 감정이든 간에 그것

라포
사람과 사람 사이에 생기는 상호신뢰관계를 일컫는다.

놀이의 치료적 가치

BOX 10-1

- 치료사-아동 간 관계 형성
  아동은 편안한 놀이실 분위기 속에서 심리적 저항과 불안을 해소하여 치료자와의 라포(rapport)를 형성하는 데 기반이 된다.
- 의사소통 수단
  아동은 언어보다 놀이와 활동으로 의사소통한다. 즉, 놀이는 아동의 자기표현 수단이자, 언어이다.
- 성취경험과 자아존중감 고양
  아동은 놀이 속에서 스스로 원하는 방법으로 성취를 경험하고 이를 통해 자아존중감이 고양된다.
- 감정해소 및 정신정화
  놀이를 통해 현실 속에서 표출할 수 없었던 부정적인 감정(슬픔, 분노, 두려움 등)을 표현하고 치유한다.

을 부정하거나 소홀하게 취급하지 않고 정당한 감정으로 다루도록 노력한다.

(2) 놀이치료사의 역할

놀이치료사는 아동심리치료에서 치료실 내에서 아동에게 반응하는 심리치료사의 역할뿐만 아니라 놀이치료실 밖의 환경에서 아동이 적절한 경험을 하도록 개입해 방향을 안내하는 역할도 수행해야 한다. 따라서 놀이치료사는 아동의 발달과 심리적 역동에 대한 이해뿐만 아니라 아동을 둘러싼 환경과의 상호작용에 대한 이해도 필요하다. 즉, 아동에게 가장 중요한 환경인 부모의 특성이나 가족관계의 역동성에 대해서도 이해하고 있어야 한다(정문자 외, 2016).

특히, 아동 중심 놀이치료에서 치료사는 드러나는 문제보다 아동에게 초점을 두며, 아동은 놀이의 주제·내용·과정을 직접 선택하고, 무엇을 가지고 놀 것인지, 어떤 속도로 놀이를 진행할 것인지 선택한다. 또한 자신에 대한 책임을 지도록 권유받으며 이런 과정을 통해 아동은 자신의 강점을 발견하게 된다. 따라서 놀이

아동의 성장을 촉진시키는 중요한 요소

BOX 10-2

- 아동을 믿을 것
- 아동을 존중할 것
- 아동을 수용할 것
- 아동의 내적인 소리를 들을 것
- 아동의 욕구에 초점을 맞출 것
- 아동이 스스로 방향을 정할 자유를 줄 것
- 아동이 결정할 기회를 줄 것
- 아동의 영역을 존중할 것
- 진행과정에서 인내심을 가질 것

출처 : Landreth(2015).

치료사는 문제보다는 사람, 과거보다는 현재, 사고나 행동보다는 감정, 설명보다는 이해, 교정보다는 수용, 치료사의 가르침보다는 아동의 안내, 그리고 치료사의 지식보다는 아동의 지혜를 더 중요하게 여긴다(Landreth, 2015).

(3) 놀이치료의 대상

놀이치료는 외현적인 문제행동, 내현적인 문제행동 또는 발달상의 문제행동을 보이는 영유아, 학령기 아동과 청소년을 대상으로 한다. 최근에 들어서는 성인이나 노인에게 적용되기도 한다. 그러나 대부분 놀이치료는 3~12세의 아동들에게 많이 적용된다(Nash & Schaefer, 2011).

(4) 놀이치료실 환경 구성

놀이치료실은 치료과정에서 아동에게 영향을 미치는 여러 요소 중 첫 번째로 접하게 되는 것이므로 그 분위기가 매우 중요하다. 우선 놀이치료실의 분위기는 따뜻해야 하고, 아동만의 공간이라는 메시지를 지니고 있어야 한다. 그리고 비밀이 보장될 수 있도록 다른 사람에게 방해받지 않는 분리된 공간이어야 한다.

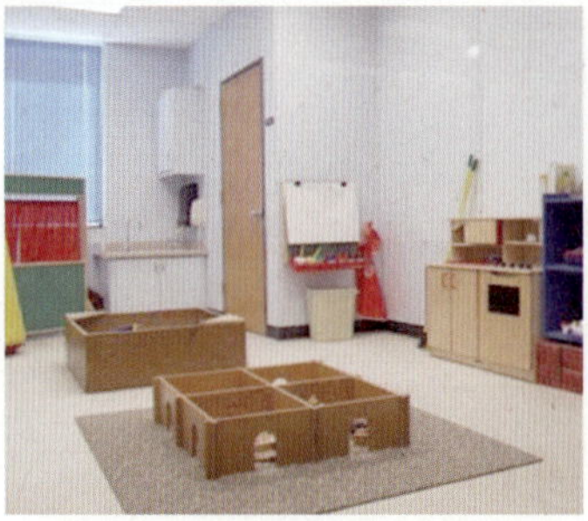

그림 10-1 :
미국 노스텍사스대학교 놀이치료실

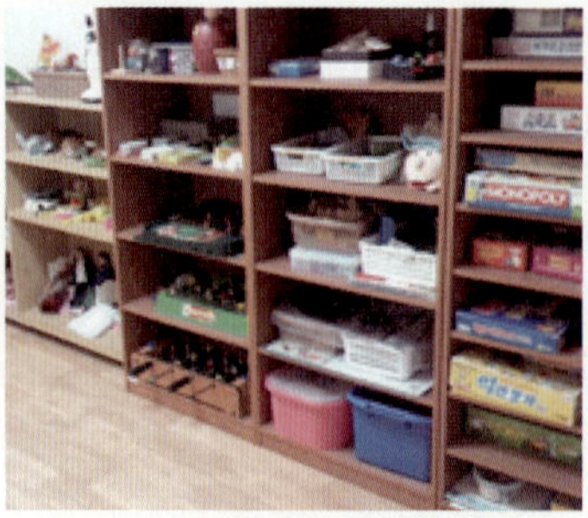

그림 10-2 :
김지신아동청소년상담센터 놀이치료실

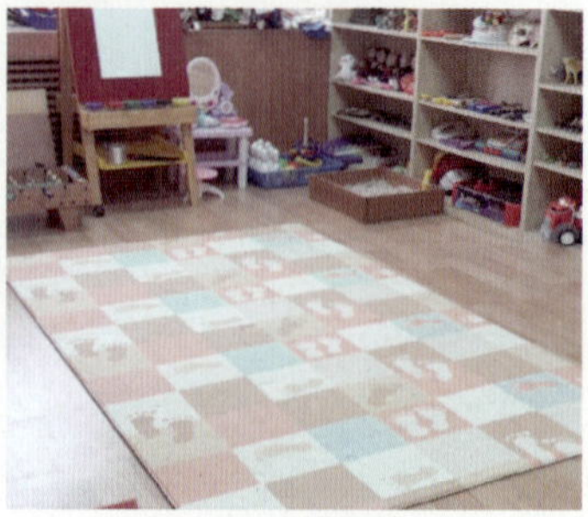

그림 10-3 :
안동대학교 놀이치료실

놀이치료실의 크기는 기본적으로 3.6×4.5m14~18.5m^2 정도의 너무 넓거나 좁지 않은 방이 가장 이상적이며, 3~5명 정도의 대집단을 대상으로 놀이치료를 실시하는 경우 28m^2 정도가 적당하다. 바닥재와 벽은 청소하기 쉬운 자재를 사용하고, 편안한 분위기를 자아내는 연한 빛의 벽과 물을 사용할 수 있는 싱크대가 있으면 유용하다. 그리고 놀이도구를 배치할 수 있는 튼튼한 붙박이 선반, 테이블, 의자아동용, 성인용가 필요하다. 이 밖에 교육과 슈퍼비전을 위해서는 관찰을 위한 일방경 시설이 필요하다.

놀이도구 선택 시 고려할 점

BOX 10-3

- 창의성을 표현하는가?
- 정서적 표현을 촉진하는가?
- 아동의 흥미를 일으키기에 적합한가?
- 탐색적인 놀이를 촉진하는가?
- 언어화되지 않아도 탐색과 표현이 가능한가?
- 미리 정해진 구조 없이도 성공적인가?
- 확실하지 않은 애매한 놀이도 가능한가?
- 견고하고 안전한가?

→ 놀이도구는 의사소통과정의 한 부분이므로 주의 깊게 선택되어야 한다. 놀이치료이론과 목적에 비추어 신중하게 준비해야 한다.

놀이도구의 유형

BOX 10-4

- 실생활 관련 놀이도구 : 인형집, 가족인형, 사람퍼핏, 소꿉놀이, 병원놀이, 마트놀이, 금전출납기, 각종 탈것 종류, 아기인형 관련(유모차, 우유병, 아기침대 등)
- 부정적 감정과 공격성 표출도구 : 공룡, 맹수, 악당, 괴물, 용사, 총, 칼, 수갑, 권투장갑, 펀치백, 보보인형, 다트 등
- 창의적인 표현과 정서적 해소를 위한 놀이도구 : 볼텐트, 공놀이, 모래, 물, 블록, 그림도구, 점토, 이젤, 화이트보드 등
- 게임 활동도구 : 주사위게임, 카드게임, 젠가, 윷놀이, 정서행동표현게임, 분노조절게임, 체스, 바둑, 다이아몬드게임 등

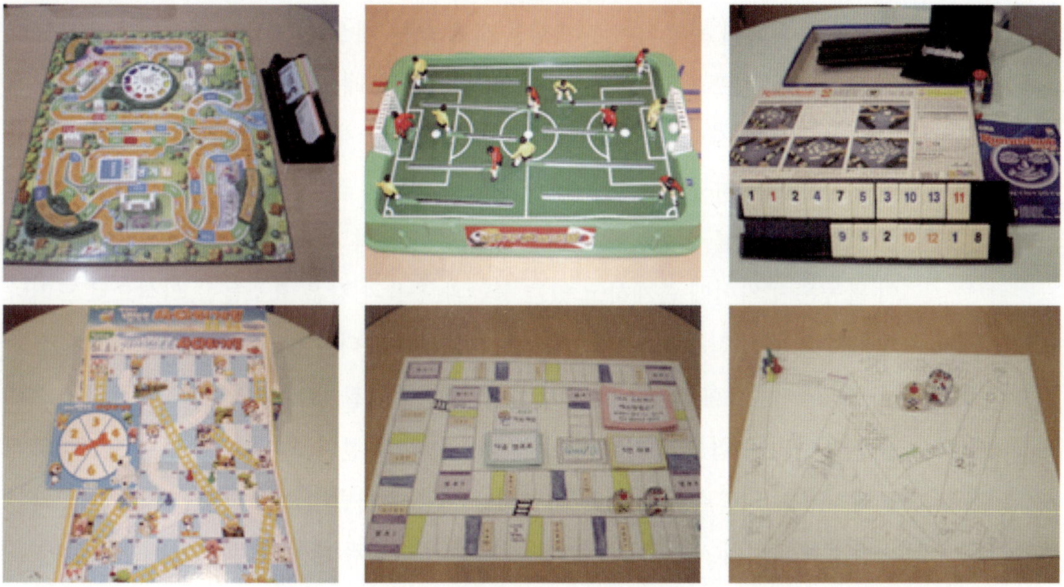

그림 10-4 : 초등학생/청소년용 각종 게임도구들

2. 모래놀이치료

1) 모래놀이치료의 개념

모래놀이치료는 내담자가 내면세계의 이미지를 나타내는 상징물을 모래상자 안에 표현하는 과정을 통해 치유하는 심리치료이다. 모래놀이치료는 유아와 아동 및 청소년뿐만 아니라 성인과 노인에 이르기까지 적용 가능하며, 개인을 대상으로 할 뿐만 아니라 형제자매, 부부, 가족, 집단에도 효과적으로 사용할 수 있다(김보애, 2007).

모래놀이치료는 분석심리학자인 융C. G. Jung의 심리학에 기초하고 있으며 스위스 심리치료사이며 교사였던 도라 칼프Dora Kalff에 의해 발전되었다. 융은 개인의 의식과 무의식이 통합되어 전체성을 갖게 되는 개성화 과정이 정신치료의 목표라고 보았는데, 칼프는 이와 같은 개성화 과정을 모래놀이치료에 접목시켰다. 즉, 개인의 무의식에 자리 잡고 있는 사고와 느낌들은 자유롭고 창조적인 모래놀이 활동을 통해 일련의 심상들로 형성하게 되고 이것이 곧 개성화 과정으로 이어지면서 한 개인은 자기를 실현하게 된다는 것이다(정문자 외, 2016). 뿐만 아니라 모래놀이 활동은 무의식에 존재하고 있는 불안과 우울과 같은 요소들을 의식으로 드러나게 해주어 내적 갈등을 확인시키고 치유하게 해준다.

모래놀이치료에서 인간은 적절한 조건이 주어질 때 무의식의 깊은 곳에 스스로를 치유하려는 힘을 가지고 있다는 것을 전제로 한다. 따라서 아동은 모래상자에 모래, 물, 그리고 실물과 닮은 피규어를 이용해 자발적으로 감각을 자극하고 자연스럽게 무의식의 세계로 들어가면서 자신의 경험과 내부 세계를 모래상자 안에 표현하며 자신의 문제점을 이야기하면서 치유해나가게 된다(박행자, 2012).

특히, 언어발달이 완성되지 않아 자신의 내면세계를 언어로 표현하기에 한계점을 지닌 아동에게 모래놀이치료는 일상생활에서 자주 접할 수 있는 친숙한 소품과 피규어를 사용해 자연스럽게 무의식의 심상을 표현하게 해준다. 그리고 만약 자신이 만든 작품이 마음에 들지 않으면 상징물의 위치를 바꾸거나 소거해 간단히 변화시킬 수 있어 아동이 부담을 느끼지 않고 편안하게 치료에 참여할 수 있다. 또한

모래놀이 발달단계

BOX 10-5

1) 뉴만(Neumann)의 모래놀이 발달단계

- 1단계 : 동 · 식물단계(The Animal Vegetative Phase)

  1단계는 동식물의 단계로 대개 놀잇감들을 모두 모래상자에 쏟아 놓거나 메마르고 생명이 없는 정지된 장면으로 표현되기도 한다. 즉, 아동의 삶에서 현재 느끼고 있는 정서적 혼란과 혼동을 반영하고 있다.
- 2단계 : 투쟁의 단계(The Fighting Phase)

  2단계는 투쟁의 단계로 파괴된 장면이나 전쟁 장면을 꾸민다. 초기에는 양편이 모두 전멸하여 승자도 패자도 없다가, 중기를 넘어서면서 전투가 강렬해지며 조직화되고, 보다 균형 있는 투쟁이 벌어지며, 그 다음에 어두운 힘과 파괴적 충동에 대항하는 영웅이 등장한다.
- 3단계 : 집단적응단계(The Phase of Adaptation to the Collection)

  3단계는 집단적응의 단계로 삶이 정상 궤도로 돌아가기 시작한다. 이 시기에는 질서가 회복되고, 자연과 사람 사이에 균형이 잡히면서 생활에 리듬이 생긴다. 종료가 가까워지면 아동들은 창의적인 장면들을 만들어 스스로 독립되고 완성된 개체로 느끼기 시작한다.

2) 칼프(Kalff)의 모래놀이단계

- 모-자 일체성

  이 단계의 아동은 자기와 타인에 대한 구분을 가지고 있지 못하는 단계로서, 아동은 어머니의 무의식을 공유하고 있으며 생후 1년 정도 지속되는 단계이다. 이러한 초기 모-자녀관계는 이후의 모든 관계에 기초가 되어 다른 사람과의 정서적 관계의 기본 토대가 된다. 또한 아동은 어머니를 자신의 개인적 어머니로 지각하지 않고 세계 어머니인 대모로 지각한다.
- 개인적 어머니와의 관계

  두 번째 단계는 대모로부터 분리되어 독립된 개체로서 현실에 존재하는 어머니와의 관계를 맺어가는 단계이다. 아동이 어머니의 정신세계로부터 자신의 정신세계로 분리되어 가는 단계이다.
- 자기의 배치

  3세 무렵이 되면 이전 단계에서 잘 양육된 아동은 이 시기에 정신의 중심인 자기(self)가 배치된다. 이때 아동은 내면에 자기를 통한 완전성(completedness)을 경험한다. 그러나 아직 자아발달은 이루어지지 않은 시기다.
- 동 · 식물단계

  칼프는 초기 의식단계를 동 · 식물단계라고 명명하였다. 그 이유는 이제 막 싹트기 시작한 의식이 처음으로 원초적 세계에 들어가기 때문이다.
- 전투단계

  이 단계는 모래놀이에 나타나는 상징적 이미지가 전투의 특성을 가지고 있다고 해서 전투단계라고 한다. 모래상자 안에 서로 반대편에 싸우는 세력을 배치하는 게 특징적인데, 이는 자신 안에 이질적으로 느껴지는 심리적 힘이 존재한다는 것을 의식화하는 단계라고 할 수 있다.

- 집단에의 적응단계
  집단에의 적응단계는 자아발달의 마지막 단계인데, 이 단계에서 새롭게 발달한 정신의 의식적 특성이 바깥, 현실세계에 적응하는 단계라고 할 수 있다. 이 단계에서 대극들의 통합이 이루어지며 자아는 이 단계에 이르렀음을 스스로 알게 되고 일시적인 휴지기에 들어가 평온을 유지하게 된다.

출처 : 장미경 외(2012).

모래놀이치료는 신뢰할 수 있는 치료자와 함께 안정되고 보호된 공간에서 충분히 이완하면서 자유롭게 무의식의 심상을 표현하게 해준다(박행자, 2012).

2) 모래놀이치료의 발달과정

모래놀이치료는 1929년 영국 런던의 소아과 의사인 마가렛 로웬펠트Margaret Lowenfeld에 의해 시작되었다. 로웬펠트는 영국의 작가인 웰즈Wells의 소설을 읽고, 소설에 묘사된 것처럼 방수가 되는 모래상자에 작은 모형들을 모아놓고 아동에게 놀게 했다. 아동들이 모래상자와 놀잇감을 자연스럽게 결합하면서 재미있게 노는 것을 보고 안전하고 흥미 있는 환경에서 치료자의 해석이나 전이 없이 아동 스스로가 자신을 치유할 수 있는 모래놀이치료를 착상하게 되었고, 이를 '세계기법the world technique'이라고 명명하였다(김보애, 2007 ; 장미경 외, 2012 ; 정문자 외, 2016 ; 채경선 · 김주아, 2014).

이후 칼프는 로웬펠트의 세계기법을 접하고 융의 분석심리학을 접목해 모래놀이치료를 본격적으로 발전시켰다. 칼프는 인간의 심리 속에 전체성과 치유를 향한 내적인 요구가 있다는 융의 이론적 가정을 전제로 세계기법을 치료 목적으로 사용하기 시작했으며, 이를 모래놀이치료라고 명명하였다. 칼프는 모래놀이 공간을 '자유롭고 보호받는 공간free and protected space'이라는 개념을 사용하여 수용적이고 안아주는 환경의 개념을 제시했으며, 치료사와 내담자와의 관계를 중요시하고, 내담자의 자기 치유self-healing의 힘을 최대한 이용하려고 하였다. 칼프는 모래놀이 치료과정에서 일련의 발달단계들을 발견하였으며, 모래놀이치료가 아동뿐 아니라 성인에게도 적용 가능하며 성인의 모래세계에도 아동과 동일한 발달단계가 존재한다는 것을 발견했다. 또한 칼프는 모래그림에 표현된 것을 융이 연구한 상징이나 이미지의 관점에서 관찰함으로써 모래놀이의 본질을 규명하려고 하였다(김보애, 2007 ; 김보애, 2008 ; 장미경 외, 2012 ; 정문자 외, 2016 ; 채경선 · 김주아, 2014).

이후 모래놀이치료는 주요 심리치료기법 중 하나로 자리 잡게 되었고, 1985년 국제모래놀이치료학회International Society for Sandplay Therapy : ISST가 결성되었다. 칼프의 제자인 와인립Weinrib과 암만Ammann은 융 분석가로 모래놀이치료의 이론과 실제의 발전에 기여하였다. 한편, 1980년대 초 도메니코Domenico는 치료를 필요로 하지 않는 일반적인 학령 전 유아들을 대상으로 다양한 형태와 크기의 모래상자를 이용해 연구를 시행하였고, 자신의 모래놀이치료이론과 실제를 '모래상자-세계놀이sand tray-world play'라고 명명하였다. 도메니코 역시 정신의 치유력을 강조하였으며 모래놀이치료는 항상 의식의 영역과 몸을 활성화시킨다고 생각하였다(장미경 외, 2012 ; 정문자 외, 2016).

현재 모래놀이치료는 칼프 학파의 모래놀이치료와 도메니코의 '모래상자-세계놀이'가 널리 실행되고 있으며, 이론적으로나 임상적으로 치유와 성장에 효과적인 치료방법으로 평가되어 다양한 분야에서 활용되고 있다.

3) 모래놀이치료의 실제

(1) 모래놀이치료의 치료적 효과

모래놀이치료는 앞에서도 살펴본 바와 같이 모래의 특성 및 소품의 상징성과 더불어 치료자와의 관계를 통해 아동의 자기치유능력이 활성화된다. 모래놀이치료가 지닌 효과를 구체적으로 살펴보면 다음과 같다(채경선 · 김주아, 2014).

- 모래놀이치료는 아동이 가진 심리적 문제점을 비언어적으로 표현하게 하며, 빈약한 언어능력을 가진 아동에게 필요하고 효과적이다.
- 모래놀이치료는 외상으로 인해 병리적인 애착을 가지고 있는 아동에게 감각

기관에 대한 경험을 제공하고 신뢰적 관계와 인간이 가지고 있는 운동감각적 경험의 욕구를 충족시켜준다.

- 아동을 위한 치료적 거리를 제공해 준다. 이 치료적 거리는 아동이 해방감을 느끼는 안전한 장소이며, 위기에 처해 있는 아동이 고통을 언어로 적절히 표현하지 못하는 경우에, 매개물을 통하여 자연스럽게 표현하게 한다.
- 모래놀이치료는 아동에게 자연스럽게 경계선과 제한을 제공하며 통제력을 경험하게 하고 안정성을 장려한다. 자신감을 일깨워주고, 책임감을 회피하려는 아동에게 책임과 통제력을 갖게 해준다.
- 아동의 저항resistance을 극복하는 데 있어서 효과적이다. 즉, 아동으로 하여금 놀이를 통해 자신을 표현하도록 해주기 때문에 치료에 순응한다.
- 모래놀이치료는 방어수단으로서 이용되는 언어화를 꿰뚫어 볼 수 있으며 깊은 정신 내면에 철저하게 그리고 좀 더 빠르게 접근한다.
- 모래놀이치료를 통해 전이transference의 문제를 효과적으로 제거할 수 있다. 모래상자의 소품은 아동의 문제를 안전하게 제거하기 위한 전이의 대상이나 수단의 대상이 될 수 있다.

저항
내담자가 자신의 행동을 바꾸는 것을 반대하거나 논의, 기억, 생각하는 것을 반대하는 임상장면에서 나타나는 현상이다.

전이
내담자가 어린 시절 부모나 다른 성인에게 지녔던 감정과 사고를 상담자 또는 다른 대상에게 투사하는 것이다.

(2) 모래놀이치료사의 역할

모래놀이치료에서 치료사는 아동에게 보호받을 수 있으며 동시에 자유로운 공간을 제공해야 한다. 칼프는 모래놀이치료에서 치료자와 아동 간에 모-자관계 같은 '모자일체감'이 이루어짐으로써 내담자의 자기치유능력이 활성화된다고 보았다(장미경 외, 2012 ; 정문자 외, 2016).

칼프는 이를 위하여 치료사는 두 가지의 목표를 가지고 치료에 임해야 한다고 하였다. 그 첫 번째는 개방적이고 수용적이며 판단하지 않는 태도로, 이것은 내담자가 자신을 자유롭게 표현하도록 하며 안전함을 느낌으로써 자유로운 자기표현을 할 수 있도록 한다. 두 번째는 내담자의 자기표현이 안전하다는 것을 느낄 수 있도록 보호하는 역할을 해야 하는데, 자유롭고 보호받는 공간이란 물리적인 것과 심리적인 두 가지를 모두 포괄하는 개념이라고 설명하였다(장미경 외, 2012). 특히, 내담자가 낡은 자아를 파괴하는 자기치유력이 활성화될 때 불안을 느끼게 되므로 치료자는 용기를 지니고 내담자를 안전하게 보호해 주어야 한다(야마나카 야스히로 · 김유숙, 2005).

모래놀이치료자의 자질을 갖추기 위해 다음과 같은 교육과 훈련이 필요하다(정문자 외, 2016).

- 내담자의 모래놀이에 참여하기 위해 같은 방법으로 정신과 감정의 모든 움직임을 경험해보기 위해 치료자 자신이 스스로 모래상자를 만들어 보는 작업을 해야 한다.
- 치료자 자신의 개성화 과정을 돕고, 치료자의 선입견, 가치관, 외상과 고통 그리고 미해결된 부분을 이해할 수 있도록 교육 분석을 받는 것이 중요하다.
- 내담자의 모래상자를 더 잘 이해하기 위해 치료자는 다른 사람의 모래상자를 많이 보아야 한다.
- 치료자는 인간의 발달과 정신병리에 대한 지식을 갖추어야 한다.
- 치료자는 내담자가 선택하는 소품의 특징과 배치의 의미 등을 이해하기 위해 심리학, 문화 인류학, 신화, 민담, 꿈, 상징에 대한 지식이 있어야 한다.
- 치료자는 내담자를 존중해야 하고 내담자의 무의식 속에 존재하는 자기치유력에 대해 경외하는 마음을 가져야 한다.
- 치료자의 정신적 안정성이 중요하다.

(3) 모래놀이치료실의 환경 구성

모래놀이치료실은 조용하고 깨끗해야 하며, 벽면에 갖가지 종류의 모형들과 그 모형들을 전시하는 진열장이 있다. 치료실 가운데는 모래가 들어 있는 모래상자, 모래상자용 테이블과 의자와 물을 사용할 수 있는 시설이 있다. 그 외에 치료사가 모래놀이 기록을 위해 카메라를 두며, 치료사가 어떤 이론적 접근을 취하는가에 따라 추가로 다른 것이 첨가되기도 한다(장미경 외, 2012 ; 정문자 외, 2016).

모래상자는 모래를 담는 도구로, 내담자가 존재하는 세계를 담아내는 공간이며, 하나의 세계를 창조해 내는 곳으로, 내담자의 자아와 영혼, 정신세계가 존재하

표 10-1 모래놀이치료 소품 목록

구분	내용
인간	• 가족(아기, 소년 · 소녀, 학생, 할머니 · 할아버지, 아줌마 · 아저씨 등) • 여러 직업인(의사, 간호사, 요리사, 회사원, 경찰, 소방관, 농부, 우체부 등) • 운동선수 • 군인(육군, 해군, 공군), 투사, 무사 • 다양한 인종의 사람들 • 원시인, 우주인, 과거 시대의 사람들 • 신랑 · 신부 등
특별한 캐릭터	• 마녀, 요정, 피터 팬, 백설공주, 인어공주, 왕자, 케로로, 슈퍼맨 등 동화, 만화, TV 속의 인물들 • 천사, 예수, 부처, 마리아상 등
동물	• 개, 고양이, 사자, 호랑이, 코끼리, 원숭이, 말, 하마, 악어, 거미, 뱀, 쥐, 양, 돼지, 각종 물고기, 개구리, 두꺼비, 기린, 박쥐, 펭귄, 공룡 등 • 에일리언, 괴물 등
식물	크고 작은 나무들, 다양한 색깔의 꽃들, 고목, 나뭇가지, 풀 등
광물	크고 작은 돌들, 조개껍질 등
교통기관	자동차, 기차, 배, 소방차, 구급차, 경찰차, 비행기, 전투기, 구명보트, 들것, 로켓, 유모차, 잠수함 등
집	한옥, 양옥, 아파트, 오두막, 이글루 등
건축물	등대, 울타리, 담, 다리, 터널, 소방서, 주유소, 교회, 탑, 절, 우체통, 공중전화박스, 우물, 각종 가게, 성, 여러 가지 표시판
무기	총, 칼, 탱크, 대포, 전투기, 활 등
실내가구	• 침대, 스탠드, 소파, 긴 의자, 책상, 부엌도구, 책꽂이, 옷장, 변기 등 • 텔레비전, 피아노, 전화기 등
음식	피자, 여러 가지 과일들, 빵, 술 등
기타	양초, 구슬, 성경책, 십자가, 놀이기구 등

출처 : 정문자 외(2016).

는 축소된 우주이다. 모래상자의 크기는 학자마다 조금씩 차이가 있는데, 오늘날에는 주로 72×57×7cm 크기의 상자를 사용한다. 이 크기는 내담자가 한눈에 모래상자 전체를 다 볼 수 있으며, 손이 한 번에 모두 닿는 거리에 있기 때문이다. 모래상자는 대개 나무로 틀을 만들고, 내부는 밝은 파란 색상으로 칠하는데, 그 이유는 모래를 치우면 파란색이 드러나 강이나 바다, 하늘의 이미지를 표현할 수 있기 때문이다. 모래상자는 가능하다면 두 개를 준비해 하나는 젖은 모래를 담는 상자와 또 다른 하나는 마른 모래를 담는 상자로 사용하며 좋다(장미경 외, 2012).

모래는 마른 모래와 젖은 모래, 굵은 모래와 흰 모래 등을 준비할 수 있다. 마른 모래는 만지기 부드럽고 쉽게 움직여 부드러운 손길이 닿는 느낌을 느낄 수 있다. 반대로 젖은 모래는 다양한 종류의 삼차원적 구성물과 같은 작품을 만들 수 있다는 이유로 선택되기도 하는데, 더럽다고 느껴져 사용하지 않기도 한다(정문자 외, 2016).

모래놀이 소품은 내담자의 내면의 이미지를 자유롭게 표현할 수 있도록 가능한 다양한 소품을 갖출 필요가 있다. 만약 자신의 이미지와 일치하는 것이 없을 때는 구비된 상징물로 작품을 만들어 낼 수 있도록 만들기 재료를 준비해둘 수 있다(정문자 외, 2016). 치료사의 내면의 경험에 따라 조금씩 다른 소품을 수집하게 되고, 이것은 치료사의 무의식이 반영된 것이라 볼 수 있다. 그리고 이런 소품들은 내담자와 치료사를 연결시켜주는 기능을 하고, 내담자의 무의식과 의사소통하는 수단이 되기 때문에 조심스럽게 다루어야 한다(장미경 외, 2012).

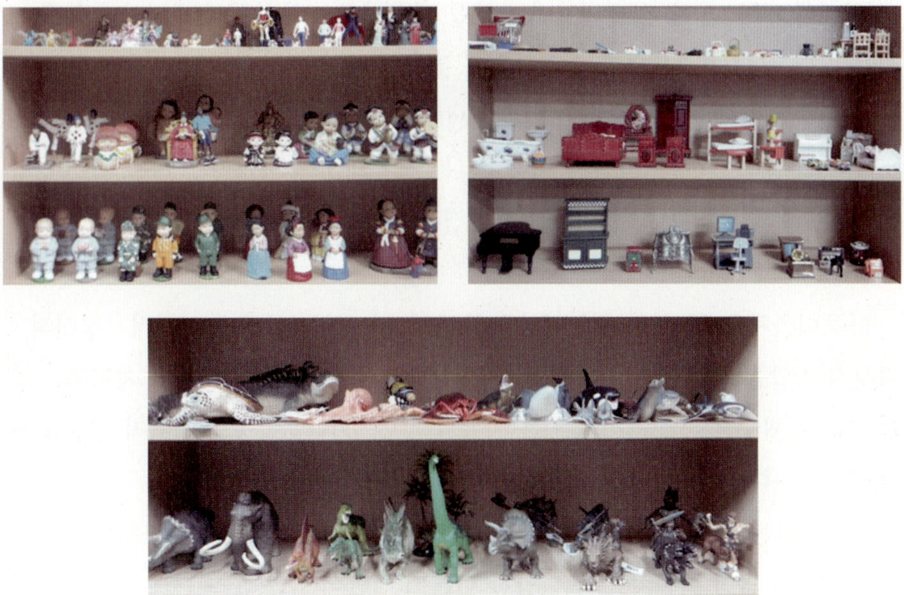

그림 10-5 : 모래놀이치료 소품들

3. 미술치료

1) 미술치료의 개념

미술치료는 미술활동을 통하여 개인의 내면적 갈등을 해결하고 자아성장을 돕는 심리치료로, 심신의 어려움을 겪고 있는 사람들을 대상으로 그림, 조소, 디자인 기법 등과 같은 미술활동을 통해 그들의 심리를 진단하고 치료하는 것이다. 미술치료는 교육, 재활, 정신치료 등 다양한 분야에서 널리 사용되고 있다(정문자 외, 2016 ; 최외선 외, 2006). 미국미술치료협회는 미술치료란 모든 연령의 사람들을 대상으로 시각적 예술그리기, 색칠하기, 조각하기 등과 창의적인 과정을 상담과 심리치료의 모델과 통합한 것이라고 정의하였다(정문자 외, 2016).

미술치료는 치료적 측면과 창조적 측면을 모두 내포하고 있는데, 어떤 입장을 취하든 간에 미술치료는 심리치료의 이론을 바탕으로 인간의 조형 활동을 통해서 내면에 왜곡, 상실, 억제되었던 부분을 재발견하고 통합시켜 개인의 갈등을 조정하며, 동시에 자기표현과 승화작용을 통해 자아성장을 촉진시킨다. 또한 자발적인 미술 활동을 통해서 개인의 내적 세계와 외적 세계 간의 조화를 이룰 수 있도록 도와주기도 한다. 따라서 미술치료는 작품의 예술성보다는 작품 활동을 통한 정화, 승화 그리고 의사소통에 더 관심을 둔다(채경선 · 김주아, 2014 ; 최외선 외, 2006).

아동미술치료 역시 심신의 어려움을 경험하고 있는 아동의 신체적 · 정신적 · 정서적 발달을 증진시키기 위해 미술 활동을 통해 심리를 진단하고 치료하는 데 목적을 둔 활동으로 심리적 문제를 치유할 뿐만 아니라 아동의 인격적 성장을 도와주기도 한다(정문자 외, 2016).

미술치료는 프로이트Freud의 정신분석적 미술치료, 융Jung학파의 분석적 미술치료, 인본주의적 미술치료 등 다양한 이론적 접근이 있는데, 최근에 들어서는 한 이론에 중점을 두기보다 여러 이론을 통합해 접근하기도 한다.

표 10-2 : 미술치료이론별 개념

미술치료이론	개념
정신분석적 미술치료	무의식 속에 억압되어 있던 본능, 고통스러운 기억, 갈등과 불안이 미술표현을 통해 이미지를 표출한 것이 정화와 의사소통의 수단이 될 뿐 아니라 무의식의 의식화작업이 되어 치료적인 효과를 가져온다.
분석심리학적 미술치료	미술이라는 매체를 통해 개인적 무의식과 집단적 무의식인 원형을 상징적으로 표현함으로써 무의식과 의식을 통합하여 인격의 정체성을 이루는 것을 치료의 목표로 한다.
인간 중심 미술치료	치료자의 내담자에 대한 무조건적인 수용, 존중과 공감적 태도를 통해 미술활동에 내담자의 능동적인 참여를 가져오며 개인의 창조적 잠재력과 성장 가능성을 일깨워 자기실현을 목표로 한다.
형태주의 미술치료	'여기-지금(here and now)'을 강조하여 현재 상황을 경험하고 인식하는 작업으로 미술이라는 매체를 통해 내담자가 자신의 모든 감각을 더 지각할 수 있도록 도우며 자신의 욕구와 감정을 깨닫도록 도와주어 자기 인식을 증가시킨다.
행동주의 미술치료	정서장애아동이나 정신지체아동에게 유용하며, 미술치료보다는 교육적 접근의 의미가 있다. 주로 행동치료의 기법인 행동 형성으로 미술 활동을 함으로써 행동 변화를 가져오는 것이다.
인지 · 정서 · 행동주의 미술치료	내담자의 비합리적 신념과 정서 및 행동을 미술 활동을 통해 인식하게 하고, 내담자가 보다 합리적인 신념과 감정 및 행동을 갖도록 한다.

2) 미술치료의 발달과정

미술이 치료적 관점으로 연구된 시초는 18세기부터 아동화에 대한 연구가 본격화되면서부터라고 볼 수 있다. 이후 프로이트와 융은 개인이 느끼는 감정과 심상을 그림을 통해 알아내려고 하였으며, 개인 내면의 심리를 분석하는 데 미술적 표현을 활용하였다.

마가렛 나움버그Margaret Naumberg는 미술치료의 창시자라 할 수 있는데, 미술교육자였던 그녀는 나중에 정신분석학을 공부하고 치료에서 미술을 매체로 이용하였다. 나움버그는 꿈이나 환상을 그림으로 그리는 창작 활동을 통해 상징을 발견했고, 미술작품이 무의식을 상징화하는 의사소통수단이 될 수 있다고 보았다(정문자 외, 2016).

반면, 에디스 크레이머Edith Kramer는 미술작업을 통해 이루어지는 창조적 과정

그 자체가 치료가 된다고 보았다. 그는 주로 아동을 대상으로 미술치료를 하면서 아동이 자신의 내부 감정이나 욕구를 표현하고, 파괴적이거나 반사회적인 에너지를 분출하면서 부정적 감정을 해소하거나 창조적 에너지로 전환된다고 보았다. 따라서 치료자의 역할은 해석하는 것이 아니라 승화와 통합의 과정을 돕는 것이라고 생각했다(정문자 외, 2016).

엘리노 울만Elinor Ulman은 미술치료라는 용어를 처음으로 사용하며, 미술치료를 독립된 분야로 발전시켰다. 울만은 미술치료라는 용어가 '미술'과 '치료'라는 두 단어의 의미가 포함된 것이라고 해석하면서, 나움버그와 크레이머의 두 가지 접근법을 통합하려 하였다(채경선 · 김주아, 2014).

1960년대부터 미술치료는 보다 전문적인 양상을 보이기 시작하면서, 1969년에 미국미술치료학회가 창립되었다. 우리나라에서도 1960년대부터 정신건강 전문가 및 작업치료자를 중심으로 미술치료가 시행되기 시작했고, 현재 미술치료와 관련한 다수의 학회가 설립되었으며 다양한 치료와 상담장면에서 미술치료를 적용하고 있다.

3) 미술치료의 실제

(1) 미술치료의 치료적 효과

미술치료는 미술활동을 통해 신체, 인지, 사회, 정서의 모든 발달 측면에서 발달을 돕고 문제를 해결하는 데 도움을 주며, 내면적으로 더 깊은 심리적 세계의 활성화와 치유에도 도움을 준다.

특히, 아동을 대상으로 미술치료를 적용할 때 미술치료가 갖는 치료적 가치를 요약해보면 다음과 같다(정문자 외, 2016).

- 다양한 미술 활동을 통한 감각적 경험은 아동에게 그 자체로 치유 효과를 준다.
- 미술은 치료자로 하여금 아동의 마음을 다치게 하지 않고 방어기제를 허물지 않고도 아동의 무의식의 세계를 알아볼 수 있게 해준다.
- 대부분의 아동에게 미술은 자연스러운 언어이므로 자신의 느낌과 외상적 경

험, 고통에 대해 더 많은 이야기를 하도록 촉진한다.

- 미술 활동은 아동의 내면에 잠재된 분노, 적대감, 죄책감 등과 같은 부정적 정서와 문제를 해롭지 않은 방식으로 표출하고 해소하도록 돕는다.
- 미술은 작업 활동의 결과가 작품으로 남기 때문에 필요한 시기에 재검토가 가능해, 새로운 통찰이 일어나기도 하며 작품의 변화를 통해 치료과정을 이해할 수 있다.
- 미술은 인물의 특성, 상황, 감정, 장소 등을 한 공간에 표현할 수 있어 이들 간의 관계를 동시에 나타낼 수 있다.
- 미술 활동과정에서 아동은 능동적으로 참여하고 자기주도성을 발휘하며, 치료자의 적절한 중재, 칭찬, 격려에 의해 아동의 자신감과 성취감이 고취되고, 통제감을 증진시킬 수 있어 그 자체로서 치유적이다.
- 아동에게 미술치료는 미술과 놀이를 통합한 것으로서 놀이치료의 치료적 가치가 미술치료에서도 적용 가능하다.

(2) 미술치료사의 역할

미술치료사는 적절한 미술재료를 제공하고, 아동의 미술표현을 격려하며 촉진할 수 있어야 하고 동시에 미술치료과정을 알고 미술작품을 해석할 수 있어야 한다(정문자 외, 2016). 즉, 미술치료는 미술이라는 매체를 통해 아동 심리 내면의 손상된 부분에 올바른 변화를 주어야 하는데, 이것은 '이해–수용–관계'의 과정 중에 일어난다. 미술치료사는 작품, 즉 마음을 이해하고 아동의 시각적인 표현을 언어나 행동으로 읽어줄 수 있어야 하며, 수용을 통해 치료자와 아동 사이에 신뢰적 관계가 형성된다. 그리고 이는 아동에게 심리적 안전을 제공해주고 건강한 자아개념을 이루는 데 도움을 주게 되는 것이다(채경선 · 김주아, 2014).

이상과 같은 치료사의 역할을 효율적으로 하기 위해서는 미술과 심리치료에 대한 전문적 지식과 자질을 갖추어야 한다. 인간의 발달적 특징과 발달이론에 대한 지식, 미술치료의 여러 가지 이론에 대한 이해 및 지식, 미술 활동에 대한 진단 및 해석능력, 미술치료의 매체에 대한 이해 및 활용능력, 정신병리학, 심리학, 인류학, 교육학 등에 관한 지식과 미술치료의 계획, 진행 및 평가능력을 증진시켜야 한다(정문자 외, 2016).

(3) 미술치료실의 환경 구성

미술치료실은 잘 정돈되어 있으면서 안전하지만 미술 활동을 하고 싶은 마음이 들도록 자극적인 환경이어야 한다.

미술치료실은 우선 사생활이 보호될 수 있는 안전한 장소로, 너무 넓지도 좁지도 않은 적당한 공간이 바람직하다. 충분한 채광과 함께 적절한 실내온도를 유지해 쾌적함을 제공해주어야 하고, 다양한 미술도구와 함께 물을 쉽게 사용할 수 있어야 한다. 미술 활동은 책상이나 이젤에서도 이루어지지만 바닥이나 벽에서도 할 수 있으므로 바닥과 벽은 청소하기 편한 재질이어야 한다. 또한 작품을 보관할 수 있는 수납장이나 선반이 필요한데, 이는 내담자의 작품을 잘 보관하는 것이 내담자에 대한 존중감을 표현하는 것이며, 치료 종결 시 내담자로 하여금 초기부터 모아 두었던 작품들을 살펴보면서 변화된 과정을 쉽게 알 수 있게 하기 위해서이다(정문자 외, 2016 ; 채경선 · 김주아, 2014).

미술치료도구는 매우 다양한 매체를 사용하며, 치료시간과 공간, 그리고 내담아동의 성향에 따라 다르게 적용될 수 있다. 일반적으로 사용되는 것은 표 10-3과 같다(정문자 외, 2016).

표 10-3 : 미술치료도구영역별 내용

영역	내용
회화 재료	연필, 색연필, 마커펜, 볼펜, 목탄, 사인펜, 크레파스, 파스텔, 그림물감, 아크릴 물감, 먹, 포스터컬러, 수성과 유성 페인트 등
조소 재료	찰흙, 색찰흙, 지점토, 밀가루 반죽, 석고, 종이죽 등
공예 재료	신문, 잡지, 천, 리본, 곡식 알갱이, 색 노끈, 조개, 돌, 스티로폼, 재활용품 등
종이	도화지, 켄트지, 스케치북, 색종이, 한지, 화장지, 하드보드지, 셀로판지, 사포지, 아트지, 포장지 등
작업도구	다양한 크기의 서양화 붓, 동양화 붓, 팔레트, 이젤, 화판, 가위, 점토용 도구, 칼, 스펀지, 플라스틱 통 등

4. 인지행동치료

1) 인지행동치료의 개념

인지행동치료는 한 개인이 생각하는 방식이나 사고의 내용에 따라 인간의 정서와 행동이 달라진다는 인지결정론의 관점에 바탕을 두고, 인지적·행동적 치료를 통해 내담자의 사고와 행동을 변화시키는 것을 목적으로 하는 치료적 접근이다. 여기서는 인간을 자기통제와 자율성을 가진 존재로 보고, 자신의 사고와 감정을 통제할 수 있을 뿐만 아니라 변화시킬 수 있다고 보았다.

그리고 인지행동치료에서는 개인의 정서와 행동은 주로 그가 현실을 주관적으로 받아들이는 방식에 의해 결정된다는 아론 벡Aron T. Beck의 이론적 근거를 기반으로 하고 있다. 즉, 개인의 느낌이나 감정을 결정하는 것은 그 상황 자체가 아니고 그가 지금-여기here and now에서 그 상황을 어떻게 해석하는가에 따라 달라진다는 것이다. 따라서 인지행동치료는 내담자가 겪고 있는 문제를 해결하기 위해 체계적으로 구조화된 방식의 훈련을 통해 과거보다 현재의 삶에 더 초점을 맞추며 동시에 치료사가 내담자로 하여금 부정적으로 왜곡된 사고를 파악하고 재구성하도록 치료하고 교육해나간다(장미경 외, 2012 ; 정문자 외, 2016).

인지행동치료의 주요 개념에는 비합리적 신념, 자동적 사고, 인지적 왜곡이 있다. 비합리적 신념은 논리적으로 모순이 많고, 경험적 현실과 일치하지 않으며, 삶의 목적에 방해가 되고, 절대적·극단적이며 경직되어 있고, 부적절한 정서와 부적응적 정서 및 행동을 유도한다(김춘경 외, 2010). 한편, 개인이 생활에서 부정적 사건을 경험할 때 자동적으로 떠올리는 부정적 사고는 심리적 문제의 근원이 된다. 그리고 현실의 의미를 제대로 받아들이지 못하거나 왜곡해서 받아들이는 인지적 왜곡도 부적응을 초래하게 되므로 이 같은 사고방식의 변화를 이끌어 내는 것이 중요하다.

비합리적 신념
비실제적이며 비논리적 사고체계를 의미하는 것으로 아무런 근거 없이 건전한 인간행동을 지속하는 데 지장을 주는 사고나 신념을 뜻한다.

자동적 사고
개인이 특정사건을 경험하게 되면 자동적으로 떠올리는 생각을 말한다.

인지적 왜곡
현실을 제대로 지각하지 못하거나 사실 또는 그 의미를 왜곡해서 받아들이는 인지적 경향을 뜻한다.

2) 인지행동치료의 발달과정

인지행동치료는 합리적 정서행동치료Rational Emotive Behavioral Therapy : REBT를 내

세운 앨버트 엘리스Albert Ellis와 인지치료Cognitive Therapy를 제시한 아론 벡Aron Beck이 내담자의 부정적 행동과 정서를 변화시키기 위해 인간의 인지과정에 개입해 치료하는 새로운 시도에서부터 시작되었다. 엘리스는 상담자가 수동적 입장을 취하는 정신분석치료에 한계를 느끼고, 상담자가 보다 적극적으로 조언하며 교육적 해석을 제시하는 치료가 효과적이라고 생각하였다. 처음에는 합리적으로 접근하는 것에 중점을 두었다가 이후 정서와 행동 측면을 모두 고려하는 합리적 정서행동치료를 제시하였다. 벡은 우울증 환자를 대상으로 인지적 왜곡에 대해 설명하고 인지치료를 시도하였으나, 이후 우울증 환자뿐만 아니라 불안장애, 성격장애, 부부관계 등 인지치료의 적용 대상과 영역을 확장하였다.

인지행동치료는 처음에 주로 성인을 대상으로 적용하였으나, 넬Knell과 무어Moore 같은 임상가들이 아동에게도 인지행동치료를 적용하기 시작하면서 최근에는 불안장애, 우울증, 주의력결핍과잉행동장애, 공격성을 보이는 아동을 포함해 외상을 경험한 아동 및 사회성에 어려움이 있는 아동에게까지 광범위하게 적용하고 있다. 그리고 인지행동치료를 적용한 수많은 연구가 진행되면서 다양한 기법과 치료적 접근이 개발 보급되었고, 임상적 적용 범위가 더 넓어지고 있다(장미경 외, 2012 ; 정문자 외, 2016 ; Wright et al., 2006).

3) 인지행동치료의 실제

(1) 인지행동치료의 치료적 효과

인지행동치료는 인지가 정서를 중재하므로 부정적 인지를 개선하는 것이 부정적 정서의 개선에 도움이 된다고 보고 있다. 그리고 한 개인은 연습이나 관찰을 통해 자신의 부정적인 자동적 사고를 알아챌 수 있어, 약간의 연습 후에 합리적이고 기능적으로 수정할 수 있다고 본다. 또한 인지나 사고의 변화는 그것이 중재하고 있는 정서나 행동에 변화를 가져오기 때문에 합리적이고 기능적으로 수정하게 되면 그 생각이 유발시키는 부정적인 사고를 경험하지 않을 수 있다고 본다(장미경 외, 2012).

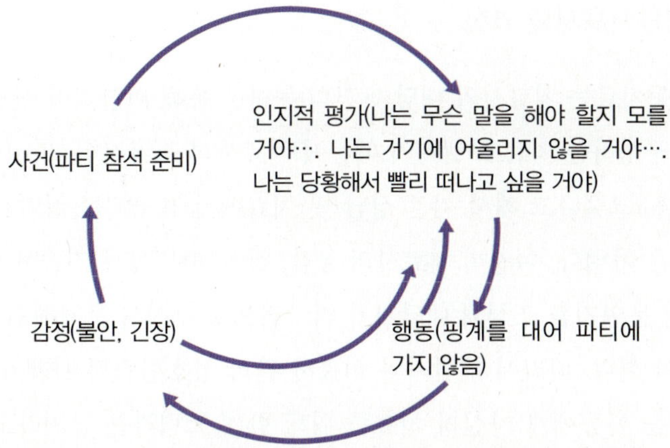

그림 10-6 : 기본적인 인지행동 모델 : 사회불안 내담자의 예

출처 : Wright et al.(2009).

인지행동치료에서는 인지, 감정 및 행동이 주요한 세 분야를 차지하고 있는데, 이에 초점을 맞추면 다양한 기법을 사용할 수 있다. 예를 들어, 불안한 생각을 찾아 변화시키고, 이완이나 심상을 사용해 불안한 감정을 해소하는 데 도움을 주며, 사회적 기술을 교육하는 등의 접근을 통해 실제적으로 행동 변화를 일으킬 수 있다는 것이다. 따라서 인지행동치료를 치료에 적용하고자 할 때는 먼저 문제를 개념화하는 것이 필요하다(Wright et al., 2006).

엘리스의 합리적 정서행동치료과정에서는 치료자가 적극적으로 개입해 내담자의 비합리적 신념이나 사고를 감소시키고 대신 실제적이며 합리적 사고를 증진시키도록 돕는다. 합리적 정서행동치료과정은 ABCDE치료 모델로 설명할 수 있다.

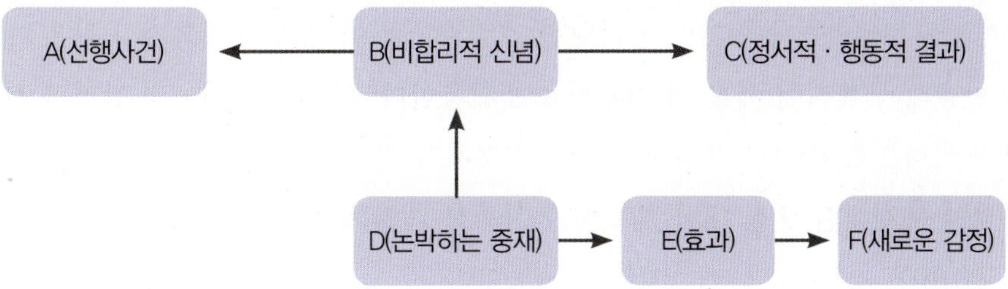

그림 10-7 : 엘리스의 ABCDE 모델

출처 : 정문자 외(2016).

(2) 인지행동치료사의 역할

인지행동치료는 치료사와 내담자 간의 논박을 통해 비합리적 신념을 합리적 신념으로 재구성하는 치료 모델이기 때문에 치료사의 적극적인 지시와 설득이 많이 이루어진다. 그렇다고 해서 기존 상담 및 치료에서 요구되는 상담자의 태도가 경시되는 것은 아니다. 여전히 치료사의 공감, 배려, 따뜻함과 진솔한 태도가 중요하며, 수용적 분위기를 조성해 내담자가 적극적으로 자신의 문제해결에 참여하도록 도와주어야 한다. 따라서 내담자와 치료사 간의 상호협력적 관계가 중요하다. 이에 치료사는 아동에게 자신의 치료를 위해 함께 노력하는 동지라고 소개하면서, 치료적 관계를 '팀워크'라는 용어로 표현하기도 한다. 뿐만 아니라 인지행동치료사는 아동에게 좋은 모델링의 대상이 되기도 한다. 치료과정 중 다양한 감정을 적절하게 표현하는 것과 동시에 갈등이나 부정적 상황에 적절하게 대처하는 행동을 보여 주어 아동이 모델링을 통해 자신의 부적응적 신념과 역기능적 대처행동을 수정하도록 도와주게 된다(정문자 외, 2016).

(3) 인지행동치료실의 환경 구성

인지행동치료는 주로 언어적인 논박을 통해 치료를 진행하기 때문에 별도의 치료도구나 치료실 환경을 필요로 하지 않는다. 단지, 아동을 대상으로 치료를 진행할 경우, 아동의 언어발달에 제한점이 있어 놀이치료와 인지행동치료를 통합해 놀이치료실에서 인지행동치료적 접근으로 치료를 진행하기도 한다.

한편, 아동은 자기중심적이고 사고의 유연성이 부족하기 때문에 언어적 설득과 비합리적 신념에 대한 논박을 활용하기에 제한점이 있다. 따라서 아동 대상 인지행동치료에서는 인형놀이나 다양한 그림과 사진이 첨가된 기록지와 같은 매체를 활용해 구체적인 예를 제시해 치료에 활용한다. 아동의 역기능적 감정과 사고를 언어적으로 표현해 합리적 사고로 대체하고 적응적 대처행동을 배우는 데 효과적인 문제해결 중심 대화 게임이나 사회화 게임 등을 활용하기도 한다(정문자 외, 2016).

<table>
<tr><td colspan="5">BYOCC 이름 :</td></tr>
<tr><td colspan="5">1. 가장 낮은 단계 불안을 유발하는 상황

식당에서 음식 물리기, 물건 바꾸기

• 연습 전
편안 그리 나쁘지 않음 통제 불능</td></tr>
<tr><td>0</td><td>2</td><td>4</td><td>6</td><td>8</td></tr>
<tr><td colspan="5">• 연습 후
편안 그리 나쁘지 않음 통제 불능</td></tr>
<tr><td>0</td><td>2</td><td>4</td><td>6</td><td>8</td></tr>
</table>

2. 그때 떠오르는 생각(불안송아지)을 쓰고 각각 얼마나 믿는지 0~100으로 평가하세요.	0~100
1)	
2)	
3)	

3. 불안송아지를 공격(대처하기)해 보세요.– 좋은 생각으로 바꾸기
1)
2)
3)

4. 달성 가능한 행동 목표를 정하세요(객관적이고 평가가 가능한 목표 "네 가지 생각을 설명하기", "친구에게 아이스크림 사주기", 영화 보러 가자고 말하기, "불안해도 그 상황에 머물러 있기"
1) 2) 3)

그림 10–8 : 인지행동치료 프로그램 활동지 예시

출처 : 한근희(2015).

Discussion **Points**

1 아동문제행동의 성격 및 종류에 따라 치료기법이 다르게 적용되어야 하는지 혹은 보편적으로 적용 가능한지 알아보고, 만약 다르게 적용된다면 각 문제행동 및 장애 유형별로 더 적합한 치료기법에 대해 알아보시오.

2 아동을 상담하거나 치료할 때 하나의 치료기법만을 적용해야 하는지 아니면 통합적 접근도 가능한지 알아보시오.

3 아동과 성인에게 적용하는 치료기법은 차이가 있는지, 만약 있다면 어떤 차이가 있는지 알아보시오.

Mental Health

통합적 서비스 모델

Chapter 11

11

정신건강의 통합적 지원체계를 마련하기 위해서 국가에서는 매년 '국민 정신건강 증진 종합대책'을 수립하여 실천해 오고 있다. 이에 현재 운영되고 있는 아동 · 청소년의 정신건강 증진을 위한 기관들의 주요 내용들을 살펴보도록 한다. 또한 선진국의 아동 · 청소년 정신건강 증진을 위한 성공적인 정책이 어떻게 운영되고 있는지 살펴봄으로써 우리나라의 아동 · 청소년 정신건강의 나아갈 방향을 제시하고자 한다.

1. 우리나라 정신건강의 대책

국민의 정신건강에 대한 요구는 지속적으로 증가하고 있지만 일반 국민의 정신건강 서비스 이용률은 실질적으로 매우 낮은 편이다. 이는 정신건강을 위한 예방 차원이 아닌 사후 대책 중심으로, 초기 환자가 아닌 중증환자를 대상으로 의료기관 입원 치료 위주의 정책이 설정되고 실천되어 왔기 때문이다. 이로 인해 국민의 정신건강의 향상을 위해 막대한 사회적 비용이 소요되고 있지만 실질적인 도움을 받는 비율은 매우 낮은 실정이다. 이에 국민의 정신건강을 위한 통합적 지원체계를 위한 대책마련이 필요하게 되었으며, 2016년도 관계부처 합동으로 국민 정신건강 증진을 위한 종합대책을 수립하였다(정신건강 종합대책, 2016).

국민의 정신건강 증진을 위한 대책으로는 첫째, 인식개선을 통한 정신건강 서비스 이용자 증가시키기, 둘째, 정신건강문제의 조기발견과 개입 및 강화하기, 셋째, 생애주기별 정신건강 지원체계 구축하기 등을 들 수 있다. 구체적인 내용을 살펴보면 다음과 같다.

1) 인식개선을 통한 정신건강 서비스 이용 제고

정신건강 증진 서비스의 접근성을 높이기 위해서는 정신건강 자가관리self care를 위한 지원체계를 구축하여 찾아가는 정신건강 서비스를 제공하고, 지역사회의 정신건강 서비스를 확대하여 시 · 도 및 시 · 군 · 구에 단계적으로 정신건강증진센터를 설치해서 필요시 인구를 고려하여 추가 인프라를 확충하도록 한다.

정신건강에 대한 국민의 관심을 위해서 정신건강 인식개선 캠페인, 공익광고 및 정신건강의 날을 지정하고 시행한다. 정신질환에 대한 우호적 환경을 조성하고 정신질환 및 정신질환자에 대한 관련 법령 · 제도를 정비하여 불합리한 차별을 개선하며, 정신질환 차별 여부 모니터링 및 처벌 규정을 마련하여 바람직한 언론보도를 위한 가이드라인을 제공하도록 한다.

2) 정신건강문제 조기발견 및 개입 강화

우울, 불안 등에 대한 지역사회 서비스 강화를 위하여 동네 의원 역량강화를 통한 조기발견 및 개입을 지원하고, 정신건강증진센터 내 '마음건강 주치의'정신과 전문의를 배치하도록 하며, 건강보험공단의 건강검진 시 정신건강검진의 내실화를 강화한다. 정신건강의 취약계층에 대한 심리 및 정서적 차원의 지원을 한다.

위기심리 지원에 대한 강화는 지역사회의 재난 대응을 위한 정신건강관리체계를 구축하여 국민안전처 · 보건복지부 · 교육부 · 여성가족부 등 관계기관의 합동 재난 심리지원을 위한 대응체계를 마련한다.

3) 생애주기별 정신건강 지원체계 구축

생애주기별 정신건강 지원체계 중에서 영유아의 정신건강을 위한 지원으로는 정서발달평가 및 평가 결과에 따른 서비스 지원을 한다. 아동학대 발생 시 위기개입을 위해서 정신건강증진센터–육아종합지원센터–아동보호전문기관 간 연계체계를 구축하여 학대 및 관련 아동을 긴급으로 심리평가를 실시한다. 심리평가 결과에 따라 고위험군으로 선별되었을 경우에는 해당 아동에 대한 놀이치료 및 부모 등 보호자를 대상으로 지원교육을 제공한다. 부모 · 교사 대상의 심리 지원 및 교육은 부모, 어린이집 · 유치원 교사를 대상으로 우울, 불안, 스트레스 등 정신건강 스크리닝 및 고위험군 대상 상담 등의 심리적 지원을 한다.

아동 · 청소년 정신건강 지원은 아동 · 청소년 정신건강 관련 실태조사를 실시하고, 학교기반 정신건강 지원체계를 구축한다. 현재 초등학교 1, 4학년, 중 1, 고 1을 대상으로 정서행동특성검사 등을 실시하고 학교 내 자살, 사고, 학교폭력 등 위기 발생 시 심리 지원 교육자료 마련 및 외부기관을 통한 개입 · 중재를 지원한다. 학교 밖 청소년 정신건강 지원으로는 학교 밖 청소년 지원센터를 중심으로 학교 밖 청소년을 대상으로 '정서행동특성검사'를 시행하여 정신과적 문제가 발생하였을 때는 학교 밖 청소년 지원센터와 정신건강 증진센터의 연계로 심층평가와 상담 및 치료계획 수립 등을 지원한다. 전문적인 지원이 필요할 경우에는 Wee센터,

정신건강증진센터, 인터넷중독대응센터 및 정신의료기관을 연계하고 저소득층의 치료비를 지원한다.

청 · 장년 정신건강 지원은 대학생 정신건강 지원체계 구축과 근로자 직무 스트레스 및 우울증 등을 관리한다. 노인 정신건강 지원은 노인 정신건강 관련 종합검사를 실시하고 다양한 심리적 지원을 한다.

2. 아동 · 청소년 정신건강 증진

최근 저출산 · 고령화 사회로 기대수명 증가와 가족의 유형 및 생활양식의 변화에 따른 학생들의 건강문제는 신체적인 문제뿐만 아니라 ADHD, 우울, 자살, 불안 등 정서 · 행동적인 문제가 증가하고 있어 이에 대한 조기발견 및 치유기능이 강화되고 있다. 이에 학생건강 증진에서 발표한 아동 · 청소년 정신건강 증진의 현황과 내용을 살펴보고자 한다(학생건강 증진 기본방향, 2016).

1) 아동 · 청소년 정신건강 증진의 현황

2007년부터 초 · 중등학생을 대상으로 '정서 · 행동발달검사'를 실시하고 정서 · 행동문제의 경향이 있는 학생을 지원하고 있다. 2012년부터 학교폭력 징후 및 자살생각 등에 대한 조기발견 · 관리를 위하여 학생정서 · 행동특성검사 대상을 모든 학생으로 확대하고 2012년 특성검사 결과 등을 반영하여 2013년부터 특성검사 제도개선 및 취약학교 · 지역의 집중지원 강화와 온라인 검사시스템의 구축 등 추진체계를 개선하도록 하였다.

2) 아동 · 청소년 정신건강 증진의 주요 내용

아동 · 청소년 정신건강 증진의 주요 내용으로 학생정서 · 행동특성검사를 실시한다. 검사 대상은 초 1 · 4학년, 중 · 고 1학년이다. 학생정서 · 행동특성검사 결과에 대한 조치방안으로는 개인정보 보호법 등 관계법령을 준수하고, 검사 결과 및 학생학부모 상담 · 치유 지원 등 개인정보 등이 공개되지 않도록 보안관리를 철저히 한다. 또한 관심 대상 학생에 대한 지속적인 관리 등 관리 공백을 방지하도록 한다.

학교 내 · 외 정신건강관리의 체계 정비는 학교 내 총괄 책임자 지정부장교사 이상을 의무화하여 협의체담임교사 · 보건교사 · 전문상담교사 · 생활지도담당교사 · 지역사회 전문가 등 등을 구성하고 운영하는 등 단위학교 학생관리의 역량을 강화한다.

3. 아동 · 청소년 정신건강 증진 관련 기관 및 사업

우리나라의 아동 · 청소년 정신건강 증진을 위한 관련 기관으로는 한국청소년상담복지개발원, 학생정신건강지원센터, Wee센터, 드림스타트 등이 있다. 주로 아동 · 청소년을 대상으로 학교, 교육기관, 지역사회, 학부모 등이 연관되어 있다.

1) 한국청소년상담복지개발원

한국청소년상담복지개발원은 전국 400여 개의 청소년상담복지센터와 학교 밖 청소년지원센터청소년지원센터 꿈드림를 총괄하는 중추기관으로 학교 밖 청소년, 미디어 중독 청소년 등 위기청소년 지원과 함께 청소년 정책연구 및 프로그램 개발, 상담복지 전문인력 양성 등을 수행하고 있다.

본 장에서는 특히 청소년들에게 직접적으로 적용하여 운영하고 있는 청소년 사회안전망 운영사업, 학교 밖 청소년 지원사업, 청소년 미디어 중독 예방 · 해소사업, 학교폭력 예방 지원사업 등을 중심으로 알아보고자 한다.

(1) 청소년사회안전망 운영사업

청소년 가출, 폭력 등과 같은 위기문제나 심리정서적 문제로 도움이 필요한 경우 언제든지 지역 내 청소년상담복지센터를 통해 위기개입, 긴급구조, 일시보호

등 다양한 청소년사회안전망CYS-Net : Community Youth Safety-Net 서비스를 제공하고, 청소년전화 1388, 청소년동반자, 1388 청소년지원단 등이 활동하고 있다.

(2) 학교 밖 청소년 지원사업

학교 밖 청소년의 학업 복귀와 사회 진입을 도와 건강한 사회구성원으로 성장할 수 있도록 지원한다. 내용을 살펴보면, 학교 밖 청소년의 개인적 특성과 요구를 고려하여 두 가지 진로 트랙학업 복귀, 사회 진입으로 나갈 수 있도록 선택의 기회를 제공한다. 학업 복귀를 원할 경우 복교, 검정고시, 상급학교 진학, 대안학교 입학 등을 지원한다. 반면, 사회 진입을 원할 경우 직업훈련, 자격증 취득, 취업, 자기개발 등을 지원하며 학교 밖 청소년이 건강한 사회구성원으로 성장할 수 있도록 돕는다.

(3) 청소년 미디어 중독 예방 · 해소사업

인터넷 · 스마트폰 이용습관 진단조사와 청소년 인터넷 · 스마트폰 중독 상담 · 치유 서비스 및 청소년 인터넷 · 스마트폰 중독 치유특화 프로그램을 운영하고 있으며, 인터넷 · 스마트폰 중독 대응 상담전문인력을 해마다 수시로 양성하고 있다.

(4) 학교폭력 예방 지원사업

솔리언 또래상담은 청소년의 상담 대상 1순위가 '또래친구'라는 점을 반영하여 소정의 훈련 프로그램을 이수한 또래상담자들이 또래친구의 고민을 들어주고 도와줌으로써 도움을 주고받는 청소년 모두가 성장하는 공감 · 의사소통 · 리더십을 함양하는 프로그램이다. 올틴품성계발은 학교교육과정에서 지향하는 덕목을 반영하여 실제 경험과 양방향 의사소통을 통한 현장 맞춤형 체험 프로그램으로 2015년 인성교육진흥법이 제정됨에 따라 전국의 학교 및 청소년상담복지센터에 보급되고 있다. 이음부모교육은 부모 자신과 자녀를 이해하고, 자녀에게 힘을 북돋아줌으로써 자녀와의 관계 개선뿐 아니라 부모 자신의 성장을 지원하는 교육 프로그램이다. 이 밖에도 자살 예방교육 프로그램 등을 진행하고 있다.

2) 학생정신건강지원센터

학생정신건강지원센터는 학생들의 정신건강 증진을 위해 교육부에서 설립 · 지원하는 전문 연구 및 교육기관이다.

전문 연구 및 교육기관의 지원사업의 내용은 다음과 같다.

(1) 연구 지원 서비스

연구 지원에서는 뇌발달 기반 학생정신건강 연구, 학교에서 적용 가능한 증거 기반evidence-based, 사회정서행동 개선 프로그램 개발, 학생정신건강 연구 및 교육 지원 글로벌 네트워크 구축 등이 있다.

(2) 교육 지원 서비스

교육 지원 서비스는 교사 대상 정신건강 전문지식 전달교육, 학교 대상 위기 개입 지원postvention 등이 있다.

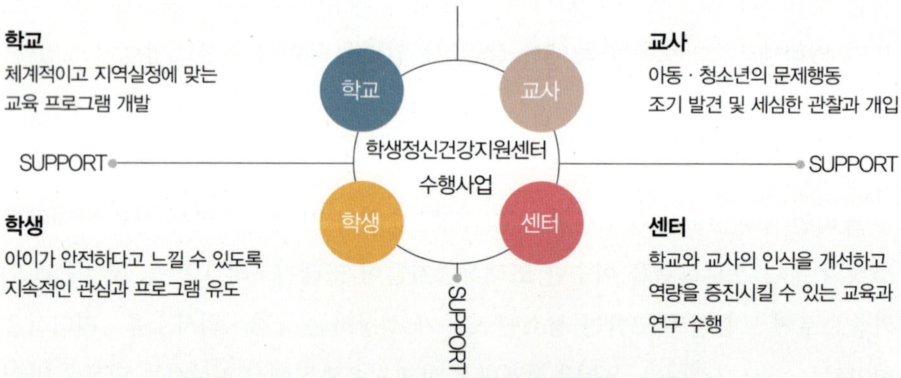

학교
체계적이고 지역실정에 맞는
교육 프로그램 개발
교사
아동 · 청소년의 문제행동
조기 발견 및 세심한 관찰과 개입
학교
교사
학생정신건강지원센터
수행사업
SUPPORT
SUPPORT
학생
센터
학생
아이가 안전하다고 느낄 수 있도록
지속적인 관심과 프로그램 유도
센터
학교와 교사의 인식을 개선하고
역량을 증진시킬 수 있는 교육과
연구 수행
SUPPORT

외상(traurma) 경험은 학생들의 사회정서행동에 영향을 줄 수 있다.
학생정신건강지원센터는 이러한 관점에서 학교와 교사의 인식을 개선하고 역량을 증진시킬 수 있는 교육과 연구를 수행한다.

01 연구 뇌발달 기반 학생 정신건강 연구
학교에서 적용 가능한 증거 기반(evidence-based)
사회정서행동 개선 프로그램 개발
학생 정신건강 연구 및 교육 지원 글로벌 네트워크 구축

02 교육 교사 대상 정신건강 전문지식 전달교육
학교 대상 위기개입 지원(postvention)

그림 11-1 : 사업체계도

출처 : 학생정신건강지원센터 수행사업(www.smhrc.kr).

3) Wee센터

Wee는 학교, 교육청, 지역사회가 연계하여 학생들의 건강하고 즐거운 학교생활을 지원하는 다중의 통합 지원 서비스망이다. 학습부진 및 학교부적응 학생을 포함하여 일반 학생들도 Wee를 통해 행복한 학교생활을 할 수 있도록 한다. Wee 프로젝트에 참여하는 학생의 선정은 교사들에 의해서 선정되기도 하고 부모님의 권유와 안내로 오는 경우도 있으며, 학생 스스로 참여하는 경우도 있다.

Wee센터에는 Wee클래스, Wee센터, Wee스쿨이 있으며, 각각 학교, 지역교육청, 시·도교육청에서 지원하는 체계로 운영되고 있다.

(1) Wee클래스

단위학교 안에 있는 Wee클래스는 자기표현·감수성 훈련 프로그램, 진로탐색·소질계발 프로그램, 학습 전략과 방법을 지원하는 학습 클리닉 등의 다양한 개별 및 집단 프로그램과 학생의 특기와 흥미에 맞는 체험 프로그램 등을 운영한다.

(2) Wee센터

Wee센터는 다양한 전문가들이 연계하는 멀티상담센터이다. 상담서비스와 학생의 잠재력, 학교 및 사회적응력, 글로벌 리더십 등을 향상시키는 다양하고 전문화된 맞춤형 프로그램을 운영한다. 임상심리사에 의한 심리검사 및 사례 진단, 전문상담사에 의한 가정문제, 학교폭력, ADHD 등의 위기 유형별 상담, 사회복지사에 의한 지역사회와 연계한 장학금 지원과 같은 복지 혜택, 학습지도사에 의한 학습 컨설팅을 실시하여 학생들의 특기와 적성, 상황에 맞는 전문화된 서비스가 제공된다.

(3) Wee스쿨

Wee스쿨은 학년·학급이 구분되지 않은 통합교육과정으로 운영되며 학교 교육 이외에도 심성교육, 직업교육, 사회적응력 프로그램 등을 함께 지원한다. 학생들의 자아존중감과 성취를 고취시키고 학습과정을 우선으로 하여 교원, 전문상담

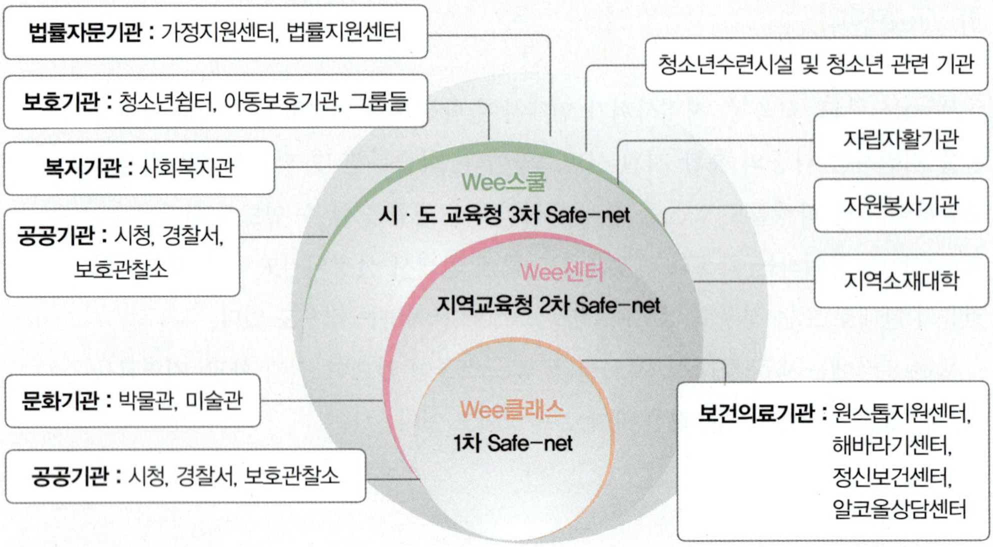

그림 11-2 Wee 서비스 네트워크

출처 : Wee안내(www.wee.go.kr).

교사, 전문상담사, 임상심리사, 사회복지사 등의 전문가 팀이 상주하면서 학생들과 학교생활을 같이 한다.

4) 드림스타트

취약계층 아동에게 맞춤형 통합서비스를 제공하여 아동의 건강한 성장과 발달을 도모하고 공평한 출발기회를 보장함으로써 건강하고 행복한 사회구성원으로 성장할 수 있도록 지원하는 사업으로 0세임산부에서부터 만 12세초등학생 이하 아동 및 가족을 지원 대상으로 한다.

주요 사업으로는 신체 · 건강, 인지 · 언어, 정서 · 행동, 부모 · 가족에 대한 서비스가 있으며 내용은 다음과 같다.

(1) 신체 · 건강

아동의 건강한 성장과 신체발달을 증진하고 건강한 생활을 위한 건강검진과 예방 및 치료를 제공하며 아동발달에 필요한 신체/건강 정보 서비스를 제공한다.

(2) 인지 · 언어

아동의 의사소통 및 기초학습능력 강화와 맞춤형 인지/언어 서비스를 통한 아동의 강점을 개발하도록 돕는다.

(3) 정서 · 행동

자존감 및 긍정적 성격 형성을 위한 정서발달 서비스를 제공하고 올바른 사회 인식 및 이해를 도와 성숙한 사회 시민으로 성장할 수 있도록 한다.

(4) 부모 · 가족

부모자녀 상호작용 및 적합한 교육환경을 위한 부모의 역량을 강화하고, 부모

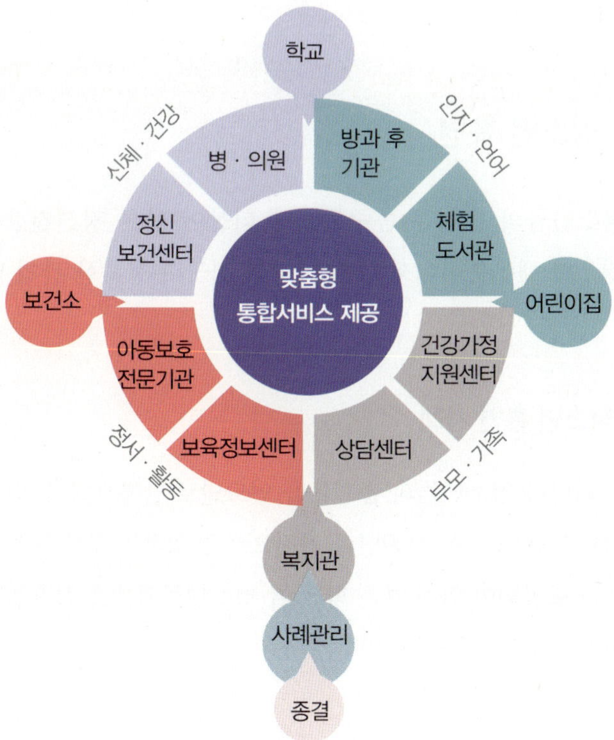

그림 11-3 : 드림스타트 지원과정

출처 : 드림스타트 사업소개(www.dreamstart.go.kr).

의 유능감 및 자존감 강화와 부모의 양육기술을 지원하며 임산부의 건강한 출산 및 양육을 돕는다.

4. 아동 · 청소년 정신건강 증진을 위한 사례관리

아동 · 청소년 정신건강에 문제가 되고 있는 주요 사례들을 보면, 청소년 흡연, 스마트폰 · 온라인 게임 중독, 학교폭력, 아동 · 청소년 자살 충동 등의 문제들이 대두되고 있다. 이와 같은 문제들을 해소하여 아동 · 청소년들이 건강한 생활을 할 수 있도록 돕기 위해서 각 기관에서는 아동 · 청소년들의 정신건강에 문제가 되는 사례를 관리하고 그에 따른 예방 및 관리 중재 프로그램들을 진행하고 있다. 본 장에서 소개되는 사례별 구체적 프로그램은 '2008년 청소년 정신건강검진 및 사례관리서비스 프로그램'을 재구성하였으며, 내용은 표 11-1, 표 11-2, 표 11-3, 표 11-4와 같다.

1) 아동 · 청소년 흡연

아동 · 청소년들의 흡연은 음주문제와 더불어 다른 정신건강문제들과 함께 발생되는 경우가 대부분이어서 조기 예방의 접근과 꾸준한 관리 및 교육이 필요하다.

(1) 아동 · 청소년 흡연 사례

다음은 우리나라 청소년들의 흡연율을 연도별로 알아보았다. 남녀 학생의 전체 비율을 살펴보면 2008년과 2009년을 기점으로 감소하는 추세를 보이고 있지만 조사의 대상에는 포함되어 있지 않은 학교 밖 청소년들과 초등학생들의 흡연에 대한 문제도 사회적 문제로 대두되고 있다.

구분	2005년	2006년	2007년	2008년	2009년	2010년	2011년	2012년	2013년	2014년	2015년
전체	11.8	12.8	13.3	12.8	12.8	12.1	12.1	11.4	9.7	9.2	7.8
남자	14.3	16.0	17.4	16.8	17.4	16.6	17.2	16.3	14.4	14.0	11.9
여자	8.9	9.2	8.8	8.2	7.6	7.1	6.5	5.9	4.6	4.0	3.2

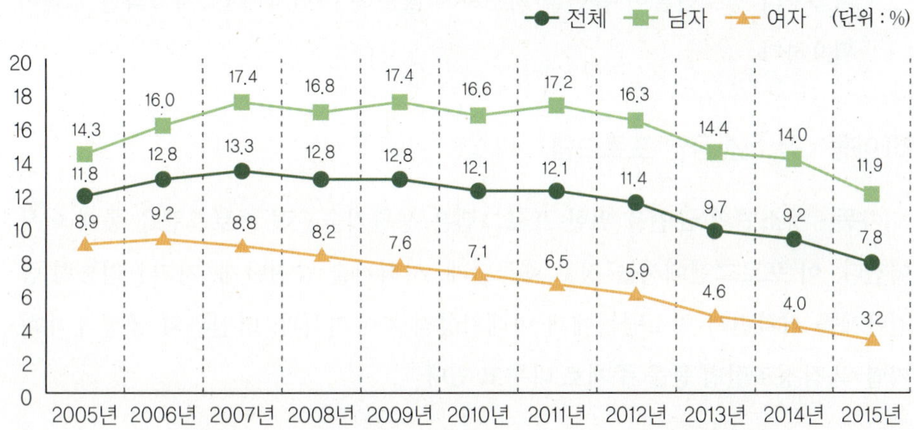

그림 11-4 : 우리나라 청소년(중 1~고 3) 흡연율(단위%)

출처 : 보건복지부 · 질병관리본부 · 교육과학기술부(2016).

(2) 아동 · 청소년 금연을 위한 지도방법

아동 · 청소년 금연 지도 시 주의할 사항들을 살펴보면 다음과 같다(학생건강정보센터, http://www.schoolhealth.kr).

- 무조건 잘못된 행동이라는 태도로 아이들을 대하면 반발심만 커져 의미가 없다. 성인과 동등한 인격체로 대하면서 상담해야 한다.
- 짜여진 프로그램에만 맞춰서 교육과 상담을 하다보면 아이들의 관심과 흥미를 끌기 어렵다. 상황에 따라 유연성 있게 상담하여 아이들의 관심도를 높이도록 한다.
- 교육과 상담을 실시할 때 교육적인 이야기만 나열하다 보면 아이들이 지루해하므로, 다양한 예와 사진들을 첨부하여 제시해 준다.
- 집단상담이나 교육 시 게임을 활용하거나, 조를 짜서 과제를 내주고 작은 선물을 주면서 적극적인 참여를 이끌어 낸다.

• 금연 성공률을 높이려면 가족보다 친구들과 함께 금연교육을 받는 게 더욱 좋다. 가족보다 친구들과 많은 것을 공유하고 배우며 동화되려 하므로 친구들이 자신의 금연을 도와줄 때 성공률이 가장 높다.
• 처음부터 청소년들이 흡연을 시도하지 않도록 어릴 때부터 지속적인 교육이 필요하다.

(3) 아동 · 청소년 금연 프로그램

아동 · 청소년의 금연을 위한 프로그램은 생활기술훈련 프로그램을 통해 이루어진다. 이 프로그램에서는 정보 제공단계, 사회기술 증진단계, 자기관리능력 증진단계를 거치면서 청소년들에게 미래지향적 자아의식과, 타인과의 긍정적 대화기법 및 감정조절법 등을 주제로 다루고 있다.

표 11-1 ∶ 청소년 흡연 예방 및 중재 프로그램의 예

<table>
<tr><th>회기</th><th>단계</th><th>주제</th><th>제목</th><th>내용</th></tr>
<tr><td>1</td><td rowspan="4">정보 제공 단계</td><td>특별한 만남</td><td>오리엔테이션</td><td>자기소개, 규칙 정하기, 짝꿍 소개</td></tr>
<tr><td>2</td><td>청소년기 이해</td><td>청소년기의 심리적 특성 파악하기</td><td>• 청소년기의 특성
• 청소년기의 주된 어려움
• 청소년 문제 발생 비율</td></tr>
<tr><td>3</td><td>더 나은 결정</td><td>청소년기 문제 대처능력 파악하기</td><td>• 청소년 주된 문제 대처 유형
• 청소년 문제 대처방법 파악
• 스스로의 결정, 더 나은 결정을 위한 간단한 방법</td></tr>
<tr><td>4</td><td>자아인식</td><td>청소년기 어려움을 경험하는 자신을 발견하기</td><td>• 자아상 발견하는 방법
• 자아상이 행동에 미치는 영향
• 자아상의 개선과 스스로의 이미지</td></tr>
<tr><td>5</td><td rowspan="2">사회 기술 증진 단계</td><td>아름다운 만남</td><td>가족관계에 대한 인식 변화시키기</td><td>• 가족의 장 · 단점
• 가족 장 · 단점 바꾸기
• 가족의 소중함 확인하기</td></tr>
<tr><td>6</td><td>사랑스런 대화</td><td>효과적인 의사소통 다루기</td><td>• 최근에 오해한 일 살펴보기, 오해를 피하는 기술
• 의사소통기술 적용 훈련(칭찬해주기)
• 나-전달법 사용하기</td></tr>
</table>

회기	단계	주제	제목	내용
7		나의 인생계단	학습방법과 진로선택	• 진로탐색 • 나의 미래를 위한 학습목표 설정하기 • 학습방법 선택하기
8		관계의 거리	지지 자원 형성하기	• 청소년기 어려움(가출, 음주, 흡연 등의 문제행동) 해결을 위한 가족, 친구, 학교, 지역사회 자원 파악하기 • 청소년 정신건강 지킴이 선포식
9	자기 관리 능력 증진	현명한 선택	물질(술, 담배, 약물)의 중독성 인식하기	• 실험을 통한 물질 사용의 문제점 인식 • 검사지를 통한 자신의 물질 사용 정도 파악 • 물질 사용에 대한 심리적 기대감 파악 • 물질 사용의 손익계산
10		유혹 탈출	악마의 유혹으로부터 벗어나기	• 물질 사용 중단의 방해요인 파악 • 물질 사용에 대한 유혹과 약물 사용 중단에 대한 자기 효능감 비교 • 목표 설정 및 물질 사용 중지 선언식
11		분노 다루기	분노(화)의 건설적 대처방법 습득하기	• 분노를 일으키는 상황 탐색 • 건설적인 분노대처방안 학습 • 분노 다루기
12		새로운 내일	앞으로의 나의 모습	소감문 및 소감 나누기

출처 : 2008년 청소년 정신건강검진 및 사례관리서비스 보도자료.

2) 스마트폰 · 온라인 게임 중독

요즘은 스마트폰과 온라인 게임을 안 해본 아동이나 청소년이 없을 정도로 장소에 구애받지 않으며 누구나 쉽게 접할 수 있는 미디어 매체가 되었다. 그러나 그로 인해 아동 · 청소년들은 정신적 · 정서적인 문제들이 발생하고 학교생활이나 일상생활을 하는 데 어려움을 겪고 있다. 이에 스마트폰 · 온라인 게임의 중독 사례를 알아보고 스마트폰 · 온라인 게임 중독 예방법과 중재를 위한 프로그램에 대해 알아보자.

(1) 스마트폰 · 온라인 게임 중독 사례

맞벌이 부부가 증가하고 자녀의 출산율이 낮아지면서 외동아가 늘어나고 있다. 외동아는 어려서부터 집에 혼자 있는 시간이 많아지면서 스마트폰이나 온라인 게임에 노출되는 경우가 점차 높아지고 그 결과 다양하고 심각한 문제가 나타나게 된다. 다음은 온라인 게임의 과몰입 성향으로 게임을 못하게 되는 상황이 되자 난폭한 행동까지 보이는 초등학생 남아의 사례이다.

> **스마트폰 · 온라인 게임 중독 사례** BOX 11-1
>
> 평소 온라인 게임을 즐겨하는 초등학교 5학년 찬우는 자신의 연령대에는 사용 제한이 걸려 있는 게임을 부모님 주민등록번호를 이용해 몇 년 전부터 해오고 있고 게임레벨도 이미 수준급에 올라 있다. 부모님이 잠든 새벽녘까지 게임을 하다 보니 다음날 학교에 지각하는 일이 많아지고 학교에서도 수업에 집중하지 못하고 잠에 취해 있는 시간이 많다. 학교를 마치고 집에 오자마자 자동으로 온라인 게임에 접속하는 것이 습관이 되었고 최근에는 부모가 컴퓨터 전원케이블을 숨겨버리자 자신의 방문을 발로 걷어차고 책상에 있는 물건을 집어 던지는 등, 난폭한 행동을 보이기도 하였다.
>
> 출처 : http://woman.chosun.com(온라인 게임중독)

(2) 스마트폰 · 온라인 게임 중독 예방 및 치료

① 가족이 적극적으로 협조한다

부모와 애착관계가 불안정하거나 충동, 주의력에 문제가 있는 아이일수록 게임에 쉽게 중독되지만 가족의 적극적인 협조함께 여행가기, 대화시간 늘리기 등가 있으면 치료기간이 짧아진다.

② 게임시간을 정해놓는다

무조건 게임을 하지 말라고 다그치기보다는 컴퓨터 사용시간을 대화로 타협해서 중독의 길로 빠지지 않도록 만들어 준다. 주중에는 적은 시간을, 주말에는 많은 시간을 할애해 아이가 납득할 수 있도록 돕는다. 정해 놓은 시간에 대한 약속을 지켰을 때 상을 주는 것도 좋은 방법이다.

③ 오락용과 학습용을 구분한다

연령이 낮은 아이가 게임에 관심을 보이면 학습용 게임을 추천한다. 오락용 게임의 경우 폭력적이고 선정적인 것들이 많아 학습능력이나 집중력 배양에 문제가 되지만, 학습용은 게임을 통해 학습능력을 배양할 수 있다.

④ 대체할 만한 흥미요소를 만든다

게임할 시간을 외부 활동으로 대체하여 학원에 보내거나 자원봉사 또는 동호회에 참여하게 하여 새로운 경험을 쌓도록 한다. 중독 정도가 심한 경우에는 게임중독을 치료하는 의료기관이나 상담소 등을 활용한다.

⑤ 부모가 게임에 함께 참여한다

부모가 아이와 함께하는 시간을 늘리는 것만으로도 아이를 인터넷 중독에서 탈출시킬 수 있다. 아이가 게임에만 몰두하려 한다면, 처음에는 아이와 함께 게임을 하는 것도 좋은 방법이다. 같이 게임을 하면서 정을 쌓고, 일정 시간이 되면 함께 게임을 멈춰서 아이의 게임시간을 조율해준다.

출처 : http://woman.chosun.com(2012. 3. 8) ; 학생건강정보센터(http://www.schoolhealth.kr).

(3) 스마트폰 · 온라인 게임 중재 프로그램

스마트폰 · 온라인 게임 중재 프로그램에서는 의식상승consciousness raising, 극적해소dramatic relief, 의사결정 균형decisional balance, 역조건화counterconditioning, 강화관리Reinforcement management, 자기재평가Self-revaluation, 자기효능감self-efficacy, 자기해방selfliberation 등의 변화과정을 중점으로 프로그램을 구성하고 있다(보건복지부, 2008).

표 11-2 : 온라인 게임 중독 중재 프로그램

단계	회기	단원	주제	내용	변화과정
도입 단계	1	특별한 만남	프로그램 소개	• 프로그램 소개 • 집단 구성원의 자기소개 • 자신의 인터넷 게임중독행위의 변화단계 이해 • 개인별 목표 정하기	의식상승 (consciousness raising)
변화 동기 형성 단계	2	내 인생의 하루	인터넷 게임중독 사용 특성 파악	• 인터넷 게임 사용의 양과 빈도에 대한 자아인식 증진 • 인터넷 게임 사용의 패턴 인식 • 관찰을 통한 인터넷 게임 중독의 문제점 인식	의식상승 (consciousness raising) 극적 해소 (dramatic relief)
	3	현명한 선택	인터넷 게임중독의 중독성 인식	• 인터넷 게임의 중독성에 대한 인식 • 검사지를 통한 자신의 인터넷 게임 중독 정도 파악 • 인터넷 게임 사용에 대한 심리적 기대감 파악 • 인터넷 게임 사용의 손익계산	의식상승 (consciousness raising) 의사결정 균형 (decisional balance)
	4	내 인생의 우선순위	효과적인 시간관리	• 시간관리의 중요성 파악 • 효과적인 시간관리방법 습득 • 우선순위 결정하는 방법 습득	역조건화 (counterconditioning) 강화관리 (reinforcement management)
변화 결정 단계	5	여가 활동	건강한 여가 활동 증진	• 자신의 인터넷 게임 사용을 극복할 수 있는 건강한 여가 활동 파악 • 건강한 여가 활동 적용	자기재평가 (self-revaluation) 강화관리 (reinforcement management)
	6	소중한 나	자기인식 증진	• 자신의 인터넷 게임 사용에 대한 객관적 문제점 인식 • 자신의 현재 위치와 인생목표 찾기 • 자신의 목표도달에 인터넷 게임이 미치는 영향 파악	자기효능감 (self-efficacy) 자기해방 (self-Liberation)
	7	내가 주인공	인터넷 게임중독과 환경과의 관계 파악	• 인터넷 게임 중독과 관련된 물리적 환경요인 파악 • 가족의 인터넷 게임 중독에 대한 영향 평가 • 인터넷 게임 중독이 자신의 인간관계에 미치는 영향 파악 • 인터넷 게임 중독이 자신의 역할에 미치는 영향 파악	자기해방 (self-liberation)
마무리 단계	8	새로운 내일	마무리 및 시상식	• 목표 도달의 구체적 방안 탐색 • 자기강화 활동 • 마무리 및 시상식	자기해방 (self-liberation)

출처 : 보건복지부(2008). 재구성.

3) 학교폭력

아동 · 청소년들이 학교폭력을 겪게 되면 자살이나 다른 문제로 연결될 수 있는 경우가 발생하여 조기에 문제에 개입하여 해결하는 것이 바람직하다. 이에 학교폭력의 사례들을 살펴보고 중재 프로그램에 대한 내용을 알아보자.

(1) 학교폭력의 다양한 사례

학교폭력의 경우에는 다양한 상황에서 문제가 발생하고 있다. 사례로는 신체적 · 물리적 학교폭력, 언어적 · 정신적 학교폭력, 따돌림, 사이버 따돌림, 집단폭력 등이 있다.

학교폭력 사례

BOX 11–2

사례 1 신체적 · 물리적 학교폭력 사례

친구들끼리 놀면서 장난삼아 머리를 몇 대 때렸어요. 전 살살 때린 것 같은데 그 친구가 갑자기 우니까 황당하고 어이없어요. 친구들이 전부 저한테 너무했다고 하던데, 설마 이게 말로만 듣던 학교폭력은 아니겠죠?

- 상담 결과 1

  학교폭력으로 볼 수 있습니다. 본인이 대수롭지 않은 행동으로 여겼더라도 상대방이 아픔이나 수치심을 느꼈다면 학교폭력이라고 할 수 있습니다. 장난은 서로를 즐겁게 하고 웃음을 유발하는 행위입니다. 자신은 장난이라고 생각하더라도 상대방이 불쾌하게 여긴다면 이는 장난이 아닌 괴롭힘으로 보아야 합니다. 친구들과 자유롭게 노는 경우에도 무리한 신체접촉은 주의하는 것이 좋습니다.

- 상담 결과 2

  현행법은 학교폭력을 "학교 내외에서 학생을 대상으로 발생한 상해, 폭행, 감금, 협박, 약취 · 유인, 명예훼손 · 모욕, 공갈, 강요 · 강제적인 심부름 및 성폭력, 따돌림, 사이버 따돌림, 정보통신망을 이용한 음란 · 폭력 정보 등에 의해 신체 · 정신 또는 재산상의 피해를 수반하는 행위"라고 규정해서(학교폭력예방 및 대책에 관한 법률 제2조 제1호), 어떤 사건이 학교폭력인지 아닌지를 판단할 때 원인이 아닌 그 행위의 결과를 기준으로 삼고 있습니다. 따라서 질문자가 좋은 의도로 싸움에 개입했다고 하더라도 상대방이 다쳤다면 결과적으로는 학교폭력의 가해학생이 됩니다.

사례 2 언어적 · 정신적 학교폭력 사례

친구들이 서로 "이 XX야"라고 욕을 하면서 즐거워하는데, 제가 볼 때는 별로 좋아 보이지 않아요. 욕설은 언어적 폭력이니까 학교폭력에 해당되는 것 맞죠?

• 상담 결과

이 경우 학교폭력으로 볼 수도, 그렇지 않을 수도 있습니다. 욕설을 하는 당사자들 중 어느 한쪽 또는 모두가 기분을 상해했다면 학교폭력의 일종으로 볼 수 있지만, 당사자들이 모두 기분이 상하기는커녕 즐거워했다면 피해를 입은 당사자가 없으므로 학교폭력으로 보기 어렵습니다. 현행법은 학교폭력을 신체 · 정신 또는 재산상의 피해를 수반하는 행위(학교폭력예방 및 대책에 관한 법률 제2조 제1호)로 보기 때문입니다.

사례 3 따돌림의 사례 : 피해학생의 입장

저를 포함해서 늘 같이 다니는 친구들이 다섯 명이 있어요. 등하교도 함께 하고 학원도 같이 다닐 정도로 친한데, 어느 날 한 친구가 제가 자기 욕을 하고 다닌다고 들었다면서 말을 걸어도 무시하고 다른 친구들도 저와 어울리지 못하게 합니다. 우리반 인터넷 카페에 글을 올려도 어느 순간부터 제 글에 답글이 달리지 않고, 실시간 채팅도 거부당하고 있어요. 등하교도 혼자하고 학원에 가도 왕따처럼 무시당하는데, 이것도 학교폭력인가요?

• 상담 결과 1

학교폭력으로 볼 수 있습니다. 피해학생에게 심각한 정신적 충격을 불러일으키는 따돌림과 사이버 따돌림은 학교폭력의 한 형태입니다.

따돌림의 사례 : 가해학생의 입장

다섯 명이서 친하게 지내요. 그런데 그중 한 친구가 저와 제 부모님을 나쁘게 얘기하고 다닌다는 걸 알게 되었어요. 너무 화가 나서 그 친구가 말을 걸어도 대꾸하지 않고 같이 다니기 싫다고 얘기하니까 다른 친구들이 왜 그러냐고 물어보더라구요. 그래서 그 친구가 내 욕을 해서 같이 다니고 싶지 않다고 했더니 다른 친구들도 그 친구랑 안 놀아요. 그 친구가 잘못해서 같이 안 노는 것뿐인데, 이게 나쁜 건가요?

• 상담 결과 2

2명 이상의 학생들이 한 학생을 대상으로 말을 걸어도 대답하지 않고 고의적으로 무시하는 행동은 '따돌림'이라고 할 수 있으며, 이는 학교폭력의 한 유형으로 볼 수 있습니다. 그러나 이 따돌림이 한두 번 정도만 일어났다면 본인의 오해일 수도 있으니, 먼저 친구들과 대화해서 오해를 푸는 것을 권하고 싶습니다.

사례 4 사이버 따돌림 사례

반 친구들이 인터넷에 저에 대한 안티카페를 만들어 험담하는 게시글을 쓰고, 욕을 한다고 합니다. 실제로 교실에서 특별히 따돌림을 당하는 것은 아니지만, 마음에 걸리고 기분이 나빠요. 이런 것도 학교폭력인가요?

• 상담 결과

실제로 교실에서 따돌림을 당하는 것도 아니고 폭행이나 욕설이 없더라도, 인터넷 등을 통해 특정 학생에 대해 지속적 · 반복적으로 욕을 하거나 모욕을 주는 행위는 사이버 따돌림으로 학교폭력에 해당됩니다.

사례 5 집단폭력 사례

저희 집은 베이커리를 해요. 학교 일진 1그룹이 절 찍어서 매일 3교시 쉬는 시간마다 빵을 자기 앞에 갖다놓으라고 합니다. 처음엔 한두 번이면 될 줄 알았는데, 벌써 4개월이 넘어가고 있어요. 가끔 빵 가져오는 걸 잊으면 그 밑에 있는 일진이 학교 뒷골목으로 불러내서 손가락을 꺾고 머리를 잡아채며 빵을 가져오라고 협박을 해요. 이제 학교 가는 게 너무 스트레스인데, 학교폭력으로 상담해도 될까요?

• 상담 결과

자신보다 힘이 약한 학생을 괴롭히고 물건을 빼앗는 것도 모자라 이를 지속적으로 해왔다면 명백한 학교폭력입니다. 요즘 학교폭력은 소위 일진이라 불리는 조직에 의해 집단적으로 일어나는 경우가 많아서 피해학생이 혼자 해결하기에는 어려움이 따릅니다. 한시라도 빨리 부모님, 선생님 등과 상담하십시오.

출처 : 청소년 폭력예방재단(http://www.jikim.net).

(2) 학교폭력 중재 프로그램

학교폭력 중재 프로그램에서는 문제인식단계, 대처기술습득단계, 적용훈련단계 등의 과정을 거친다. 구체적인 프로그램은 표 11-3과 같다.

표 11-3 : 학교폭력 중재 프로그램의 예

단계	회기	단원	주제	내용	분노대처 기법
문제 인식 단계	1	안녕하세요	프로그램 소개 및 동기 부여	• 지도교사 및 프로그램 소개 • 프로그램 규칙 정하기 • 프로그램 참여 동기 파악	
	2	나는 누구!	자기인식	• 나와 너의 장점 및 강점 파악 • 자가 점검표 완성 • 폭력 관련 공익광고 파악	Supporting
	3	아하! 폭력 이런 거구나!	학교폭력에 대한 자기인식	• 폭력의 개념 인식 • 폭력의 다양한 형태 파악	Decision Making
	4	내가 예상한 건 이거야!	학교폭력에 대한 이해	• 폭력 관련 비디오 시청 • 갈등이나 폭력 상황에 대한 문제 파악 및 해결방안 모색 • 해결방법에 대한 결과 예상	Decision Making
대처 기술 습득 단계	5	열린 생각 열린 마음	타인이해방법 습득	• 자신에게 맞추어진 시선을 타인에게 넓히기	Coping
	6	이렇게 해보면 어때?	사고 전환 및 이완요법 습득	• 폭력을 통해 일어난 분노 상황에서 분노를 가중시킨 비합리적 신념을 합리적인 사고로 전환하기 • 분노조절기술 습득하기	Coping & Decision Making
	7	기분 좋은 대화	건설적인 의사소통방법 습득	• 건설적인 방법으로 분노감정 표현법 연습 • 나-전달법을 통해 타인과의 관계 개선 증진	Coping

이완요법
근육계, 신경계, 심혈관계 등의 긴장상태를 풀어줌으로써 각종 심신증을 해소하는 방법이다. 단전호흡법, 초월명상법, 기공, 참선 체조 등에 활용되며, 환자가 자신의 심신증이 세균이나 바이러스 등에 의한 질환이 아니라 신경성에 의한 것임을 깨닫고 스스로 해결하려는 과정이 의미가 있다.

단계	회기	단원	주제	내용	분노대처 기법
적용 훈련 단계	8	한번 부딪혀 볼까?	효과적인 대처 기술 적용	• 상황극을 통한 분노나 폭력을 지연시킬 수 있는 효과적인 문제해결방법 결정하여 적용해 보기	Problem Solving
	9	변화는 나의 힘!	분노나 폭력 대처 습관 확인	• 자가 점검표 확인 • 자신의 변화된 점 공유	Supporting
	10	나는 문제 없어!	대처기술 유지 및 마무리	• 타임 캡슐 묻기 • 마무리 및 시상식 • 학교지킴이 자격증 수여	Supporting

출처 : 보건복지부(2008). 재구성.

4) 아동 · 청소년 자살 충동

아동 · 청소년들은 자살에 대해서 짧은 시간에 극단적으로 생각하고 판단하는 경향이 있어 개입의 과정에서 신중을 기해야 한다.

(1) 아동 · 청소년 자살 충동 사례

다음의 사례는 친구의 자살을 걱정하는 청소년의 상담 사례이다.

BOX 11-3

아동 · 청소년 자살 충동 사례

친구가 힘들어해요(나이?, 학생, 1. 18)
제가 자살상담을 하려는 게 아니고요.
제가 친구가 있는데,
그 친구가 요즘
자기가 세상에 혼자라며
죽고 싶대요.
근데 그 말이 한두 번이 아니라
몇 달째 그 말을 반복하네요.
애가 학교에서 왕따를 당해요.

학교폭력센터에 신고하려고 해도
부모님께서 신고하지 말라네요.
제가 도와줄 수 있는 방법이 없을까요?
집 근처 자살예방센터 같은 데 없을까요?
서울 천호동입니다.

*사례의 사실적인 내용을 위하여 원문을 그대로 인용하였다.

출처 : 학생건강정보센터 학생 자살예방 가이드북. www.schoolhealth.kr.

(2) 자살위기 상담방법

다음 Box 11-4는 청소년이 자살을 시도할 때 자살위기에서의 상담방법으로 행동에 대한 접근방법과 대화를 시도할 경우의 대화법에 대해 제시하고 있으며, 다양한 수단을 사용하여 실제 자살 시도를 할 수 있는 상황에서는 신속하고 결정적으로 행동해야 한다(학생 자살예방 가이드북, www.schoolhealth.kr).

청소년이 자살을 시도할 때 : 무엇을 해야 하는가?

BOX 11-4

- 지시적이 되어라 : – "그것을 하지 말라. 그곳에 서서 나에게 이야기하라."
  – "나는 듣고 있다."
- 누군가에게 알려서 119에 전화하도록 하라.
- 자살 위험이 없는 사람들의 이야기를 하지 말라.
- 청소년 교사가 부모들과 접촉해서 그 상황에 대해 상담하라.
- 그 청소년을 직시하라 : – 침착하게 낮은 목소리로 말하라.
  – 경청하라.
  – 그 청소년의 감정을 인식하라.
- 무기나 약을 제거하라 : 약 복용시간을 기록하고, 응급 의료진이나 경찰에게 해당 정보를 제공하라.
- 그 청소년의 이름, 주소, 전화번호를 확인하라.
- 그 청소년과 함께 있으면서 위안을 주어라.
- 가능하면 빨리, 유서를 손에 넣어라 : 사건이 발생할 때 그 학생의 말과 행동 등을 기록하라.

- 사건 후 자신을 보호하기 위한 조처로서 보고할 시간을 가져라.
- 이것만은 반드시 피하라 : – 도덕적 판단을 하지 말라.
  – "너는 젊다, 너는 살아야 할 충분한 이유가 있다"
  – 목욕탕에 갈 때조차도 홀로 보내지 말라.
  – 청소년의 마음을 동요하게 하지 말라.
  – 의사소통할 수 있는 연락망을 열어 두어라.

출처 : 교육부(2015).

(3) 자살 예방 및 우울 · 섭식장애 중재 프로그램

자기탐지
자기 자신의 몸, 감각, 마음에 관한 탐지력의 증가에 따른 자기조절력이 향상됨으로써 스스로의 대처능력이 증가하고 개인적 성장이 이루어지는 것을 의미한다.

자기지시
자기 스스로 통찰하는 과정으로 자신의 말을 인식하도록 돕는 과정을 말한다. 이러한 과정은 생활에 약간의 문제가 있는 사람에게 더 잘 적용된다고 할 수 있다.

자살 예방 및 우울 · 섭식장애 중재 프로그램은 자기탐지self-monitoring, 자기지시self-instruction, 이완훈련relaxation training, 자기강화self-reinforcement, 자기효능self-efficacy을 증진시키기 위한 내용을 중심으로 프로그램을 진행한다.

표 11–4 **:** 자살 예방 및 우울 · 섭식장애 중재 프로그램의 예

단계	회기	단원	주제	내용	인지–행동 기법
도입 단계	1	생명의 소중함	청소년기 정서적 문제 이해하기	• 청소년 우울, 자살, 섭식장애 사례 관찰 • 청소년기 정서적 문제에 영향을 미치는 요인 파악 • 위기 상황에 대한 파악	자기탐지 (self-monitoring)
	2	거짓과 진실	우울, 자살, 섭식장애에 대한 진실 혹은 오해	• 우울, 자살, 섭식장애에 대한 일반적인 오해들 파악 • 청소년기 정서적 문제 심각성 파악 • 정서적 문제 예방 및 해결의 중요성 파악	
인지재구조화 훈련 1단계	3	이건 아니잖아	합리적 사고와 긍정적 감정 확인하기	• 비합리적 사고와 합리적 사고의 구분 • 긍정적 사건과 부정적 사건에 대한 재해석 • 상황, 느낌(기분), 생각 구별하기	자기지시 (self-instruction)
	4	내가 사는 이유	자신의 삶의 의미와 가치 파악하기	• 자신의 부정적 사고 확인 • 부정적 사건의 재해석 시도하기 • 자신의 가치 재확립	

단계	회기	단원	주제	내용	인지–행동 기법
인지재 구조화 훈련 2단계	5	희망 혹은 극복	스트레스 상황 극복하기	• 자신의 정서에 영향을 미치는 스트레스 상황 파악 • 스트레스 전략 확인 • 효과적인 스트레스 극복 활용	이완훈련 (relaxation training)
	6	마음 나누기	효과적인 감정표현방법 습득하기	• 갈등 상황에 대한 인지의 차이 • 상황극을 통한 갈등해결 • 자신의 문제를 효과적으로 표현하는 방법 탐색	
마무리 단계	7	즐거운 삶	긍정적 자기진술 습득하기	• 자신의 장점 찾기 • 미래에 대한 긍정적 자기진술 • 변화된 점 확인하기	자기강화 (self-reinforcement) 자기효능 (self-efficacy)
	8	함께 나누는 행복한 세상	위기관리 마무리 및 시상식	• 위기관리를 위한 성공 경험 찾기 • 지지체계 형성 • 지역사회 자원 소개 • 자기강화 활동 • 마무리 및 시상식	

출처 : 보건복지부(2008). 재구성.

5. 아동 · 청소년 정신건강 증진을 위한 정책과 과제

우리나라의 아동 · 청소년 정신건강 증진을 위해서 외국의 아동 · 청소년 대상 정신건강 증진정책에 대해 알아볼 필요가 있다. 외국에서는 학교, 지역사회, 서비스 대상자 및 관계되어 있는 사람들이 어떠한 역할을 하며 아동 · 청소년의 정신건강을 증진시키기 위한 지원체계가 어떻게 이루어지고 있는지 구체적인 내용을 살펴보자(최은진 · 김미숙 · 전진아, 2013).

1) 외국의 아동 · 청소년 정신건강 증진정책

아동 · 청소년 정신건강 지표는 미국의 경우 질병관리센터Center for Disease Control and Prevention : CDC 산하의 국가보건통계센터National Center for Health Statistics :

NCHS, 호주의 경우 보건복지연구원Australian Institute of Health and Welfare : AIHW에서 정신건강통계를 관리하고 있다. 각국의 아동 · 청소년 대상 정신건강 증진정책은 전국적으로 이루어지는 것도 있으나, 주state나 지역에 따라 다양한 정책 및 프로그램들을 아동 · 청소년, 가족, 서비스 제공자를 대상으로 학교 및 지역사회 등에서 이루어지고 있다. 외국의 아동 · 청소년 대상 정신건강 증진정책 및 프로그램의 세부 내용은 다음과 같다(최은진 · 김미숙 · 전진아, 2013).

(1) 미국의 아동 · 청소년 정신건강 증진정책

미국의 아동 · 청소년 대상 정신건강 증진정책은 주State에 따라 차이가 크며, 학교, 가족 및 지역사회를 중심으로 다양한 정책 및 프로그램들이 이루어지고 있다. 미국의 국립정신건강연구소는, 미국의 아동 · 청소년의 정신장애를 예방하고 치료하기 위한 연구 및 개입 프로그램들을 개발, 시행 및 평가하는 역할을 하고 있다. 또한 55개의 아웃리치 파트너 기관들 및 80개의 전국 비영리기관들과 협력하여, 주 및 지역사회 단위에서 정보를 제공하거나, 교육 및 훈련 프로그램을 제공하고, 아동 · 청소년 정신건강 증진 프로그램들을 수행하고 있다. 물질 남용 및 정신건강 서비스국은 아동 · 청소년의 정신건강문제들예 : 우울장애의 감소, 회복 및 치료 지원, 제도 개편, 공공의 인식 확대를 위해 노력하고 있다.

(2) 캐나다의 아동 · 청소년 정신건강 증진정책

캐나다의 아동 · 청소년 정신건강 국가통계에 의하면, 아동 · 청소년의 15%가 하나 이상의 정신질환을 앓고 있으며, 그중에서 불안, 반항품행장애, 주의집중장애, 그리고 우울장애가 가장 흔한 것으로 나타났다. 또한 캐나다 사망통계에 따르면, 10~24세 아동 · 청소년 사망의 20.2%가 자살로 인한 사망이라고 보고하고 있다.

캐나다의 아동 · 청소년 대상 정신건강 증진정책은 주 정부 및 지방 정부의 차원에서 다양하게 이루어지고 있다. 캐나다 아동복지 리그Child Welfare League of Canada는 멤버십에 기반한 전국적 조직으로 취약한 아동 · 청소년의 보호와 복지 증진, 아동 · 청소년의 정신건강 증진을 목표로 활동하고 있다. 캐나다 Mental

Health Commission은 아동 · 청소년과 관련하여 아동 · 청소년의 인권, 존엄성과 다양성, 통합과 지속성 등의 가치를 강조하는 에버그린Evergreen 프레임 웍을 제시하였다. 또한 아동 · 청소년의 정신건강 증진, 예방, 개입 및 지속적 관리, 연구 및 평가 활동을 주요 활동 전략으로 내세우고 있다.

(3) 영국의 아동 · 청소년 정신건강 증진정책

전반적인 영국의 정신건강 증진정책의 목적은 생애주기에 따른 정신건강문제 조기 개입 및 예방이며, 아동 · 청소년을 대상으로는 학교 기반의 서비스, 가족 중심의 서비스, 지역사회조직 및 프로그램 간의 통합의 중요성을 강조하고 있다. 영국의 정신건강 증진정책 및 프로그램은 주로 National Health Service를 기반으로 이루어지지만, 지역 및 국가적 차원의 다양한 정책/프로그램 제공자 및 이해관계자들지역사회 조직들, 학교, 일차보호 제공자, 급성 및 지역사회 건강서비스 제공자, 정신건강서비스 제공자, 영국 보건조직들, 국가 정신건강조직들에 의해서 정책 및 프로그램들이 개발된다.

영국 정부 차원에서의 사업 이외에, 아동 · 청소년을 대상으로 프로그램들을 제공하는 전국적 자선조직인 YoungMinds이 있다. 아동 · 청소년이 가진 정신건강 이슈를 강조하고 이에 대한 대중의 인식을 증진시키며, 정신건강문제를 가진 아동 · 청소년의 부모들을 위한 정보를 제공하고 있다. 또한 이 조직은 아동 · 청소년, 가족 및 서비스 종사자들을 위한 정신건강 이슈에 대한 조언과 정보를 제공하며, 서비스 제공자들을 훈련하고 지지하는 체계이다.

(4) 호주의 아동 · 청소년 정신건강 증진정책

호주의 아동 정신건강을 위한 국가적 정책은 'Kids Matter' 프로그램이 있다. 'Kids Matter' 프로그램은 학생, 교직원, 가족을 대상으로 하는 학교 중심의 포괄적인 정신건강 증진 프로그램으로, 긍정적 학교환경 구축, 학생들을 위한 사회성 및 정서성 학습, 부모를 대상으로 하는 양육 지원 및 교육, 정신건강에서 어려움을 겪는 학생들을 위한 초기 개입을 주요 목표로 하고 있다.

청소년 정신건강을 위한 국가적 정책 및 프로그램은 'National Youth Metnal Health Foundation(Headspace)', 'Children of Parents with a Mental

Illness(COPMI)', 'MindMatters'가 있다. 전국 55개의 센터에서 12~25세의 청소년들을 대상으로 이들의 전반적 건강, 정신건강 및 상담, 교육 및 취업 관련 서비스, 음주 및 약물 관련 문제 및 서비스에 대한 조언, 상담, 정보들을 제공하고 있다. 이 프로그램은 양질의 통합 서비스 제공을 통해 청소년들의 정신, 사회, 정서적 웰빙을 향상시키고자 하는 비전을 가지고, 인지도awareness, 접근성access, 통합integration, 지속 가능성sustainability 및 효과성effectiveness에 목적을 두고 있다.

그 밖에도 COPMI 프로그램은 정신장애를 가진 부모를 둔 청소년들에게 이들의 정신건강 증진을 목적으로 정보 제공 및 교육훈련을 제공하는 프로그램과 호주 보건복지부Department of Health and Ageing의 재정 지원을 받아 학교를 기반으로 진행되는 국가적 정신건강 프로그램인 MindMatters 프로그램 등이 있다.

미국, 캐나다, 영국, 호주의 아동 · 청소년 대상 정신보건 증진정책 및 서비스들은 각국에 따라 다른 시스템을 가지고 있다. 각 국가 내에서도, 아동 · 청소년 대상 정신건강정책은 지역에 따라 차이가 크다. 하지만 대부분의 나라에서 학교, 가족 및 지역사회를 중심으로, 아동 · 청소년, 가족, 서비스 제공자 등을 대상으로 하는 다양한 예방, 치료 정책 및 프로그램 등이 공통적으로 이루어지고 있다. 또한 정신질환 및 장애에 대한 부정적인 인식을 제고시키기 위한 노력들을 공통적으로 하고 있으며, 학교를 기반으로 생애주기적 관점에 따른 접근을 한다는 것에서도 공통점을 찾을 수 있다.

2) 우리나라 아동 · 청소년 정신건강 증진정책

최근의 우리나라 아동 · 청소년 정신건강 증진 개념은 더욱 긍정적이며 적극적으로 바뀌고 있다. 우리나라 아동 · 청소년의 정신건강 증진을 위한 정책과 과제를 제시하면 다음과 같다(최은진 · 김미숙 · 전진아, 2013).

(1) 정신건강 증진, 예방에서 사후관리까지 빈틈없는 연계체계 구축

아동 · 청소년기의 정신건강 증진을 지원하기 위해서는 예방에서부터 개입과 치료, 사후관리까지 지속 가능한 관리체계가 확립되어야 한다.

(2) 가정 내 정신건강문제의 조기 인식과 상담연계를 위한 지원

아동 · 청소년의 정신건강문제는 출생 시부터 부모 및 양육환경에 따라 영향을 받게 된다. 아동의 정신적, 심리정서적 건강을 조기에 인식할 수 있도록 부모 및 양육자를 위한 교육과 홍보가 필요하다.

(3) 아동기 이전 단계에 대한 예방적 지원

아동기 이전의 예방적 접근을 위해서는 공보육이 확대되는 상황에서 각종 보육시설에서 보육담당자들이 아동의 정신건강과 심리정서적 발달상에 나타나는 문제아동의 방임, 학대, 성폭력 등를 모니터링하는 게이트 키퍼gate keeper의 역할을 할 수 있도록 훈련되어야 한다.

(4) 학령기 아동에 대한 예방적 지원

학령기의 아동은 상급학교 진학이라는 환경적 변화와 새로운 교사, 또래들을 만날 때 적합한 적응력을 습득할 수 있도록 도움을 받아야 한다. 신체적 건강과 안전도 확보되어야 하며 동시에 정신적, 심리정서적 도움을 받을 수 있도록 교사의 관심과 인프라 및 서비스가 마련되어 있어야 한다. 또한 정신건강문제에 대한 편견을 없애기 위한 홍보가 필요하다.

(5) 고위험 아동 · 청소년을 위한 서비스전달체계의 연계방안

정신건강문제를 가진 아동 · 청소년이 접근할 수 있는 서비스는 아동 · 청소년 정신건강센터로 지역사회청소년통합지원센터CYS-NET는 전국적인 망을 가지고 위기청소년을 대상으로 상담 서비스를 제공한다. 한편, 최근에 증가하는 가정폭력을 행사하는 주체가 자녀가 되기도 하기 때문에 성장이 거의 완성되어가는 시기의 청소년들이 가정의 다른 어른들에 대해 폭력을 행사하는 것을 예방하도록 교육적인 접근방법과 법제도적 지원이 필요하다.

(6) 자살 예방을 위한 지원

최근 5년 동안 아동 · 청소년의 자살로 인한 사망률은 계속 증가하여 교통사고로 인한 사망률을 상회하게 되었다. 아동 · 청소년의 자살은 정신적 문제뿐만 아니라 학교폭력과 같은 사회적 문제의 결과로 발생하기도 한다. 따라서 자살문제에 대한 접근은 개인의 정신적 건강문제를 지원하는 과제와 더불어 학교폭력, 집단따돌림 같은 사회적 문제를 근절하기 위한 정책을 동시에 추진해야 한다.

(7) 가정폭력, 성폭력, 학교폭력 등 사회적 문제 관련 정신건강 지원 과제

부모의 음주문제 관련 가정폭력, 성폭력, 학교폭력과 같은 사회적 문제는 정신건강을 더 악화시키는 결과를 가져온다. 건강가정지원센터, 성폭력상담센터, 학교 및 지역사회가 연계되어 이러한 사회적 문제를 조기에 발견할 수 있도록 네트워크가 형성되어 있어야 한다. 즉, 사회적 문제를 모니터링하고 관리 감독할 수 있는 게이트키퍼를 양성하고, 지정하는 정책이 필요하다.

(8) 인터넷 중독 등 각종 중독에 대한 효율적 예방관리

아동 · 청소년의 인터넷 사용은 주로 가정에서 모니터링과 규제가 필요한 과제이다. 따라서 부모 및 양육자의 관심과 지도를 유도할 수 있도록 교육과 홍보가 필요하다.

(9) 다양한 인구집단에 대한 맞춤형 관리체계

다문화가정, 학업중단청소년, 가출청소년 등 여러 가지 사회적 특성을 가진 취약한 상태의 청소년들이 정신건강 관련 문제를 조기에 발견할 수 있도록 지원하는 시스템이 마련되어야 한다.

(10) 다양한 매체를 활용한 상담서비스 접근성 제고

정신건강문제에 대한 상담서비스를 이용하는 것에 대해 사회적 편견이 심각하므로 오프라인 상태의 상담서비스 이용 대신 인터넷, 전화, 문자상담서비스를 활성화할 필요가 있다. TV광고, 지하철광고, 버스광고, 전광판 광고 등을 활용하여 서비스에 대한 홍보를 해야 한다.

아동·청소년의 정신건강 증진을 위한 긍정적 요인으로는 주관적 행복감, 자아존중감, 부모와의 대화시간, 긍정적인 또래관계, 긍정적인 성인과의 관계 등이다. 이 외에도 개인의 자아효능감, 탄력성 등도 개인의 정신건강의 능력을 보여 주는 중요한 요인이 된다. 이들 요인을 발전시킬 수 있는 방향을 고려하면서 현재의 질병 예방과 치료 중심의 시스템에서 정신건강 증진체계로 전환하여 발전해 나간다면 아동·청소년이 좀 더 폭넓은 혜택을 받으며 건강한 자아를 형성해 나갈 수 있을 것이다.

Discussion **Points**

1 아동 · 청소년의 정신건강을 위한 기관으로는 무엇이 있으며, 이곳에서 아동 · 청소년이 어떤 정신건강 서비스를 받을 수 있는지 기관별로 두 가지 이상 제시해 보시오.

2 자살 위기에 처해 있는 친구에게 대화를 시도하려고 한다면 어떤 접근방법과 대화법을 사용하는 것이 좋은지 논의해 보시오.

3 우리나라 아동 · 청소년의 정신건강 증진을 위해 나아가야 할 방향에 대해 논의해 보시오.

● 참고문헌 ●

국내문헌

강만철 · 오익수(2002). 청소년의 인터넷 중독 척도 개발(II). **교육심리연구, 16**(4), 247-274.

강미현(2009). 반응성 애착장애아동의 놀이주제 특성과 자폐적 성향 감소 : 단일 대상 사례 연구. 나사렛대학교 대학원 석사학위논문.

강영심(2004). 문제행동 수정 방법. 국립특수교육원 직무연수집.

경기도광역정신보건센터(2010). **어린이 정신건강검진 가이드북**. 경기도교육청.

경기도 교육청(2012). **정신건강 진단 및 상담 매뉴얼**.

고인숙(2008). **아동문제행동 및 관찰**. 교육아카데미.

교육부(2015). 학생자살 예방 가이드북.

교육부(2016). 2016 학생건강증진 기본방향 정책자료.

권석만(2014). **이상심리학의 기초-이상행동과 정신장애의 이해-**. 학지사.

권준수 외(2015). **정신질환의 진단 및 통계편람 DSM-5**(제5판). APA. 학지사.

김경희 · 임맹자(2014). 외상 후 스트레스 장애 아동의 아동중심놀이치료 사례연구. **한국놀이치료학회지, 17**(3), 363-378.

김보애(2007). **만남의 신비 : 모래놀이치료**. 가톨릭출판사.

김상희 · 김지신 · 박응임 · 한세영(2014). **유아발달**. 파워북.

김세실 · 안동현 · 이양희(1998). 주의력결핍/과잉행동장애(ADHD) 아동에 대한 약물-부모훈련 병합치료의 효과. **신경정신의학, 37**(4), 784-793.

김순진 · 김환(2009). **외상후 스트레스 장애**. 학지사.

김은희 · 김진형 · 임희 · 박정숙 · 김수현 · 윤신정(2013). 정신건강증진 사업실태 조사연구보고서. 서울시정신건강증진센터.

김이영 · 이우언 · 배기효 · 김병찬 · 정선화 · 정왕용(2013). **정신건강론**. 양서원.

김춘경 · 이수연 · 이윤주 · 정종진 · 최웅용(2010). **상담의 이론과 실제**. 학지사.

김학룡 · 서현아(2000). **알기 쉬운 소아정신건강**. 양서원.

나동석 · 서혜석 · 이대식 · 곽의향 · 김미혜(2010). **정신건강론**. 양서원.

남정우(2008). 일반학교 품행장애 위험학생에 대한 특수 교육적 지원 가능성에 대한 연구. 단국대학교 특수교육대학원 석사학위논문.

대검찰청(2015). **범죄분석**.

도현심 · 이희선 · 김상희 · 최미경 · 이사라 · 김상원(2011). **인간발달과 가족**. 교문사.

디지털연구회(2015). **인터넷 중독의 특성과 쟁점**. 시그마프레스.

문장원(2001). 품행장애의 예방을 위한 조기중재 전략 탐색. **정서 · 학습장애 연구, 17**(1), 283-295.

미래창조과학부 · 한국인터넷진흥원(2015). 인터넷 이용실태조사.

미래창조과학부 · 한국정보화진흥원(2015). 2015년 인터넷과의존 실태조사.

박상희 · 김지영 · 김리진 · 전가일 · 지경진 · 황혜경(2014). **아동정신건강**. 양서원.

박성연(2006). **아동발달**. 교문사.

박성연 · 백지숙 · 안지영 · 오미경 · 이사라 · 이주연 · 임희수 · 전춘애 · 지연경 · 한세영(2017). **인간의 성장과 발달**. 파워북.

박성은(2015). 인터넷 중독에 영향을 미치는 요인들의 메타분석. 숙명여자대학교 교육대학원 석사학위논문.

박행자(2012). 아동의 모래놀이치료과정에서 나타나는 카오스, 죽음, 재탄생. 명지대학교 대학원 박사학위논문.

보건복지가족부(2006). 아동 및 청소년을 위한 정신건강 프로그램.

보건복지부(2008). 청소년 정신건강검진 및 사례관리서비스 보도자료.

보건복지부(2015). 정신건강사업안내 2015년.

보건복지부(2016). 정신건강에 대한 全사회적 대응역량 강화 -관계부처 합동 정신건강 종합대책(2016~2020년) 마련-. 2016년 정신건강정책과 보도자료.

설진화(2010). **정신건강론**. 학현사.

신의진(2008). **신의진의 초등학생 심리백과**. 갤리온.

심영미 · 박미혜(2010). 청소년의 스트레스, 내적 자원과 정신건강과의 인과관계 분석연구. **사회과학연구, 36**(2), 1-22.

안동현(2003). 아동학대행위자 치료프로그램 개발. 연구보고서.

안동현 · 김붕년(2014). 주의력결핍 과잉행동장애. 홍강의, **소아정신의학**. pp. 180-201. 학지사.

안동현 · 박재홍(2014). **아동학대와 방임. DSM-5에 준하여 새롭게 쓴 소아정신의학**. 학지사.

야마나카 야스히로 · 김유숙(2005). **모래놀이 치료의 본질**. 학지사.

유희정 · 곽영숙(2014). 자폐스펙트럼장애. 홍강의, **소아정신의학**. pp. 145-166. 학지사.

윤재희(1998). 인터넷 중독과 우울, 충동성, 감각추구성향 및 대인관계의 연관성. 고려대학교 대학원 석사학위논문.

이경화 · 김연진 · 고진경 · 박숙희(2010). **유아동기 정신건강의 이해**. 동문사.

이동원 · 이효신(2012). ADHD 아동을 위한 국내 부모교육 연구 현황 분석. **특수교육 재활과학연구, 51**(3), 219-239.

이봉건(1999). 가상현실에서의 정신병리적 문제. **대학생활연구, 15**(1).

이사라 · 이주연 · 박민선 · 송승민 · 박선영(2013). **영아발달**. 파워북.

이순민(2014). **정신건강론**. 학지사.

이영실 · 이윤로(2008). **정신건강론**. 창지사.

이준우 · 최희철(2011). **정신건강론**. 서현사.

이춘재 · 곽금주(1999). **학교에서의 집단따돌림 : 실태, 특성 및 대책**. 집문당.

이혜련(2003). 반응성 애착 장애의 치료. **소아정신의학, 15**(2), 132-142.

장미경 · Maoz, Z. · 이상희 · 정민정 · 김유진(2012). **정신건강론**. 태영출판사.

장선철(2002). **현대인의 정신건강**. 동문사.

장휘숙(2005). **발달정신병리학의 이해**(제2판). 창지사.

전석균(2016). **정신건강론**. 공동체.

정문자 · 제경숙 · 이혜란 · 신숙재 · 박진아(2016). **아동상담의 이해–유아기에서 학령기까지**. 학지사.

정성훈 · 신윤오(2014). **영유아기 정신건강. DSM-5에 준하여 새롭게 쓴 소아정신의학**. 학지사.

정순돌 · 이미우 · 박채리 · 임정숙(2016). Andersen과 Newman 모델을 활용한 정신건강 정보이해력에 영향을 미치는 요인 : 노인집단과 다른 연령집단간 비교. **노인복지연구, 71**(3), 193-218.

정철호 · 하지혜(2014). 지적장애(지적발달장애). 홍강의, **소아정신의학**. pp. 131-144. 학지사.

조대경 · 이관용 · 김기중(1994). **정신위생**. 중앙적성출판사.

조복희(2007). **아동발달**. 교육과학사.

조옥연 · 허권회 · 조도준 · 김덕하 · 민기식 · 유기양 · 이열(2003). 흔들린 아이 증후군 5례. **소아과, 46**(4), 404-408.

중독포럼(2012). 행위중독 국제 심포지엄 자료집.

중앙아동보호전문기관(2016b). **2015년 전국아동학대현황보고서**. 보건복지부.

채경선 · 김주아(2014). **아동정신건강론**. 창지사.

최덕경 · 박연옥 · 박주현 · 전영록 · 안우상 · 박서춘 · 장감수(2014). **정신건강론**. 창지사.

최외선 · 김갑숙 · 최선남 · 이미옥(2006). **미술치료기법**. 학지사.

최은진 · 김미숙 · 전진아(2013). 아동 · 청소년 정신건강지표 개발을 통한 정신건강증진 지원 체계 구축 연구III. 한국청소년정책연구원.

충청북도 교육청(2009). 'It 세상의 그늘' 인터넷 중독의 이해.

콘텐츠진흥원(2012). 게임이용자 진단 유형별 개입 프로그램 개발과 보급.

학지사 심리검사연구소.

한국게임산업진흥원(2008). 청소년 과몰입 집단상담 프로그램 지침서.

한국정보화진흥원(2010). 주요국의 인터넷 중독 해소 정책 및 시사점. *Chief information offer, 23*.

한국정보화진흥원(2012). 2012년 인터넷 중독 실태조사.

한국정보화진흥원 · 인터넷중독예방상담센터(2009). 인터넷중독 전문상담사 양성과정.

한국청소년상담복지개발원(2015). 인터넷치유캠프 프로그램 매뉴얼.

한근희(2015). 사회불안장애 아동을 위한 게임인지행동치료 프로그램의 개발 및 효과. 명지대학교 대학원 박사학위논문.

행정안전부(2012). 청소년의 성인물 이용실태 조사.

홍강의(2014). 발달론적 견해, 홍강의, **소아정신의학**. pp. 17–38. 학지사.

홍강의 · 주세진 · 임숙빈(2006). 자폐장애 아동을 위한 애착증진치료 프로그램의 개발. **소아청소년 정신의학, 17**(2), 79–90.

홍강의 편저(2014). **DSM–5에 준하여 새롭게 쓴 소아정신의학**. 학지사.

국외문헌

Allport, G.(1965). *Letters from Jenny*. New York: Harcourt, Brace & Word.

American Psychiatric Association(2013). *Diagnostic and statiscal manual of mental diaorders*(5th ed.). Washington, DC: American Psychiatric Association.

American Psychiatric Association(2013). *Diagnostic and statistical manual of mental disorders*(5th ed.). Washington, DC: American Psychiatric Association.

APA(2000).

APA(ed.)(2013). DSM–5.

Babinski, L., Hartsough, C., & Lambert, N.(1999). Childhood conduct problem, hyperactivity–impulsivity, and inattention as predictor of adult criminal activity. *Journal of Child Psychology and Psychiatry, 40*, 347–355.

Bachar, E., Canetti, L., Bonne, O., & Kaplan–DeNour, A. (1997). Pre–adolescent cumship as a buffer against psychopathology in adolescents with weak family support and weak parental bonding. *Child Psychiatry & Human Development, 27*, 209–219.

Barkley, R. A.(1998). A Theory of ADHD: Inhibition, executive functions, and time. In Attention–deficit/hyperactivity disorder: A handbook of diagnosis and treatment(2nd ed., pp. 225–260). New York: The Guildford Press.

Barrera, M., & Garrieon-Jones, C.(1992). Family and peer social support as specific correlates of adolescent depressive symptoms. *Journal of Abnormal Child Psychology, 20*, 1–16.

Barrios, B. A., & Hartmann, D. P.(1997). Pears and anxieties. In E. J.. Mash & L. G. Terdal (Eds.), Assessment of childhood disorders (3rd ed., pp. 230–327). New York: Cuilford Press.

Bayley, N.(1993). Bayley Scales of Infant Development(2nd ed.). San Antonio, TX: Psychological Corporation.

Bergman, K., Sarkar, P., O'Connor, T. G., Modi, N., & Glover, V.(2007). Maternal stress during pregnancy predicts cognitive ability and fearfulness in infancy. *Journal of the American Academy of Child & Adolescent Psychaiatry, 46*, 1454–1463.

Berk, L. E.(2011). *Infants and children: Prenatal through middle childhood*(7th Ed.). Upper Saddle River, NJ: Prentice Hall.

Berk. L. E.(2012). *Child development*(9th Ed.). NJ: Pearson.

Berk, L. E.(2013). *Development through the lifespan*(6th Ed.). Pearson.

Bowlby, J.(1960). The psychoanalytic study of study of the child. Vol, 15; Grief and mourning in infuncy and early childhood. New York: International Universities Press.

Bowlby, J.(1989). *Secure and insecure attachment*. NY: Basic Books.

Brown, B. B.(1990). Peer groups. In S. Feldman & G. Elliot(Eds.), At the threshold: The developing adolescent. Cambridge, England: Cambridge University Press.

Burge, D., & Hammen, C.(1991). Maternal communication: Predictors of outcome at follow-up in a sample of children at high and low risk for depression. *Journal of Abnormal Psychology, 100*, 174–180.

Cappadocia, M., Destrocher, M., Pepler, D., & Schroeder, J.(2009). Conceptualizing the neurobiology of conduct disorder in an emotion dysregulation framework. *Clinical Psychology Review, 29*, 506–518.

Chalk, R., Gibbsons, A., and Scarupa, H. J.(2002). The multiple dimensions of child abuse and neglect: New insights into an old problem [online]. Retrieved 9/16/04 from http://www.childtrends.org/files/ChildAbuseRB.pdf.

Charles Werner & Patricia Kerig(2000). **발달정신병리학-영아기부터 청소년기까지**(4판). 이춘재 · 성현란 · 송길연 · 윤혜경 · 김혜리 · 이명숙 · 박혜원 · 곽금주 · 장유경 · 이도헌 공역(2004). 박학사.

Charles Wenar & Patricia Kerig(2005). Developmental Psychology From Infancy through

Adolescence(5nd ed). **발달정신병리학**. 이춘재 · 성현란 · 송길연 · 윤혜경 · 김혜리 · 박혜원 · 장유경 · 정윤경 공역(2011). 박학사.

Charles Werner & Patricia Kerig(2006). **발달정신병리학-영아기부터 청소년기까지**(5판). 이춘재 · 성현란 · 송길연 · 윤혜경 · 김혜리 · 박혜원 · 장유경 · 정윤경 공역(2011). 박학사.

Costello, E. J., Mustillo, S., Eekanli A., Keeler, G., & Angold, A.(2003). Prevalence and development of psychiatric disorders in childhood and adolescence. *Archives of General Psychiatry, 60*, 837–844.

Crick, N., & Grotpeter, J.(1995). Relational aggression, gender, and social-psychological adjustment. *Child Development, 66*, 710–722.

Cytryn, L., & McKnew, D. H.(1996). *Growing up sad: Childhood depression and its treatment*. New York: Norton.

Dadds, M. R.(2002). Learning and intimacy in the families of anxious children. In R. J. McMahon & R. DeV. Peters (Eds.), The effects of parental dysfunction on children (pp. 87–94). New York: Kluwer/Plenum.

Dahl, R. E., Ryan, N. D., Pui-Antich, J., Nguyen, N. A., Al-Shabbout, M., Meyer, V. A., & Perel, J.(1991). 24-hour cortisil measures in adolescents with major depressions: A controlled study. *Biological Psychiary, 30,* 25–36.

Dawon, G., Frey, K., Panagiotides, H., Osterling, J., & Hessel, D.(1997). Infants of depressed mothers exhibit atypical frontal brain activity: A replication and extension of previous findings. *Journal of Child Psychology and Psychiatry, 38*, 179–186.

Degnan, K. A., Almas, A. N., & Fox, N. A.(2010). Temperament and the environment in the etiology of childhood anxiety. *Journal of Child Psychology and Psyhiatry, 51*, 497–517.

Dumas, J. E., & Nilsen, W. J.(2005). **청소년 이상심리학**. 임영식 · 김혜원 · 설인자 · 조아미 · 한상철 공역. 시그마프레스.

Eburne, N., Smith, M., & Graff-Haight, D.(1993). Comprehensive Health Education: Basic Thinking Among Leaders in be profession, Research presented at the National AAHPERD Convention, Indianspolis, IN.

Eisenberg, N., & Spinrad, T. L.(2004). Emotion-related regulation: Sharpening the definition. *Child development, 75*(2), 334–339.

Eisenberg, N., Spinard, T. L., & Eggum, N. D.(2010). Emotion-related self-regulation and its relation to children's maladjustment. *Annual Review of Clinical Psychology, 6*, 495–525.

Elkind, D.(1998). *Teenagers in crisis: All grown up and no place to go*. Reading, MA: Perseus Books.

Eric J. Mash & David A. Wolfe(2009). Abnormal Child Psychology(4nd ed). **아동이상심리학**. 송영혜 · 김귀남 공역. 센게이지러닝코리아.

Erikson, E. H.(1950). *Childhood and society*. NY: Norton.

Erikson, E. H.(1968). *Identity: Youth and crisis*. NY: Norton.

Erikson, E.(1968). *Life Cycle International Encyclopedia of Social Sciences*. New York : Crowell Collier and Macmillan.

Erikson, E. H.(1982). *The life cycle completed*. NY: Norton.

Fergusson, D., Lynskey, M., & Horwood, L.(1996). Factor associated with continuity and changes in disruptive behavior patterns between childhood and adolescence. *Journal of Abnormal Child Psychology, 24*, 533–553.

Fergusson, D., & Woodward, L.(2000). Educational, psychological, and sexual outcomes of girls with conducts problems in early adolescence. *Journal of Child Psychiatry, 41*, 779–792.

Field, A. P., & Schora, H.(2007). The verbal information pathway to fear and heart rate changes in children. *Journal of Child Psychology and Psychiatry, 48*, 1088–1093.

Flavell, J. H., Miller, P. H., & Miller, S. A.(2002). *Cognitive development*. Englewood Cliffs: NJ: Prentice–Hall.

Forbes, E. E., Shaw, D. S., Silk, J. S., Feng, X., Cohn, J., Fox, N. A., et al.(2008). Children's affect expression and frontal EEG asymmetry: Transactional associations with mother's depressive symptoms. *Journal of Abnormal Child Psychology, 36*, 207–221.

Freud, A.(1936). *The Ego and Mechanisms of Defense*. New York: International Universities Press.

Galotti, K. M., Komatsu, L. K., & Voelz, S.(1997). Children's differential performance on deductive and inductive syllogisms. *Developmental Psychology, 33*, 70–78.

Garber, J.(2010). Vulnerability to depression in childhood and adolescence. In R. E. Ingram & J. M. Price(Eds.), Vulnerability to psychopathology: Risk across the lifespan(2nd ed.). New York: he Guilford Press.

Geller, J., & Johnson, C.(1995). Predictors of mother's responses to child noncompliance: Attribution and attitudes. *Journal of Clinical Child Psychology, 24*(3), 272–278.

Goldberg, L.(1996). Internet addiction Electronic message posted to research discussion list.

http:///www.cmhc.com/mlists/research

Goldsmith, H.(1993). Temperament: Variability in developing emotion systems. In M. Lewis & J. M. Haviland(Eds.), Handbook of emotion(pp. 485–496). NJ: The Guilford Press.

Gray, J. A.(1987). *The psychology of fear and stress*. New York: Cambridge University Press.

Gullone, E.(2000). The development of normal fear: A century of research. Clinical Psychology Review, 20, 42–451. (Miller, N. C., Barrett, C. L., & Hampe, E.(1974). Phobias of childhood in a prescientific era. In A. Davids (Ed.), Child personality and psychopathology: Current topics (Vol. 1). New York: John Wiley.)

Hayward, C., Killen, J. D., Hammer, L. D., Litt, I. F., Wilson, D. M., Simmonds, B., et al.(1992). Pubertal stage and panic attack history in sixth-and seventh-grade girls. *American Journal of Psychiatry, 149*, 1239–1243.

Hinshaw, S., & Anderson, C.(1996). Conduct and oppositional defiant disorders. In E. J. Mash & R. A. Barkley(Eds.), Child psychopathology(pp.113–149). New York: Guildford.

Hinshaw, S., & Lee, S.(2003). Conduct and oppositional defiant disordered. In E. J. Mash & R. A. Barkley(Eds.), Child psychopathology(2nd ed., pp.144–198). New York: Guildford. Hinshaw, S. P., & Park, T.

Jaffee, S., Caspi, A., Moffitt., T., Dodge, K., Rutter, M., Taylor, A. et al.(2005). Nature x nature: Genetic vulnerablities interact with physical maltreatment to promote conduct problems. *Development and Psychopathology, 17*, 67–84.

Jahoda, M.(1958). *Current Concepts of Positive Mental Health*. New York: Basic Books Inc.

Janowsky, J. S., & Carper, R.(1996). Is there a neural basis for cognitive transitions in school–age children? In A. J. Sameroff & M. M. Haith (Eds.), The five to seven year shift: The age of reason and responsibility(pp. 33–56). Chicago, IL: University of Chicago Press.

Jung, C .G.(1961). *Memories, Dreams, Reflections*. New York: Vintage.

Juvonen, J. Graham, S., & Schuster, M.(2003). Bullying among young adolescents: The strong, weak, and troubled. *Pediatrics, 112*, 1231–1237.

Kandel, D. B., & Davies, M.(1986). Adulr sequelae of adolescent depressive symptoms. *Archives of General Psychiatry, 43*, 255–262.

Kaslow, N. J., Rehm, L. P., & Siegel, A. W.(1984). Social cognitive and cognitive correlates of depression in children. *Journal of Abnormal Child Psychology, 12*, 605–620.

Kazdin, A. E., Kraemer, H. C.,Kessler, R. C., Kuper, D. J., & Offord, D. R.(1997). Contributions of risk-factor research to development psychopathology. *Clinical Psychology Review, 17*, 375–406.

Kendall, P. C., & Hedtke, K.(2006). *Coping cat workbook* (2nd ed.). Ardmore, PA: Workbook Publishing.

Klima, T., & Repetti, R. L.(2008). Children's peer relations and their psychological adjustment: Differences between close friendships and the larger peer group. *Merril-Palmer Quarterly, 54*, 151–178.

Kolhberg, L.(1966). A cognitive developmental analysis of children's sex–role concepts and attitudes. In. E. E. Maccoby(Ed.), The development of sex differences. Stanford, CA: Stanford University Press.

Kohlberg, L.(1969). Stage and sequence: The cognitive–developmental approach to socialization. In D. A. Goslin(Ed.), Handbook of socialization theory and research. Chicago: Rand McNally.

Kohlberg, L.(1981). *Essays on moral development*. San Francisco: Haper & Row.

Kovacs, M.(1996). Prevalence and course of major depressive disorder during childhood and later years of the life span. *Journal of the American Academy of Child and Adolescent Psychiatry, 35*, 705–715.

Kroger, J.(2003). What transits in an identity status transition? *Identity, 3*, 197–220.

Kupfer, D. J., & Frank, E.(1987). Relpase in recurrent unipolar depression. *American J ournal of Psychiatry, 144*, 86–88.

Lahey, B., McBumett, K., & Loeber, R.(2000). Are Attention–Deficit/ Hyperactivity Disorder and Oppositional Defiant Disorder developmental precursors to Conduct Disorder? In A. J. Sameroff, M. Lewis, & S. M. Miller, Handbook of developmental psychopathology(pp.431–446). New York : Kluwer Academic.

Landreth, G. L.(2012). Play Therapy: The Art of the Relationship 3rd Edition). **놀이치료– 치료관계의 기술**(3판). 유미숙 역(2015). 학지사.

Lewis, M.(1995). Self–conscious emotions. *American Scientist, 83*, 68–78.

Lieberman, A. F, & Zeanah, C. H.(1999). contributions of attachment theory to infant–parent psychotherapy and other interventions with infants and young children. In J. Cassidy & P. R. Shaver (Eds.) Handbook of attachment(pp. 555–574). New York: Guilford Press.

Linda Wilmshurst(2015). **발달정신병리 사례집**(제3판). 최윤실 · 박현정 · 윤진영 · 장휘순 · 김효정 공역(2016). 시그마프레스.

Loeber, R., & Farrington, D.(2000). Young children who commit crime: Epidemiology, developmental origins, risk factors, early interventions, and policy implications. *Developmental and Psychopathology, 12*, 737–762.

Logue(1995). *Self–Control*. New York : Prentice Hall.

Lonigan, C. J., Vasey, M. W., Phillips, B. M., & Hazen, R. A.(2004). Temperament, anxiety, and the processing of threat-relevant stimuli. *Journal of Clinical Child and Adolescent Psychology, 33*(1), 8–20.

Main, M.(1996). Introduction to the special section on attachment and psychopathology: 2. Overview of the field of attachment. *Journal of Consulting and Clinical Psychology, 64*, 237–243.

Maslow, A.H.(1970). Motivation and Personality. N. Y.: Oxford UniversityPress.

Marcia, J. E.(1966), Development and validation of ego identity status. *Journal of Personality and Social Psychology 3*(5), 551–558.

Marcia, J. E.(1980). Identity in adolescence. In J. Adelson (Ed.), Handbook of adolescent psychology. NY: Wiley.

Martin, C. L. & Halverson, C. F.(1981). A schematic processing model of sex typing and stereotyping in children. *Child Development, 52*, 1119–1134.

Martorell, A. G., Papalia, D. E., & Feldman, R. D.(2013). A child's world: Infancythrough Adolescence(13th Ed). NY: McGraw Hill.

McCauley E., Mitchell, F. R., Burke, P., & Moss, S.(1988). Cognitive attributes of depression in children and adolescents. *Journal of Counsuting and Clinical Psychology, 506*, 903–908.

Miller, A.(2007). Social neuroscience of child and adolescent depression. *Brain and Cognition, 65*, 47–68.

Moffitt, T.(1993). Adolescence–limited and life–course persistent antisocial behavior: A developmental taxonomy. *Psychological Review, 100*, 674–701.

Moffitt, T.(2006). Life–course persistent and adolescence–limited antisocial behavior. In D. Cicchetti & D. J. Cohen(Eds.), Developmental psychopathology, Vol. 3: Risk, disorder, and adaptation (2nd ed.). Hoboken, NJ: John Wiley & Sons.

Moffitt, T. E., Arseneault, L., Belsky, D., Dickson, N., Hancox, R. J., Harrington, H., et al.(2011). A gradient of childhood self-control predicts health, wealth, and public safety. *Proceedings of the National Academy of Science, 108*, 2693–2698.

Moshman, D.(2005). Adolescent psychological development: Rationality, morality, and identity. Mahwah, NJ: Erlbaum.

Muzi, M. J.(2000). *Child development*. Upper Saddle River, NJ: Prentice Hall.

Nash, J. B., & Schaefer, C. E.(2011). **놀이치료–기본 개념과 실제**. In C. E. Schaefer(ed.). **놀이치료의 기초**(2판). 김은정 역(2015). 시그마프레스.

NCCANI(2004). Long–term consequences of child abuse and neglect [online]. Retrieved 9/10/04 from http://nccanch.acf.hhs.gov/pubs/factsheets/long_term_consequences.pdf.

O'Connor, T. G., Neiderhiser, J. M., Reiss, D., Hetherington, E. M., & Plomin, R.(1998). Genetic contributions to continuity, change, and co-occurrence of antisocial and depressive symptoms in adolescence. *Journal of Child Psychology & Psychiatry, 39*, 323–336.

Offer, D., & Sabshin, M.(1984). *Normality and the Life Cycle*. New York: Basic Books.

Papalia, D. E., & Martorell, A. G.(2014). *Experience human development*. NY: McGraw Hill.

Perry, B. D.(2002). Childhood experience and the expression of genetic potential: What childhood neglect tells us about nature and nurture. *Brain and Mind, 3*, 79–100.

Peterson, A. C., Sarigian P. A. & Kenny, R. E.(1991). Adolescent depression: Why more girls? *Joual of Youth and Adolescence, 20*, 247–271.

Piaget, J.(1952). *The origins of intelligence in children*. NY: International Universities Press.

Piaget, J.(1962). *Play, dreams, and imitation in childhook*. New York: Norton.

Piaget, J.(1969). *The children's concept of time*. London: Routledge & Kegan Paul.

Piaget, J., & Inhelder, B.(1958/2002). The growth of logical thinking from childhood to adolescence. *International Library of Psychology, 59*. NY: Routledge.

Pine, D. S.(2003). Developmental psychobiology and response to threats: Relevance to trauma in children and adolescents. *Biological Psychiatry, 53*, 796–808.

Pine, D. S.(2007). Research review: A neuroscience framework for pediatric anxiety disorders. *Journal of Child Psychology and Psychiatry, 48*, 631–648.

Pliazka, S. R.(2002). *Neuro-science for the mental health clinician*. New York: Guilford.

Rey, J. (1993). Oppositional defiant disorder. *American Journal of Psychiatry, 150*(12), 1769–1778.

Rita Wicks–Nelson & Allen C. Israel(2015). **아동 · 청소년 이상심리학**(제8판). 정명숙 · 박영신 · 정현희 공역(2015). 시그마프레스.

Rita Wicks-Nelson & Allen C. Israel(2014). Abnormal Child and Adolescent Psychology(8nd ed). **아동청소년이상심리학**. 정명숙 · 박영신 · 정현희 공역(2015). 시그마프레스.

Rogers, C. R.(1967). The Process of the basic encounter group. In J. F. T. Bugental.(Ed.). Challenges of humanistic psychology. 261–278. New York: McGraw–Hill.

Santrock, J. W.(2012). *Child development*. NY: McGraw–Hill.

Satir, V., Palo Alto.(1972). *Peoplemaking*. CA: Science and Behavior Books.

Schaefer, C. E., & Drewes, A. A.(2013). *The therapeutic power of play: 20 core agents of change*(2nd ed.). NJ: Wiley.

Schalock, R. L., Schalock, Robert L., Borthwick–Duffy, Sharon A., Bradley, Valerie J., Buntinx, Wil H. E., Coulter, David L., Craig, Ellis M., Gomez, Sharon C., Lachapelle, Yves, Luckasson, Ruth, Reeve, Alya, Shogren, Karrie A., Snell, Martha E., Spreat, Scott, Tasse, Marc J., Thompson, James R., Verdugo–Alonso, Miguel A., Wehmeyer, Michael L., Yeager, Mark H.(2010). Intelletual disability: Definition, classification, and systems of support. Washington, DC: American Association on Intellectual and Developmental Disabilities.

Schwartz, J. A. J., Gladstone, T. R. G., Kaslow, N. J.(1998). Depressive disorders. In T. H. Ollendick & M. Hersen(Eds). *Handbook of child psychopathology*(3rd ed.). New York: Plenum Press.

Selman, R. L.(1980). *The growth of interpersonal understanding: Developmental and clinical analyses*. NY: Academic.

Shaffer, D. R. & Kipp, K.(2010). *Developmental pychology: Child & adolescence*(8th Ed.). Belmont, CA: Wadsworth.

Shaw, D., Bell, R., & Gilliom, M.(2000). A truly early starter model of antisocial behavior revisited. *Clinical Child and Family Psychology Review, 3*, 155–172.

Shelov, S. P., and Hannemann, R. E., Turbo. R., Agran, P. F., Altmann, R. T., Baker, S. S., Coleman, W. L., Dworkin, P. H., & Meissner H. C.(1999). Caring for Your Baby and Young Child: Birth to Age 5, Bantam.

Steinberg, L., Vandell, D. L., & Bornstein, M. H.(2012). Developmental infancy through adolescence. Belmont, CA: Wadsworth.

Sullivan, W.(1992). "Reclaiming the community: The strength perspective and deinstitutionalization". *Social Work, 37*, 204–209.

Thomas, A. & Chess, S.(1977). *Temperament and development*. NY: Brunner/Mazel.

Thomas, A., & Chess, S.(1984). Genesis and evolution of behavioral disorders: From infancy to early adult life. *American Journal of Orthopsychiarty, 141*(1), 1–9.

Van Hoorn, J., Nourot, P. M., Scales, B., & Alward, K. R.(2011). Play at the center of the curriculum. Upper Saddle River, NJ: Pearson.

Verduin, O. N., & Kendall, P. C.(2003). Differential occurrence of comorbidity within childhood anxiety disorders. *Journal of Clinical Child and Adolescent Psychology, 32*, 290–295.

Vujeva, H. M., & Furman, W.(2011). Depressive symptoms and romantic relationship qualities from adolescence through emerging sdulthood: A longitudinal examination of influence. *Journal of Clinical Child and Adolescence Psychology, 40*, 441–135.

Waschbusch, D. A., & King, S.(2006). Should sex–specific norms be used to assess attention–deficit/hyperactivity disorder or oppositional defiant disorder? *Journal of Consulting and Clinical Psychology, 74*, 179–185.

Weems, C., & Silverman, W.(2008). Anxiety disorders. In T. P. Beauchaine & S. P. Hinshaw (Eds.), Child and adolescent psychopathology (pp. 447–476). Hoboken, NJ: Wiley.

Weissman, M. M., Warner, V., Wickramarante, P., Moreau, D., & Olfson, M.(1997). Offspring of depressed parents: 10 years later. *Archieves of General Psychiatry, 54*, 932–940.

Weissman, M. M., Leaf, P. J., Holzer, C. E., III, Mayers, J. K., & Tischler, G. L.(1984). The epidemiology of depression: An updata on sex differences in rates. *Journal of Affective Disorder, 7*, 179–188.

Wernar, C., & Kerig, P.(2011). **정신병리학**. 박학사.

Weyandt, L., Verdi, G., & Swentosky, A.(2011). Oppositional, conduct, and aggressive disorders. In S. Goldsten & C. R. Reynolds (Eds.), Handbook of neurodevelopmental and genetic disorders in children(2nd ed.). New York: The Guilford Press.

WHO(2001). World Health Report 2001, mental health: new understanding, new hope. World Health Organization.

Wicks–Nelson, R., & Israel, A.(2015). **아동 · 청소년 이상심리학**. 시그마프레스.

Woodwand, L. J., & Fergusson, D. M.(2001). Life course outcomes of young people with anxiety disorders in adolescence. *Journal of the American Academy of Child & Adolescent Psychiatry, 40*, 1086–1093.

Wright . H., Basco, M. R., Thase, M. E.(2006). Learning cognitive–behavior therapy. **인지행동치료**. 김정민 역(2009). 학지사.

Young, K.(1996). Internet Addiction: The Emergence of a New Clinical Disorder . Paper presented at the 104th annual conversation of the American Psychological Association. Toronto Canada.

Young K.(1998). Caught in the Net: How to Recognize the Signs of Internet addiction and Winning Strategy for Recovery. New York. John Wiley & Sons.

Young, K.(1999). *Caught in th net*. New York : John Wiley & Sons, Inc.

Young, K. S.(1996). Internet addiction: The emergence of a new clinical disorder. *Cyberpsychology and Behavior, 1*(3), 237-244.

Zeanah, C. H.(ed.)(2000). Handbook of Infant Mental Health(2nd ed.). **영유아 정신병리 핸드북**. 이경숙 · 염현경 · 신의진 · 남수영 · 양혜영 · 조성연 · 심희옥 · 성은현 · 서수정 · 김도연 공역(2010). 학지사.

미디어 자료

http://cdc.go.rk 질병관리본부(2007).

http://chosun.com 조선닷컴.

http://health.chosun.com 헬스조선.

http://health.mw.go.kr 국가정보포털.

http://korea1391.go.kr/new/bbs/board.php?bo_table=notice&wr_id=8714 중앙아동보호전문기관(2015). 아동학대 유형별 징후.

http://korea1391.org/new/page/concept.php 중앙아동보호전문기관(2016a).

http://korea1391.org/new/page/sts_type.php 중앙아동보호전문기관 홈페이지(2016c).

http://ko.wikipedia.org/ 위키백과사전(2016).

http://woman.chosun.com 스마트폰 · 온라인 게임중독.

http://www.a4pt.org/?page=PTMakesADifference Play Therapy Makes a Difference. APT(2016).

http://www.addictionfr.or.kr 중독포럼.

http://www.amc.seoul.kr/asan/main.do 서울아산병원(2016). 질병백과.

http://www.biz.khan.co.kr 정신장애.

http://www.dreamstart.go.kr 드림스타트.

http://www.dt.co.kr 디지털 타임즈.

http://www.huffingtonpost.kr 신체형장애.

http://www.jikim.net 청소년 폭력예방재단.

http://www.ko.wikipedia.org 정규분포곡선 이미지자료(2016).

http://www.mohw.go.kr 정신건강 10가지 수칙. 보건복지부 보도자료(2000).

http://www.monews.co.kr 불안장애.

http://www.news.donga.com 정신분열증.

http://www.newsdigm.com 뉴스디엠.

http://www.nia.or.kr 한국정보화진흥원 홈페이지.

http://www.pediatrics.or.kr 대한소아과학회(1998).

http://www.schoolhealth.kr 학생건강정보센터.

http://www.smhrc.kr 학생정신건강지원센터.

http://www.wee.go.kr Wee.

http://www.worldhappiness.report UN의 세계 행복 보고서(2016).

http://www.yde.go.kr 경상북도 영덕교육지원청.

http://www.yonbapmidas.co.kr 정신건강이 '삶의 질'좌우한다. 김길원(2016).

http://www.yonhapnews.co.kr 정신질환.

https://www.iapc.or.kr 스마트쉼 센터.

https://www.kyci.or.kr 한국청소년상담복지개발원.

https://www.law.go.kr 국가법령정보센터 홈페이지(2016).

찾아보기

ㄱ

ㄴ

ㄷ

ㅈ

ㅊ

ㅋ

저 자 소 개

박응임 이화여자대학교 대학원 아동학 박사
현재 안동대학교 생활환경복지학과 교수

김상희 이화여자대학교 대학원 아동학 박사
현재 공주대학교 유아교육과 교수

김지신 이화여자대학교 대학원 아동학 박사
현재 안동대학교 생활환경복지학과 겸임교수

백종화 이화여자대학교 대학원 아동학 박사
현재 백종화심리상담센터 소장

이주연 미국 University of Wisconsin–Madison 아동학 박사
현재 전남대학교 생활복지학과 교수

박민선 이화여자대학교 대학원 아동학 박사
현재 이화여자대학교 대학원 아동학과 겸임교수

정신건강론

2017년 2월 23일 초판 인쇄
2017년 2월 27일 초판 발행

지은이 | 박응임 · 김상희 · 김지신 · 백종화 · 이주연 · 박민선
발행인 | 유제구
발행처 | 파워북
주 소 | 경기도 고양시 일산동구 호수로 358-25
동문굿모닝타워2차 529호
전 화 | (02) 730-1412
F A X | (031) 908-1410
등 록 | 1997. 1. 1 제 300-1997-13
편 집 | 북스북스(hynho3196@nate.com)

정가 23,000원
ISBN 978-89-8160-327-4 (93370)